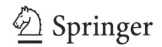

泪道病学

诊断、治疗和手术 | 第2版

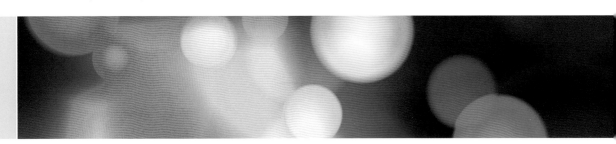

The Lacrimal System

Diagnosis, Management and Surgery

Second Edition

主　编　|　〔美〕Adam J. Cohen
　　　　　〔美〕Michael Mercandetti
　　　　　〔美〕Brian Brazzo
主　译　|　陶　海
审　阅　|　马志中

北京科学技术出版社

Translation from the English language edition:
The Lacrimal System
Diagnosis, Management, and Surgery (2nd Edition)
Edited by Adam J. Cohen, Michael Mercandetti and Brian Brazzo
Copyright © Springer International Publishing Switzerland 2015
This Springer imprint is published by Springer Nature
The registered company is Springer International Publishing AG
All Rights Reserved

著作权合同登记号　图字：01-2017-2227

图书在版编目（CIP）数据

泪道病学：诊断、治疗和手术（第 2 版）/（美）亚当·J. 科恩（Adam J. Cohen），（美）米迦勒·梅坎德蒂（Michael Mercandetti），（美）布瑞恩·布拉佐（Brian Brazzo）主编；陶海主译 . — 北京：北京科学技术出版社，2017.9
　　ISBN 978-7-5304-9199-7

　　Ⅰ . ①泪… Ⅱ . ①亚… ②米… ③布… ④陶… Ⅲ . ①眼泪器疾病－诊疗 Ⅳ . ① R777.2

中国版本图书馆 CIP 数据核字（2017）第 190495 号

泪道病学：诊断、治疗和手术（第 2 版）

主　　编：〔美〕Adam J. Cohen〔美〕Michael Mercandetti〔美〕Brian Brazzo
主　　译：陶　海
策划编辑：杨　帆
责任编辑：周　珊
责任校对：贾　荣
责任印制：李　茗
封面设计：申　彪
出 版 人：曾庆宇
出版发行：北京科学技术出版社
社　　址：北京西直门南大街 16 号
邮政编码：100035
电话传真：0086-10-66135495（总编室）
　　　　　0086-10-66113227（发行部）　0086-10-66161952（发行部传真）
电子信箱：bjkj@bjkjpress.com
网　　址：www.bkydw.cn
经　　销：新华书店
印　　刷：北京捷迅佳彩印刷有限公司
开　　本：787mm×1092mm　1/16
字　　数：300 千字
印　　张：13.75
版　　次：2017 年 9 月第 1 版
印　　次：2017 年 9 月第 1 次印刷
ISBN 978-7-5304-9199-7/ R·2371

定　　价：190.00 元

著译者名单

主　编　〔美〕Adam J. Cohen　〔美〕Michael Mercandetti　〔美〕Brian Brazzo

主　译　陶　海

审　阅　马志中

副主译　周希彬　　王　朋　　白　芳　　柳　川　　王立华

译　者　陶　海　　周希彬　　王　朋　　白　芳　　柳　川　　王立华

　　　　王　菲　　余伟群　　李月月　　王　伟　　向蜀芳　　张志红

　　　　刘　爽　　胥利平　　刘秋月　　王婷婷　　刘　颖　　于　倩

　　　　张延芳　　张红玲　　王海彬　　张　艳　　徐　毓　　李　漪

　　　　许广昌　　欧阳高翔

主译者简介

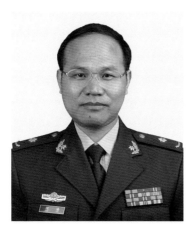

陶海 医学博士，中国武警总医院眼科泪器病中心主任、眼三科主任，主任医师，教授，硕士研究生导师。"全国十佳好医师"，军队优秀人才岗位津贴获得者，中国中西医结合眼科专业委员会常委、泪器病学组组长，中华医学会眼科分会青年委员，中国医师协会眼外伤分会委员，《中华眼科杂志》等8种核心期刊编委。主要研究泪器病和眼外伤诊治。主编专著8本，参编专著8本，发表科技论文180余篇。获国家专利4项，获武警部队科技进步奖7项，先后获得17次嘉奖，3次立功。

审阅者简介

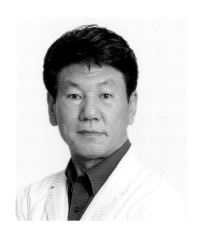

马志中 著名眼科专家，北京大学眼科中心学科带头人，北京大学国际医院眼科主任，北京大学第三医院眼科中心主任，教授，博士研究生导师，中央保健专家及北京市保健专家，享受国务院政府特殊津贴。中华医学会眼科分会眼外伤学组名誉组长，中国微循环学会眼微循环专业委员会理事，国际眼外伤学会中国代表，亚太玻璃体视网膜学会理事。主要研究眼外伤和玻璃体视网膜病的诊治，是我国玻璃体视网膜显微手术的开拓者和奠基人之一。

中文版序言

　　泪道病是眼科常见病和多发病，给患者带来不小的痛苦，但由于其非直接致盲性，加之传统治疗方法效果不理想，往往不被眼科医师所重视。近年来，随着医学的发展和我国人民生活水平的提高，泪道病逐渐为大家所重视，国内泪道病诊治工作取得了较大进展，特别是在泪道激光成形术、泪道置管治疗、内窥镜引导下的泪道微创手术、外伤后泪道严重毁损的修复等方面，专家们进行了较为深入的研究。但与国外相比，我国在泪道的解剖、生理、病理生理等基础性研究和激光辅助的泪囊鼻腔吻合术、结膜泪囊鼻腔吻合术和泪道球囊扩张成形术的临床应用及射频辅助的泪囊鼻腔吻合术的研究等方面还存在较大差距。国外最新的系统性介绍泪道病学方面的研究进展也值得国内同行学习和借鉴。

　　中国武警总医院眼科泪器病中心是国内第一个泪器病诊治的专病中心，近年来，在泪器病诊治方面做了卓有成效的工作。此次，该中心在紧张繁忙的临床工作之余，组织专家翻译了最新的泪道病学系列专著，本书即为其中之一。这本《泪道病学：诊断、治疗和手术》的原版是由国际著名泪道病专家团队所编写，内容丰富，具有实用性、科学性和先进性，代表了目前国际上泪道病的诊断和治疗的发展水平，对眼科、耳鼻喉科、整形科和放射科医师来说，不失为有价值的学习参考用书。

　　相信此书的翻译和出版，将有助于国内医师吸纳国外的先进理论和新技术，结合自己的临床实践，兼容并蓄，加快我国泪道病事业的发展。

北京大学第三医院北京大学眼科中心　马志中

2017 年 1 月于北京

译者前言

近年来，国外无论在泪道病的基础理论和诊治技术的研究方面，还是在检查治疗的仪器设备和材料的研究方面，都取得了突飞猛进的发展。国内泪道疾病的诊断治疗工作也逐渐为眼科医师所重视，不少眼科医师也想深入学习这个领域的最新理论和诊治技术，却苦于国内目前缺乏囊括近年来基础理论的研究进展和临床先进的诊断及治疗方法的系统性的泪道病学专著，为此，我们翻译了此书。

本书的原版是由国际著名泪道病专家团队所编写，是目前国际上涵盖泪道病的基础理论研究进展和最新诊断及治疗方法的专著。全书共分 21 章，内容包括泪道系统的解剖、鼻部的解剖与评估、鼻泪系统的性别与种族差异、先天性泪道阻塞的病因、获得性泪道阻塞的病因、泪泵功能及功能障碍、泪道阻塞的临床评估和影像学检查、基本的外路泪囊鼻腔吻合术、射频辅助的泪囊鼻腔吻合术、基本的经鼻内窥镜泪囊鼻腔吻合术、动力系统辅助的内窥镜泪囊鼻腔吻合术、激光辅助的经鼻内窥镜泪囊鼻腔造口术、经泪小管泪囊鼻腔造口术、结膜泪囊鼻腔吻合术、内窥镜结膜泪囊鼻腔造口术、微创结膜泪囊鼻腔造口术、泪道球囊扩张成形术、再次泪囊鼻腔吻合术、泪道外伤、抗代谢药物在泪道手术中的应用、辅助性技术等，图文并茂，直观易懂，涉及眼科、耳鼻喉科、整形科和放射科等领域，较全面地反映了目前国际泪道病诊断和治疗的水平和发展趋势，为临床医师提供了详细的泪道病阶梯式诊疗方案。

本书的出版得到了泪道内窥镜供应商美国世通医疗公司（Century Light Medical Service）、手术影像录播系统供应商北京智林仪诚科技有限公司、人工泪管供应商济南润视医疗器械有限公司和法国FCI泪道引流管中国总代理北京爱尔科商贸有限公司的大力支持，特此感谢！在这里，要特别感谢我的授业恩师马志中教授，衷心感谢他多年来对我的严格要求和悉心教导。在本书的翻译过程中，他在百忙之中抽时间进行了审阅、修改并作序。本书同时也是学生献给老师最好的礼物，作为对老师多年培养的回报。

中国武警总医院　陶　海

2017 年 1 月于北京

原版序言

未来属于那些不走寻常路的人，他们勇往直前，敢于探索未知的世界，他们有能力、有信心独立思考而与众不同。

——乔治·萧伯纳

诺贝尔奖得主萧伯纳上述格言的真谛在泪道病学的发展进程中得到了充分体现。一直以来，泪道病都广受临床医师的关注，它也给医师们带来了巨大的挑战。所幸，许多难题在实践中不断得到解决，技术水平不断提高，泪道手术技术取得了惊人的进步，尤其是泪囊鼻腔吻合术，其发展与医学手术技术的发展相符合。当下，泪道手术的发展既令人兴奋，也带来了挑战。先进的设备（包括高清内窥镜系统、诊断和治疗用的泪道内窥镜）以及更高分辨率、更安全的影像学检查技术，有助于临床医师更清楚地诊断疾病，同时也有助于微创手术的发展。如今，泪道病外科医师拥有比以往任何时候都先进的医疗设备，这使他们要肩负起比以往更大的责任——让未来的一切变得皆有可能！

正是在这样的背景下，由 Cohen、Mercandetti 和 Brazzo 医师主编的这本关于泪道病学的专著的问世有着举足轻重的作用。众所周知，一项技术创新或手术进展能够被写进教科书，平均需要 5 年时间，本书的出版将缩小这种时间跨度，并促进知识和技能在临床实践中的应用。本书共 21 章，配有 100 余幅插图，汇集了 30 多位著名泪道病外科医师的临床经验和专业知识，书中每一章的内容都与临床密切相关，因此，具有很高的临床应用价值。

我很荣幸为这本新版教材作序。本书的编者均是我所熟知的具有独特创新能力和深刻见解的泪道病外科医师。本书紧跟当今临床发展趋势，是眼科医师和眼整形外科医师书架上的必备之选。

Mohammad Javed Ali

海得拉巴，印度，L.V. Prasad 眼科研究所泪道病科

原版前言

　　《泪道病学：诊断、治疗和手术》第 1 版出版不到 10 年，此次再版反映出溢泪和泪道病领域在不断发展，同时该书满足了住院医师、研究人员、执业医师所需的不断更新的信息库。第 2 版增加了来自世界各地的新作者，同时也补充、修订了最重要的内容。

　　第 2 版的编写和修订，目的是希望尽可能为临床医师在诊治某些疑难病例时提供帮助。泪道手术所涉及的技术充满挑战性，有时很难预测结果。

　　和第 1 版相比，这一版采用了新的格式，便于读者快速检索，并且添加了更多高品质的插图和照片。尽管关于泪道系统的生物学和生理学内容是必不可少的，但是这一版更直接和广泛地突出了疾病的正确诊断及合理治疗等关键性内容，重点内容包括微创手术、传统手术技术和泪道疾病的病因。

　　这一版几乎每个章节都是重新编写的，每个章节可能完全是新内容或新作者。我们为在本版教材编写过程中做出贡献的本领域领军人物感到自豪。

　　这次修订的重点就是使本书的内容更加全面、简洁，通过权衡，筛选出最具临床指导意义的内容。

Adam J. Cohen 博士

美国，伊利诺伊州，芝加哥

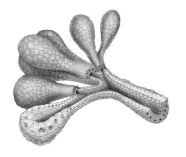

目　录

第1章 泪道系统的解剖

Cat N. Burkat, Leslie A. Wei

　　泪道手术的成功依赖于全面的病史采集和临床检查，这两方面能指导眼科医师做出正确的诊断并采取适当的处理方式。深入全面地了解相关的解剖结构，可进一步优化手术效果。这里将从以下几个方面详细讨论泪道系统的相关解剖。

- 胚胎学。
- 骨学。
- 鼻腔和鼻窦。
- 泪液的分泌系统。
- 泪液的排出系统。

胚胎学

　　熟知泪道系统胚胎学（embryology）对了解先天性鼻泪管引流异常是必要的。眼

C. N. Burkat, M.D., F.A.C.S. (✉) • L. A. Wei
Oculoplastic, Facial Cosmetic & Orbital Surgery
Division, Department of Ophthalmology and Visual
Sciences, University of Wisconsin–Madison, 2870
University Station, Suite 108, Madison WI 53705, USA
e–mail: catburkat@yahoo.com

眶壁的胚胎学来源于神经嵴细胞。除眶尖部外，眶壁骨化（orbital walls ossification）在出生时已完成，蝶骨（sphenoid）小翼最初呈软骨性，后经过软骨内骨化（endochondral ossification），而不像蝶骨大翼及其他眶骨那样通过膜内骨化形成。泪液排出系统周围的膜性骨在胚胎期第 4 个月时已经发育良好，至出生时已经完成骨化。

　　在胚胎大小为 22~25mm 时，泪腺开始发育，实心上皮芽细胞由上外方结膜穹隆的外胚层发育而来[1-5]。上皮芽周围间充质凝结（mesenchymal condensation）形成泪腺分泌部。上皮芽细胞间充质凝结在前 2 个月形成眶部泪腺，当胚胎发育至 40~60mm 大小时，睑部泪腺形成[1-3]。通常，当胚胎大小为 60mm 时，泪腺上皮芽开始有管道形成（canalization），部分可早在胚胎大小为 28.5mm 时即出现[1, 3, 5]。胚胎发育至第 10 周时，发育的提上睑肌腱膜将泪腺分成两叶[1, 5]。出生后 3~4 年，泪腺完全发育成熟[3]。

　　泪液排出系统在胚胎早期即开始发育。在胚胎大小为 7mm 时，鼻眼裂（nasooptic fissure）开始发育，且鼻外侧部的发育较上颌骨更具优势。随着周围组织结构的发育及融合，鼻眼裂逐渐变浅。然而，在其完全消失之前，表层上皮细胞条索会沿残余裂隙的基底部增厚，同时自眼眶至鼻部延伸。埋藏在表皮上皮细胞下增厚的上皮条索逐渐延伸，并连接眶部及鼻末端，此现象多在胚胎 43 天时开始出现[6]。该条索上端扩展形成泪囊，并在水平方向以出芽的方式进入睑缘，形成两列上皮细胞，逐渐发育成上下泪小管[7, 8]。

在胎儿期第 4 个月或胚胎大小为 32~36mm 时，鼻泪外胚层柱有管道形成（nasolacrimal ectodermal rod canalization），先后形成泪囊、泪小管，最后形成鼻泪管[7-9]。条索的中央细胞渐进性坏死，退化形成空腔结构，其上端由结膜和泪小管上皮细胞封闭，下端则是由鼻腔和鼻泪管上皮细胞封闭。胎儿期第 7 个月时，上下眼睑分离，此时泪点处的膜通常已管道化，出生后正常泪点结构完全形成，而此时泪道下方的瓣膜（Hasner 瓣）通常还处于关闭状态，导致鼻泪管先天性阻塞[10-12]。胎儿期第 4 个月以后，若胚胎发育异常，常可导致鼻泪系统任何部位的先天缺失、多泪点和泪道瘘管[6-9, 12-15]。

胚胎学中鼻骨由额骨鼻突（frontonasal process）形成的。鼻腔由鼻中隔平分，有 3 个组成部分。

- 筛骨的骨性垂直板（前上方）。
- 犁骨（后部和前下方），前部的软骨三角形骨。
- 下方的膜性小柱将鼻腔前方分开。

胚胎发育至第 6 周，在软骨形成原始的鼻腔壁之前，鼻腔侧壁及顶部的被覆上皮细胞呈线性延伸，线状沟形成鼻道，留下来的嵴形成鼻甲[8, 16]。

骨学

Whitnall 描述，眶缘（orbital rim）呈螺旋状，其两端在内侧重叠于泪囊窝（lacrimal sac fossa）的两侧[16]。内侧眶缘是由位于前方的上颌骨额突上行，与额骨的上颌突汇合形成。泪囊窝位于下内侧眶缘内的低凹处，由上颌骨与泪骨组成。泪囊窝与上颌骨处的泪前嵴（anterior lacrimal crest）及泪骨处的泪后嵴相邻。泪囊窝长度约为 16mm，宽度为 4~9mm，深度约为 2mm[16, 17]，女性相对窄一些[18]。泪囊窝的基底部最宽，与鼻泪管的开口汇合。上颌骨的额突正好位于泪囊窝的前方，有一个小凹槽，被称为骨对合缝（sutura notha）或不全的骨纵缝（sutura longitudinalis imperfecta），与泪前嵴平行（图 1-1）[16]。该缝为一个血管凹槽，眶下动脉细小分支从该凹槽穿过，供应骨膜及鼻黏膜，在泪道手术中应注意避开，以免术中出血。

眶内壁由前到后的构成如下。

- 上颌骨的额突。
- 泪骨。
- 筛骨。
- 蝶骨小翼。

眶内壁最薄的部分是覆盖筛窦外侧的筛骨板。筛骨气化形成的筛泡（ethmoidal air cells）呈蜂窝状，在筛板的内侧（图 1-2）。眶内壁后部在蝶骨体处变厚，眶内壁前部在泪骨的泪后嵴又变薄。

额筛缝（frontoethmoidal suture）是眼眶减压和泪道手术中识别筛窦顶和筛窦窝的重要骨性标记，高于该缝行骨切除时可能会导致脑脊液漏、暴露颅腔的硬脑

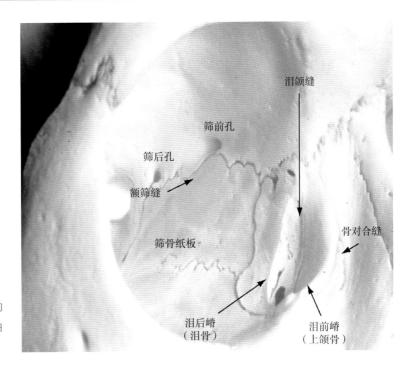

图 1-1　泪囊窝和眶内壁的骨解剖。泪前嵴和泪后嵴由上颌骨与泪骨构成

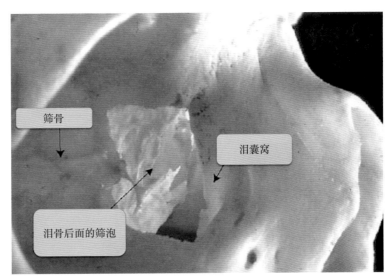

图 1-2　筛泡内侧是切除的泪骨，气化部分可向前延展至泪囊窝的上颌骨

膜腔。

　　前、后筛孔位于额筛缝处，分别距泪前嵴约 24mm、36mm，有眼动脉分支及鼻睫状神经从其中穿过（图 1-3）[19]。Piagkou 等发现筛孔解剖变异率很高，对 249 例不同的眼眶样本研究后，发现筛孔的数量为 1~6 个，其中有 2 个筛孔的占

61%[20]。

　　泪前嵴是外路泪囊鼻腔吻合术（dacryocystorhinostomy，DCR）的重要解剖标志，它位于泪囊窝的前缘。另外，内眦韧带前支附着于泪前嵴的上方表面。术中为了更好地暴露，内眦韧带在下方骨的附着处连同骨膜常会被离断。

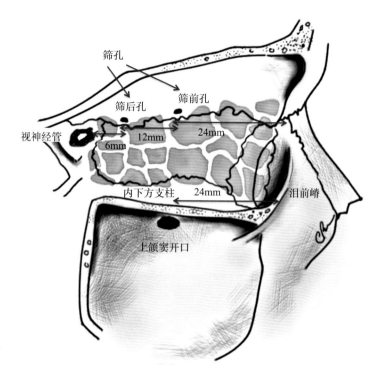

筛孔

筛后孔　　筛前孔

视神经管

12mm　　24mm

6mm

内下方支柱　　24mm　　泪前嵴

上颌窦开口

图1-3　筛孔与泪前嵴间的前后距离。上颌窦的开口大概位于筛前孔的垂直线上

泪前嵴与泪后嵴间有一条垂直线，是上颌骨与泪骨间接合的骨性标记（图1-1）。在垂直线上，靠近泪囊窝后侧的部分显示上颌骨的优势，靠近泪囊窝前侧的部分则显示泪骨的优势。泪囊窝内的泪骨平均厚度为106μm，术中很容易被穿透而进入鼻腔[21]。泪囊窝内上颌骨占优势的患者泪骨较厚，咬切该骨较困难。约25%的高加索人泪囊窝内上颌骨与泪骨的厚度是相同的，但有接近1/3的人上颌骨更占优势[22]。

在内下方眶缘交汇处，泪前嵴的基底部有个小的泪结节（lacrimal tubercle），表面可触及，可指导手术医师进入泪囊并定位泪囊的上壁及后壁，在28%~34%的眶骨中，该结节可向后投影形成泪前嵴突起[16, 23]。

鼻泪管起源于泪囊窝的基底部，由外侧的上颌骨、泪道及下鼻甲软骨共同形成。测量鼻泪管上方开口的宽度，通常为4~6mm[16]。鼻泪管骨内段的后外侧壁与上颌窦内侧壁有共同的骨壁，长约12mm，开口于鼻腔的下鼻道[24]。

鼻腔和鼻窦

了解鼻窦的解剖可提高术中对眼眶周边解剖关系的认识，对经鼻手术的操作尤为重要。形成眶下壁、眶顶及眶内侧壁的骨质通过来自原始鼻腔的空气窦腔被气化。该结构与鼻腔沟通，因此其内部衬有鼻黏膜。鼻窦在幼儿早期即可出现，青春期时增长活跃，可能会持续到30岁[16]。

上颌窦（maxillary sinus）是最大的鼻旁窦，容积为15cm³[16]。上颌窦的顶形成眶底，沿眶内壁下移，与眶外壁形成约30°的夹角，上颌窦开口于中鼻道内的半月裂孔，接近眶底水平，向下紧接着上颌骨筛骨眼眶柱的中央位置。该开口距离眶缘平均约为 24mm，与眶内壁的筛前孔在同一条垂直线上（图 1-3）[25]。

筛窦（ethmoid sinuses）发育最早，12 岁时即可发育至成人水平[26]。随着筛窦的扩张，筛泡特别丰富，通常可延伸至筛骨缝，甚至到达泪囊窝的泪骨和上颌骨（图 1-2）[27, 28]。筛窦的形状类似矩形盒子，向后与蝶窦相连的部分略宽。筛窦由 3 组主要的筛泡构成。

- 前组开口于中鼻道。
- 中组开口于中鼻道。
- 后组开口于上鼻道。

眶顶平缓地向内下倾斜，与正前筛额缝相连，形成筛窦的顶部或腭筛缝小窝。筛骨顶继续向内下方倾斜，覆盖鼻腔，形成筛顶板（fovea ethmoidalis）。鸡冠在上方将筛状板一分为二，继续向下移行，形成垂直鼻板或犁骨。这种倾斜使前组筛窦更明显，在手术之前了解这个特殊的解剖结构是很重要的，有助于避免造成脑脊液漏或更多的颅脑损伤[29]。

在做 DCR 之前，了解前组筛窦与泪囊窝的解剖关系很重要，在筛骨与鼻腔之间造骨孔时应避免解剖结构混淆。已经有文献证实了鼻丘与泪囊窝之间密切的解剖关系[26-28, 30-33]。

这些鼻丘气房（aggernasi cells）可使泪骨气化形成气房，但气化很少发展到上颌骨的额突。早在 1911 年，Whitnall 的研究中就描述了前组筛泡的位置。

- 在 86% 的头颅骨中，前组筛泡内侧与泪囊窝相连[27]。
- 在 32% 的头颅骨中，前组筛泡向前延伸至垂直的泪颌缝。
- 有 54% 的头颅骨中的前组筛泡延伸

得更远，至泪前嵴（anterior lacrimal crest）。

筛窦气房紧邻泪囊窝上半部分，泪囊窝的下半部分则与鼻腔的中鼻道相邻。

同样地，Blaylock 等回顾 190 例眼眶 CT 扫描发现，93% 的眼眶中的前组筛泡向前延伸至泪后嵴，40% 的筛泡向前延伸至泪颌缝进入上颌骨额突[28]，仅有 7% 的鼻腔与整体泪囊窝直接相邻。Whitnall 描述，前方延伸的筛泡与泪囊窝的上半部分相连[26-28, 30, 32, 34]。这些筛泡和筛窦黏膜需要切除，才能在手术中造出合适的骨孔。

充分理解泪囊窝与筛窦之间密切的解剖关系，在 DCR 中有助于避免吻合时因疏忽进入筛窦，造成脑脊液漏和眶出血，并损伤后面的鼻黏膜、鼻中隔，造成继发性瘢痕形成[35]。

在鼻腔的外侧壁有 3 个或更多的水平走向的嵴，称为鼻甲，其下方是与之对应的鼻道（图 1-4）。下鼻甲最大，由上颌窦的内壁构成。中鼻甲与上鼻甲更向后，最上鼻甲（约 65% 的患者存在）是筛骨露出的结构。利用平行于鼻腔底部的鼻镜可直接看到下鼻甲。鼻前庭是位于鼻腔前部、鼻孔之上的软骨性膨大区，内表面被有毛囊的鳞状上皮所覆盖，手术中可以保护硅胶管。

中鼻甲后部起自鼻腔顶部的筛骨板，前部起自上颌窦的内壁。泪囊窝位于中鼻甲前缘的外侧方，外路 DCR 的吻合道直接进入中鼻甲的前缘处（图 1-5）。经鼻内窥镜造孔的位置比常规外路造孔的位置要低一些。

在中鼻道有一个裂缝叫半月裂孔，它是上颌窦引流的开口。下方相邻的骨性嵴为沟突，上方与隆起的大部分前组筛泡相邻（图 1-6）[36]。筛窦（前部和中部）、额

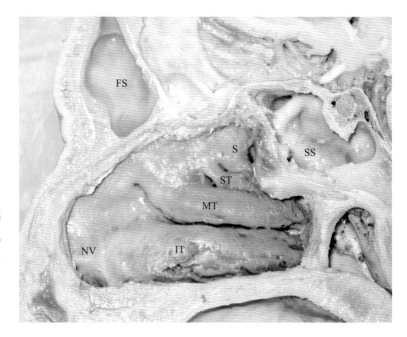

图 1-4　鼻内的矢状面。每个鼻甲与相应的鼻道对应。FS—额窦；IT—下鼻甲；MT—中鼻甲；NV—鼻前庭；S—最上鼻甲；SS—蝶窦；ST—上鼻甲

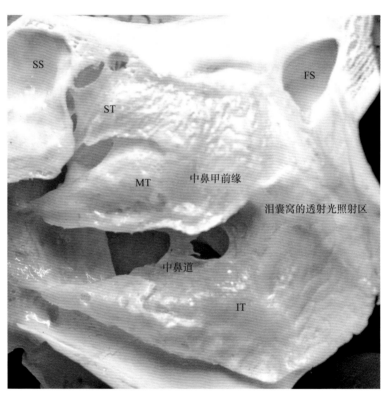

图 1-5　鼻内 DCR 吻合的位置。用透射光照射证明泪囊窝的位置在中鼻甲的前缘。FS—额窦；IT—下鼻甲；MT—中鼻甲；SS—蝶窦；ST—上鼻甲

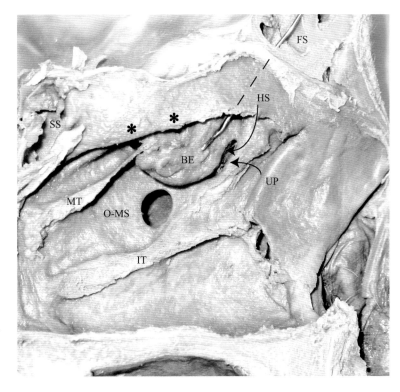

图 1-6　切除鼻甲的鼻腔外侧壁鼻内观。BE—筛泡；FS—额窦；HS—半月裂孔；IT—下鼻甲；MT—中鼻甲；O-MS—上颌窦开口；SS—蝶窦；UP—沟突；*—筛窦开口

窦和上颌窦引流开口于中鼻道。额鼻管是额窦引流的开口，位于半月裂孔的前上部位。

泪液的分泌系统

泪腺和副泪腺

　　泪腺位于眼眶颞上方额骨的浅泪腺窝里。泪腺由许多腺泡细胞（集群的分泌细胞）构成，汇集后排入逐渐增大的小腺管和导管。腺泡是由上皮细胞层的基底结构组成，内有分泌细胞。肌上皮细胞收缩促使分泌物进入细的腺管和排泄导管[37]。

　　泪腺的体积为 20mm × 12mm × 5mm，被提上睑肌外侧角分成大的眶部泪腺和较小的睑部泪腺[38, 39]。泪腺的体积随年龄增长而逐渐减小，但无性别差异[40]。眶部泪腺是两叶中较大的，位于眶隔和眶脂肪的后方，提上睑肌的前方[38]。眶部泪腺的 2~6 条分泌导管通过纤维囊膜与睑部泪腺的 6~12 条导管结合，进入距离外侧睑板上方 4~5mm 的外上穹隆结膜内[37, 41]。

　　副泪腺位于结膜穹隆和上方睑板缘，包括两种。

　　• Krause 副泪腺。20%~40% 位于上方结膜穹隆，10%~20% 位于下方结膜穹隆。

　　• Wolfring 副泪腺。位于上睑上方睑板缘[38, 42]。

　　泪腺接受来自脑神经的 V、VII 支和交感神经的颈神经节上支调控[43]。三叉神经眼支的泪腺支传导来自泪腺的感觉冲动。泪腺血供来自泪腺动脉和脑膜动脉反流支及眶下动脉的泪腺动脉支。眶内静脉紧邻动脉走行，回流入眼上静脉。

　　刺激泪腺分泌的副交感神经的神经分

布更为复杂。副交感促分泌细胞神经纤维起自脑桥的泪腺核，长距离连接入中间神经，岩浅大神经、岩深神经、翼管神经，进入翼腭神经节的终末神经节[34]。副交感神经节后纤维离开翼腭神经节，经翼腭神经支配泪腺[44, 45]。此外，一些来自三叉神经上颌支的神经纤维作为分支加入颧神经，经眶下裂进入眼眶。颧神经的分支可能向上延伸，单独或结合泪神经进入泪腺的后表面[38]。然而，Ruskell 在 2004 年的解剖研究中发现，副交感神经纤维与眼动脉或泪腺动脉共同供应泪腺，之后与脑膜中动脉的一个分支伴行，通过眶上裂[46]。这与传统的假设相反，传统观点认为促分泌神经通过颧神经及泪腺神经进入泪腺。

交感神经与泪腺动脉及副交感神经伴行进入颧神经。三叉神经上颌支的颧神经在分为颧颞神经和颧面神经之前，发出泪腺支。此泪腺支与三叉神经眼支的泪腺神经汇合，或沿着眶骨膜于泪腺后外侧方单独进入泪腺。

泪液的排出系统

泪液引流系统

泪液的排出系统起始于每个眼睑内侧的泪点，其直径为 0.3mm [16, 41]。在胚胎发育时期，上颌骨比额骨发育更快，将下泪小管拉向外侧，导致下泪点的位置比上泪点稍靠外侧[8]。泪点至壶腹部逐渐变宽，该段垂直于睑缘，高度约 2mm，而后直转，与眼睑平行进入泪小管。泪小管长 8~10mm，直径为 0.5~1mm，由复层鳞状上皮覆盖，被周围的眼轮匝肌包绕（图 1-7）。

90% 以上个体的上下泪小管在进入泪囊之前汇集成泪总管[41, 47]。利用数字减影泪囊造影检查的大量研究表明，94% 的泪道系统中存在泪总管。另外，有 4% 的个体没有泪总管，上下泪小管在泪囊壁处交汇，仅有 2% 个体的上下泪小管各自进入泪囊[48]。最近的人尸泪道系统研究已经发现，可在低于 1% 或高达 10% 的标本的任意位置发现明显的泪总管开口[49, 50]。DCR 中可见泪囊内泪总管内口，需清除所有黏膜和纤维性狭窄，才能保证手术的远期成功率。

Tucker 等的研究证明，泪小管系统内有成角的结构[51]。泪小管的第一个成角位于内眦韧带的后面，之后在泪小管与泪总管交界处形成 118°，再以 58° 的锐角进入泪囊。这种固定的成角结构有瓣膜样作用，可阻止泪液自泪囊逆流。在传统意义上，泪总管与泪囊之间的功能性瓣膜多指 Rosenmüller 瓣，虽然有一些研究没能证实该结构的存在[6]。

泪囊和鼻泪管是同一个连续性结构的不同组成部分（图 1-7，1-8）。

- 二者均被覆无纤毛的柱状上皮细胞。
- 测量整个泪囊的垂直径为 12~15mm，前后径为 4~8 mm。
- 泪囊基底部位于内眦韧带上方 3~5mm。
- 泪囊体平均高度为 10mm[41]。

泪囊位于泪囊窝内，它的内侧与泪囊窝的骨膜紧密附着。女性的泪囊窝下方和鼻泪管更为狭窄，易发生鼻泪管阻塞[18]。传统观点认为，鼻泪管向外下和轻微向后延伸进入骨内，穿过骨性鼻泪管到达下鼻甲，在骨内段长约 12mm。近代研究改变了这种观点，认为骨性鼻泪管与矢状面平行，甚至向内倾斜[52]。骨性鼻泪管的长轴

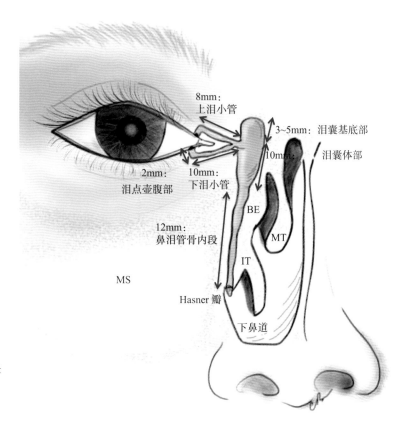

图 1-7　泪液排出系统示意。BE—筛泡；IT—下鼻甲；MS—上颌窦；MT—中鼻甲

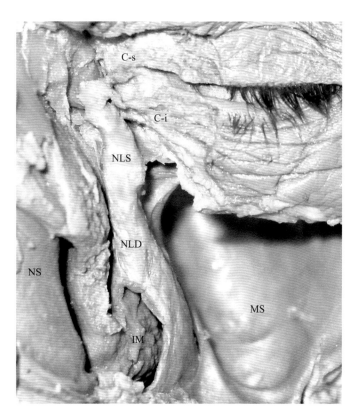

图 1-8　泪液排出系统在鼻腔与上颌窦之间的骨壁解剖。鼻泪管开口于下鼻道。C-i—下泪小管；C-s—上泪小管；IM—下鼻道；MS—上颌窦；NLD—鼻泪管；NLS—泪囊窝；NS—鼻中隔

与额面在后方构成一个 15°~25° 的角，或者位于连接内眦与第一磨牙的连线上（图 1-9）[16]。鼻泪管的下开口位于下鼻道内，位于鼻前孔外侧缘向后方 25~30mm[16]。

Wormald 等利用 CT 泪囊造影来评估 76 例患者泪囊与鼻腔侧壁中鼻甲附着处的关系[53]。泪囊的平均高度超过了中鼻甲的附着处，泪囊上端距离中鼻甲附着处 8.8mm，泪囊下端距离中鼻甲附着处 4.1mm。

已报道泪道系统内存在多种黏膜皱襞及窦腔，但其功能及位置尚不清楚。

- Rosenmüller 瓣位于泪总管与泪囊的连接处。
- Krause 瓣位于泪囊与鼻泪管之间。
- Hasner 瓣（鼻泪管下口处的黏膜皱襞）位于鼻泪管进入下鼻道的开口处[54]。

下斜肌的止点起源于上颌骨眶板的眶底前内侧角的一个浅凹，正好位于泪囊窝排出口的外侧面。在外路 DCR 中一定要注意造骨孔的界限不能超过此低洼地的内侧。

浅表睑板前眼轮匝肌包绕泪小管穿过眼睑内侧和内眦部。泪囊在泪筋膜内，由内衬的眶骨膜构成，眶骨膜在泪后嵴处分为两层，一层作为泪囊窝衬里，另一层包裹在泪囊之外到达泪前嵴。此外，泪囊被内眦韧带较厚的前支和较薄的后支包绕（图 1-10）。内眦韧带起自睑板，之后即分为较厚的前支（附着到泪前嵴，包裹泪囊前上半部），以及较薄的后支（穿过泪囊后部附着到泪后嵴），如图 1-10。然而，在最近的研究中，Poh 等研究了内眦韧带后支的组织结构并发现其是由 Horner 肌及泪隔膜组成[55]。Horner- Duverney 肌（睑板张肌或眼轮匝肌泪囊部）被认为是睑板前眼轮匝肌的深层部分，经后方穿过，到达泪囊及内眦韧带后支，并附着到泪后嵴上部[7, 16, 41, 56]。眶隔附着于泪后嵴下部，或正好在此部的后方。

术中造出一个大的吻合口有助于提高 DCR 的成功率。约 1/3 的泪囊位于内眦韧带上方；因此，与泪囊及鼻黏膜位置平齐处开放足够大的骨窗，且骨窗向上延伸可至内眦韧带水平之上。因颅前窝位于内眦韧带上方，二者很接近，因此，应用咬骨

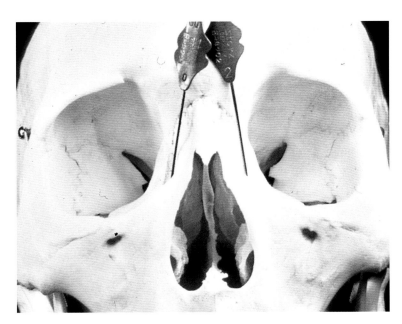

图 1-9　鼻泪管向外下和轻微向后延伸进入骨内，穿过骨管到达下鼻甲，鼻泪管向下在后方与额面形成 15°~25° 的角

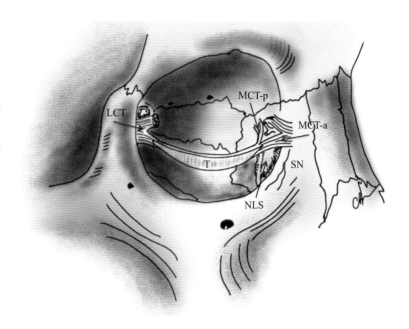

图 1-10　泪囊与内眦韧带的解剖关系。内眦韧带起自睑板之后即分为较厚的前支（附着到泪前嵴，包裹泪囊前上半部），以及较薄的后支（穿过泪囊后部附着到泪后嵴）。LCT—外眦韧带；MCT-a—内眦韧带前支；MCT-p—内眦韧带后支；NLS—泪囊，SN—骨对合缝；T—睑板

钳或钻咬切骨质时，需小心谨慎，直至观察到厚的额骨。这个点一般位于泪总管泪囊入口处的上方 5mm 或更上方。一项研究发现，泪总管在泪囊的入口处与筛板最前部之间的斜距为（25±3）mm[57]。McCann 对 40 位成人的颌面部冠状的 CT 扫描进行回顾性研究发现，内眦韧带与筛板水平之间的垂直距离平均为（17±4）mm[58]。

面动脉的内眦动脉分支沿鼻颧皮褶浅层内走行至内眦韧带，内眦静脉紧邻内眦动脉走行，这两根血管位于泪前嵴前内侧大约 5mm，或距眼睑内眦中间处 8mm[16]。

泪泵

Jones 普及了泪泵的原理，提出眼睑闭合时睑板前眼轮匝肌收缩使泪小管缩短，将泪液泵入泪囊[7, 41]。此外，他认为，因为眶隔前眼轮匝肌头部的收缩引起的泪囊同时向外侧的横向运动，使泪囊内形成负压，使泪液自泪小管引流入泪囊。相比之

下，其他组织生理学研究则发现，眼睑闭合时，泪泵的形成依赖正压机制，而非负压机制[56, 59-63]。Thale 利用组织学、免疫组化和电子显微镜扫描技术证明泪囊壁是由弹性胶原和网状纤维束呈螺旋状排列构成。他提出，因为泪囊附着在内侧，在眨眼时泪囊扩张，泪囊部眼轮匝肌收缩，将其往外上方拉。此外，螺旋胶原蛋白及弹性纤维包绕泪囊，可能使泪囊存在"挤出泪液"的情况，这是关于泪液引流的另一种假设的机制[64, 65]。然而，Amrith 等用磁共振泪囊造影术证明了在眼睑闭合时泪囊的体积没有改变[66]。很显然，泪泵机制还有待更进一步的研究。

声明：作者和在文稿中所述的材料没有任何经济和专有利益存在。

参考文献

1. Duke-Elder S, Cook C. System of ophthalmology. Normal and abnormal development. Part 1:

embryology. St. Louis: Mosby; 1963.

2. Jakobiec F, Iwamoto T. The ocular adnexa: introduction to lids, conjunctiva, and orbit. In: Jakobiec F, editor. Ocul anatomy, embryol teratol. Philadelphia: Harper & Row; 1982. p. 677–731.

3. Ozanics V, Jakobiec F. Prenatal development of the eye and its adnexa. In: Jakobiec F, editor. Ocul anatomy, embryol teratol. Philadelphia: Harper & Row; 1982. p. 11–96.

4. Wahl C, Noden D. Defi ning the environment around the eye. In: Tasman W, Jaeger E, editors. Duane's clinical ophthalmology. Philadelphia: Lippincott-Raven; 2000.

5. De la Cuadra-Blanco C, Peces-Pena M, Merida-Velasco J. Morphogenesis of the human lacrimal gland. J Anat. 2003;203:531–6.

6. Schaeffer J. The genesis and development of the nasolacrimal passages in man. Am J Anat. 1912;13:1–23.

7. Jones L, Wobig J. Surgery of the eyelids and lacrimal system. Birmingham: Aesculapius; 1976. p. 157–73.

8. Hurwitz J. Embryology of the lacrimal drainage system. In: Hurwitz J, editor. The lacrimal system. Philadelphia: Lippincott-Raven; 1996. p. 9–13.

9. Cassady J. Developmental anatomy of the nasolacrimal duct. Arch Ophthalmol. 1952;47:141–58.

10. Petersen R, Robb R. The natural course of congenital obstruction of the nasolacrimal duct. J Pediatr Ophthalmol Strabismus. 1978;15:246–50.

11. Ffooks O. Dacryocystitis in infancy. Br J Ophthalmol. 1962;46:422. C.N. Burkat and L.A. Wei

12. Yuen S, Oley C, Sullivan T. Lacrimal outfl ow dysgenesis. Ophthalmology. 2004;111:1782–90.

13. Kirk R. Developmental anomalies of the lacrimal passages: a review of the literature and presentation of three unusual cases. Am J Ophthalmol. 1956;42: 227–32.

14. Masi A. Congenital fi stula of the lacrimal sac. Arch Ophthalmol. 1969;81:701–4.

15. Sevel D. Development and congenital abnormalities of the nasolacrimal apparatus. J Pediatr Ophthalmol Strabismus. 1981;18:13–9.

16. Whitnall S. The anatomy of the human orbit and accessory organs of vision. New York: Oxford University; 1932. p. 1–252.

17. Bailey J. Surgical anatomy of the lacrimal sac. Am J Ophthalmol. 1923;6:665–71.

18. Groessl S, Sires B, Lemke B. An anatomical basis for primary acquired nasolacrimal duct obstruction. Arch Ophthalmol. 1997;115:71–4.

19. Lemke B, Della RR. Surgery of the eyelids and orbit: an anatomical approach. East Norwalk: Appleton & Lange; 1990.

20. Piagkou M, Skotsimara G, Dalaka A, Kanioura E, Korentzelou V, Skotsimara A, et al. Bony landmarks of the medial orbital wall: an anatomical study of ethmoidal foramina. Clin Anat. 2014;27(4):570–7.

21. Hartikainen J, Aho H, Seppa H, Grenman R. Lacrimal bone thickness at the lacrimal sac fossa. Ophthalmic Surg Lasers. 1996;27(8):679–84.

22. Shams P, Abed S, Shen S, Adds P, Uddin J. A cadaveric study of the morphometric relationships and bony composition of the caucasian nasolacrimal fossa. Orbit. 2012;31(3):159–61.

23. Whitnall S. The naso-lacrimal canal: the extent to which it is formed by the maxilla, and the infl uence of this upon its caliber. Ophthalmoscope. 1912;10:557–8.

24. Groell R, Schaffl er G, Uggowitzer M. CT: anatomy of the nasolacrimal sac and duct. Surg Radiol Anat. 1997;19:189–91.

25. Kim J, Goldberg R, Shorr N. The inferomedial orbital strut. Ophthal Plast Reconstr Surg. 2002;18:355–64.

26. Mattox D, Delaney R. Anatomy of the ethmoid sinus. Otolaryngol Clin North Am. 1985;18:3–42.

27. Whitnall S. The relations of the lacrimal fossa to the ethmoidal cells. Ophthalmic Rev. 1911;30:321–5.

28. Blaylock W, Moore C, Linberg J. Anterior ethmoid anatomy facilitates dacryocystorhinostomy. Arch Ophthalmol. 1990;108:1774–7.

29. McCormick C, Bearden W, Hunts J, Anderson R. Cerebral vasospasm and ischemia after orbital decompression for Graves ophthalmopathy. Ophthal Plast Reconstr Surg. 2004;20(5):347–51.

30. Mosher H. The surgical anatomy of the ethmoid labyrinth. Ann Otol Rhinol Laryngol. 1929;38:869–901.

31. Bagatella R, Guiado C. The ethmoid labyrinth: an anatomical and radiological study. Acta Otolaryngol. 1983;403(Suppl):1–19.

32. Terrier F, Weber W, Ruefennacht D, Porcellini B. Anatomy of the ethmoid: CT, endoscopic and macroscopic. Am J Roentgenol. 1985;144:493–500.

33. Soyka M, Treumann T, Schlegel C. The Agger Nasi cell and uncinate process, the keys to proper access to the nasolacrimal drainage system. Rhinology. 2010; 48(3):364–7.

34. Masala W, Perugini S, Salvolini U. Multiplanar reconstructions in the study of ethmoid anatomy. Neuroradiology. 1989;31:151–5.

35. Buus D, Tse D, Farris B. Ophthalmic complications of sinus surgery. Ophthalmology. 1990;97:612–9.

36. Bridger M, Van Nostrand A. The nose and paranasal sinuses: applied surgical anatomy. J Otolaryngol. 1978; 6(Suppl):1–33.

37. Lemke B, Lucarelli M. Anatomy of the ocular adnexa, orbit, and related facial structures. In: Nesi F, Lisman R, Levine M, Brazzo B, Gladstone G, editors. Smith's ophthalmic plastic and reconstructive surgery. 2nd ed. St. Louis: Mosby; 1998. p. 3–78.

38. Dutton J. The lacrimal systems. In: Dutton J, editor. Atlas of clinical and surgical orbital anatomy. Philadelphia: WB Saunders; 1994. p. 140–2.

39. Morton A, Elner V, Lemke B. Lateral extensions of the Muller muscle. Arch Ophthalmol. 1996;114: 1486–8.

40. Tamboli D, Harris M, Hogg J, Realini T, Sivak-Callcott J. Computed tomography dimensions of the lacrimal gland in normal Caucasian orbits. Ophthal Plast Reconstr Surg. 2011;27(6):453–6.

41. Jones L. An anatomical approach to problems of the eyelids and lacrimal apparatus. Arch Ophthalmol. 1961;66:111–24.

42. Seifert P, Spitznas M, Koch F. Light and electron microscopic morphology of accessory lacrimal glands. Adv Exp Med Biol. 1994;350:19–23.

43. Walcott B. Anatomy and innervation of the human lacrimal gland. In: Albert D, Jakobiec F, Robinson N, editors. Principles and practice of ophthalmology: basic sciences. Philadelphia: WB Saunders; 1994. p. 454–8.

44. Ruskell G. The distribution of autonomic postganglionic nerve fi bers to the lacrimal gland in monkeys. J Anat. 1971;109:229–42.

45. Ruskell G. The orbital branches of the pterygopalatine ganglion and their relationship with internal carotid nerve branches in primates. J Anat. 1970;106:323–39.

46. Ruskell G. Distribution of pterygopalatine ganglion efferents to the lacrimal gland in man. Exp Eye Res. 2004;78(3):329–35.

47. Lemke B. Lacrimal anatomy. Adv Ophthalmol Plast Reconstr Surg. 1984;3:11–23.

48. Yazici B, Yazici Z. Frequency of the common canaliculus: a radiological study. Arch Ophthalmol. 2000;118(10):1381–5.

49. Zoumalan C, Joseph J, Lelli GJ, Segal K, Adeleye A, Kazim M, et al. Evaluation of the canalicular entrance into the lacrimal sac: an anatomical study. Ophthal Plast Reconstr Surg. 2011;27(4):298–303.

50. Orhan M, Govsa F, Saylam C. Anatomical details used in the surgical reconstruction of the lacrimal canaliculus: cadaveric study. Surg Radiol Anat. 2009; 31(10):745–53.

51. Tucker N, Tucker S, Linberg J. The anatomy of the common canaliculus. Arch Ophthalmol. 1996;114:1231–4.

52. Takahashi Y, Nakamura Y, Nakano T, Asamoto K, Iwaki MKH. Horizontal orientation of the bony lacrimal passage: an anatomical study. Ophthal Plast Reconstr Surg. 2013;29(2):128–30.

53. Wormald P, Kew J, Van Hasselt A. Intranasal anatomy of the nasolacrimal sac in endoscopic dacryocystorhinostomy. Otolaryngol Head Neck Surg. 2000;123(3): 307–10.

54. Aubaret E. The valves of the lacrymo-nasal passages (Les Replis valvulaires des canalicules et du conduit lacrymo-nasal, etc.). Arch d'Ophthal. 1908; 28:211–36.

55. Poh E, Kakizaki H, Selva D, Leibovitch I. Anatomy of medial canthal tendon in Caucasians. Clin Experiment Ophthalmol. 2012;40(2):170–3.

56. Ahl N, Hill J. Horner's muscle and the lacrimal system. Arch Ophthalmol. 1982;100:488–93.

57. Botek A, Goldberg R. Margins of safety in dacryocystorhinostomy. Ophthalmic Surg. 1993;24:320–2.

58. McCann D, Lucarelli M. Radiologic analysis of the ethmoid bone cribriform plate spatial relationship. Invest Ophthalmol Vis Sci. 1998;39(4):S498. Abstract 2281.

59. Ploman K, Engel A, Knutsson F. Experimental studies of lacrimal passageways. Acta Ophthalmol. 1928;6: 55–90.

60. Rosengren B. On lacrimal drainage. Ophthalmologica. 1972;164:409–21.

61. Maurice D. The dynamics and drainage of tears. Int

Ophthalmol Clin. 1973;13:103–16. 62. Doane M. Blinking and the mechanics of the lacrimal drainage system. Ophthalmology. 1981;88:844–51.

63. Becker B. Tricompartment model of the lacrimal pump mechanism. Ophthalmology. 1992;99:1139–45.

64. Thale A, Paulsen F, Rochels R. Functional anatomy of the human efferent tear ducts: a new theory of tear outfl ow mechanism. Graefes Arch Clin Exp Ophthalmol. 1998;236:674–8.

65. Paulsen F. The human nasolacrimal ducts. Adv Anat Embryol Cell Biol. 2003;170:1–106.

66. Amrith S, Goh P, Wang S. Lacrimal sac volume measurement during eyelid closure and opening. Clin Experiment Ophthalmol. 2007;35(2):135–9.

第2章 鼻部的解剖与评估

Humbert Massegur-Solench, Jacinto García-Lorenzo, Juan Ramon Gras-Cabrerizo

引言

　　泪道系统位于鼻腔外侧壁，其大部分是位于上颌骨内、沿头脚方向、长30mm的管道，开口于下鼻道。鼻腔外侧壁上的许多结构都与泪道有着密切的关系，这些结构可以作为手术的解剖标志。此外，鼻解剖结构的变异可能导致泪道扭曲变形，从而妨碍泪液的引流。

　　手术医师（眼科或耳鼻喉科医师）需要很好地了解鼻部解剖和泪道系统之间的复杂关系，以避免手术中发生并发症。

眼眶内侧壁的骨学

眼眶

　　眼眶（orbit）由7块不同的骨组成，

H. Massegur-Solench (✉) • J. García-Lorenzo
J. R. Gras-Cabrerizo
Otorhinolaryngology Department, Hospital de la
Santa Creu i Sant Pau, Sant Antoni Maria Claret 167,
08025 Barcelona, Spain
e-mail: hummassol@me.com

额骨、筛骨、泪骨、蝶骨、颧骨、上颌骨及腭骨，形成一个尖端向后、底向前的金字塔形的骨结构（图2-1）。眼眶窝前部有一个基底，后部有一个尖部及四个壁（上壁、下壁、内壁及外壁）[1]。

　　眼眶的两个外侧壁和眶下壁成90°，眶外侧壁与内侧壁成45°。眶壁呈曲面形，可以在眼部受到外伤冲击时保持眼球的形状。

　　成人的眼眶大约高35mm、宽40mm。眼眶的容积为30ml，其中7ml为眼球所占容积[2, 3]。

内侧壁

　　内侧壁（medial wall）向内与筛窦及鼻腔相邻，自前至后由上颌骨额突、泪骨、筛骨纸样板和蝶骨组成（图2-1）。

　　内侧壁大部分由筛骨纸样板构成。筛骨纸样板是非常薄的骨板（厚0.2~0.4mm）[4]，其后部逐渐变厚，嵌入蝶骨体，在此部位它与视神经管的内侧壁相融合[1]。筛骨眶板向上与眼眶的顶部相连接于额筛缝。筛前孔和筛后孔也在此水平（图2-1）。通过

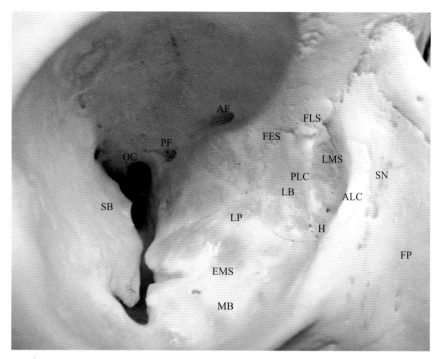

图 2-1   右眼眶内侧壁。PLC—泪后嵴；ALC—泪前嵴；H—泪骨钩；LMS—泪颌缝；FES—额筛缝；FP—上颌骨额突；LP—筛骨眶板；LB—泪骨；SN—背板缝；AF—筛前孔（筛前动脉）；PF—筛后孔（筛后动脉）；OC—视神经管（视神经）；SB—蝶骨；MB—上颌骨；EMS—筛颌缝；FLS—额泪缝

筛前孔和筛后孔，眼动脉分支及鼻睫神经离开眼眶通向鼻腔。

应用 24-12-6 法则可以简单记住几个距离：从泪前嵴（anterior lacrimal crest）到筛前孔的距离为 24mm，筛前孔到筛后孔为 12mm，筛后孔到视神经管为 6mm[5]。眼眶内侧壁与眶底在筛颌缝位置连接。

泪囊窝

泪囊位于眶内侧壁的下方被称为泪囊窝（lacrimal fossa）的凹槽内。它被限制在上颌骨额突的泪前嵴及泪骨的泪后嵴之内。泪前嵴与泪后嵴之间的距离为 8~9 mm[6, 7]（图 2-1）。

上颌骨额突（泪骨缘）和泪骨之间连接的一个垂直的嵴叫泪颌缝。在鼻腔内部，此结构相当于上颌线（maxillary line）[8]，在应用内窥镜时上颌线是一个非常重要、易于识别的解剖标志。对于外路 DCR，最重要的解剖标志是泪前嵴。嵴前有一个血管槽被称为背板缝，眶下动脉的一个小分支位于此部位，因此，在解剖这一区域时易造成明显的出血[9]。

泪前嵴和泪颌缝之间的距离是 4mm，大致位于泪囊窝的中点。泪囊窝垂直方向的长度为 10~17 mm[7, 10, 11]。

眼轮匝肌的睑部由内眦韧带附着于泪前嵴。泪囊部眼轮匝肌的深部纤维附着于泪后嵴（泪囊部），位于泪囊的后方，此结构有助于泪囊的扩张[1]。1824 年 W. E. Horner 教授首次描述了泪囊部眼轮匝肌，并且命名为 Horner 肌[12]。

泪骨（lacrimal bone）

泪骨是一个四边形骨板，被泪后嵴骨分为两个区域。泪骨的后半部分与同一水平的筛骨纸样板相连接，前半部分参与形成泪囊窝的后部。泪骨的厚度仅为106μm[13]。泪骨的骨壁较薄，因此，进行经泪小管DCR时可以用激光去除骨质。

在上方，泪骨与额骨内侧眶突相互连接，形成额泪缝（图 2-1）。

骨性鼻泪管

鼻泪管（nasolacrimal canal）上口位于泪囊窝底部。它的外侧为上颌骨，内侧为泪骨及下鼻甲（inferior turbinate）。

骨性鼻泪管的上口由泪骨的一个小钩状突起（泪骨钩）与上颌骨上部的泪道切迹连接而成（图 2-2）。下鼻甲（泪突）与泪骨下缘围成鼻泪管的下端。骨性鼻泪管的平均长度为11mm，平均横径为

3.5~4.6mm，前后径为 5.6~6.8mm。鼻泪管的入口向后下方倾斜，在后方与额面形成一个 15°~25° 的夹角，因此，鼻泪管入口容易形成狭窄[14-17]（图 2-3，2-4）。

鼻泪管下口

鼻泪管下口（ostium canalis nasola-crimalis）位于下鼻道顶部，高于鼻底1.5cm，在鼻外侧壁下鼻甲附着处前缘之后1.5cm，距离前鼻棘 2.4cm[10, 18]。鼻泪管下口通常被黏膜皱襞覆盖，此黏膜皱襞被称为 Hasner瓣[19]（图 2-5，2-6）。

鼻腔外侧壁

上颌骨

上颌骨（maxilla）是一对参与构成面部支架和鼻腔外侧壁（lateral wall）的骨。上颌骨包括体部以及 4 个与邻近骨相连的骨突：颧突、额突、牙槽突及腭突。上颌

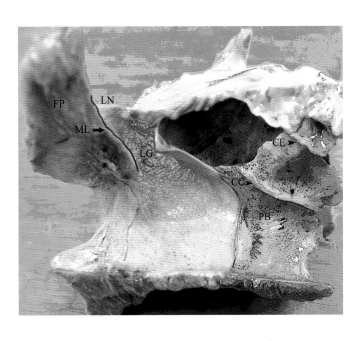

图 2-2　上颌骨及腭骨。FP—额突；ML—泪骨缘；LG—泪沟；MS—上颌窦；PB—腭骨；CE—筛骨嵴；CC—鼻甲嵴；LN—泪道切迹

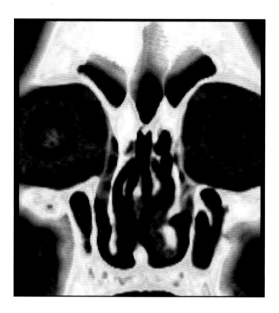

图 2-3　颅骨 CT 扫描尸体标本显示部分骨性泪道系统（鼻泪管）

骨体部内为一个空腔，即上颌窦，上颌窦通过上颌窦口开口于鼻腔。双侧腭突相对应形成硬腭前段（图 2-2）。额突自上颌骨体部前端伸出，与头颅部的额骨相连，后缘与泪骨相连，内侧面与中鼻甲相连，下缘与下鼻甲相连（图 2-7）。泪沟位于上颌骨体部额突后侧。在大多数情况下，泪沟是开放的或者部分覆盖，最终形成一个完整的管道。泪沟容纳部分泪囊并形成膜性

管道出口于下鼻道。

鼻泪管最上部分的内侧由泪骨构成，下方由下鼻甲泪突（lacrimal process）围成（图 2-8）。

上颌骨背侧与腭骨相连，腭骨与蝶骨的翼突连接，形成翼腭窝的边缘。它们构成鼻腔的外侧壁，并且支撑筛窦、中鼻甲、上鼻甲及最上鼻甲。

腭骨

腭骨（palatine bone）位于上颌骨及蝶骨翼突之间，包括水平板及垂直板。水平板与上颌骨水平部构成硬腭。垂直板有眶突及蝶突两个突起，与蝶骨的翼状板形成一个孔形结构，这个孔是蝶腭神经和血管到达鼻腔的通道。垂直板的鼻面有两个嵴，上嵴（筛骨嵴）嵌入中鼻甲，下嵴（鼻甲嵴）嵌入下鼻甲（图 2-2，2-7 和 2-9）。

筛骨

筛骨（ethmoid bone）位于鼻腔结构的中间，是鼻腔外侧壁和中壁的一部分。筛

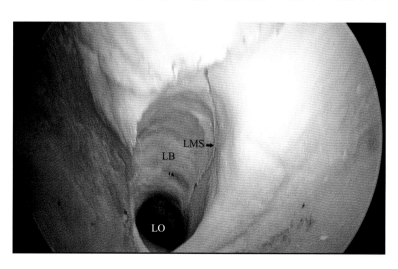

图 2-4　从泪囊窝方向看右鼻泪管。LMS—泪颌缝；LB—泪骨；LO—鼻泪管孔

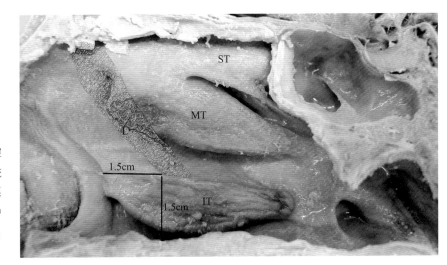

图 2-5　右侧鼻腔外侧壁的泪道系统投影。L—泪道系统投影；MT—中鼻甲；IT—下鼻甲；ST—上鼻甲

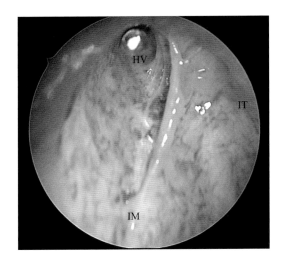

图 2-6　内窥镜下的下鼻道，45°内窥镜。IM—下鼻道；HV—Hasner 瓣；IT—下鼻甲

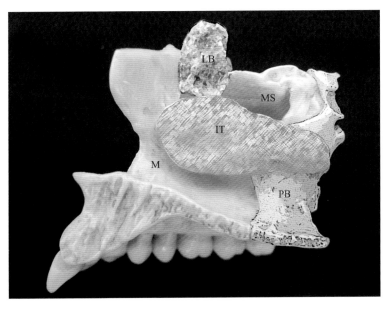

图 2-7　右鼻腔外侧壁：上颌骨。IT—下鼻甲；LB—泪骨；MS—上颌窦；PB—腭骨；M—上颌骨

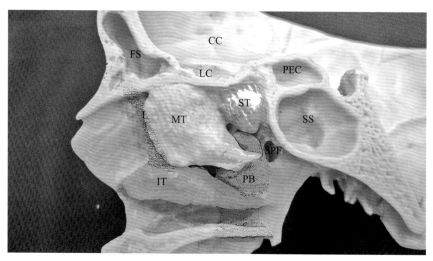

图 2-8　右鼻腔外侧壁。FS—额窦；LC—筛板；PEC—后组筛窦；MT—中鼻甲；ST—上鼻甲；IT—下鼻甲；PB—腭骨；SS—蝶窦；L—泪道系统投影

骨上部的筛板将前颅窝与鼻腔分开。垂直板位于矢状面上，形成鼻中隔的上部。筛骨的垂直板两侧为筛房（筛骨迷路），两侧筛骨迷路的外壁称为纸样板，迷路外侧壁、泪骨及蝶骨侧壁构成眼眶的内侧壁。在筛骨的上缘有两个小凹槽，筛前及筛后动脉从此通过。筛骨迷路的内侧面是鼻腔外侧壁的一部分。中鼻甲、上鼻甲及最上鼻甲（偶尔有）是这个侧面的主要结构（图 2-9）。每个鼻甲（中、上或最上）与鼻中隔之间是相应的鼻道。部分泪道位于中鼻道的前部，与中鼻甲的关系最密切（图 2-9，2-10）。

中鼻甲与鼻腔外侧壁之间的空间为中鼻道。额窦、上颌窦及前组筛窦均开口引流至此。中鼻道最明显的解剖标志为钩突及筛泡（图 2-11~2-13）。

钩突是一个半月形的突起，前上与中鼻甲腋相连，位于泪囊头端水平。它宽约3.4mm，长 1.5~2cm，下端与中鼻甲骨的筛突相连。钩突与额隐窝及上颌窦口关系紧密。上颌窦口被钩突分成前鼻囟和后鼻囟

两部分，此窦口是经由中鼻道行上颌窦开窗手术的入路。

筛泡位于钩突的后侧，是一个包含前筛窦的圆形薄壁骨性结构。由钩突、筛泡和筛板分隔的三维空间称为筛漏斗。额窦、上颌窦及前筛房均开口引流至筛漏斗部。半月裂孔是一个由钩突后缘与筛泡围成的二维区域，通过半月裂孔可以进入筛

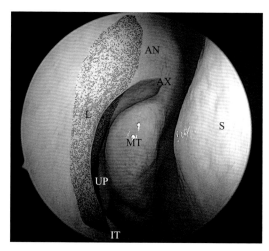

图 2-9　内窥镜下的右侧鼻腔。L—泪道系统投射；UP—钩突；MT—中鼻甲；IT—下鼻甲；S—鼻中隔；AN—鼻丘；AX—中鼻甲腋

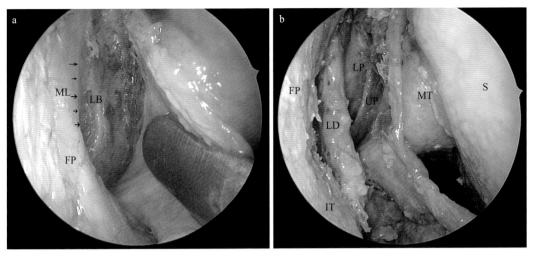

图 2-10　a—泪道系统内窥镜下观；b—泪道系统切开后内窥镜下观。FP—上颌骨额突；ML—上颌线；LB—泪骨；FP—上颌骨额突；IT—下鼻甲；LD—泪道；LP—筛板；UP—钩突；MT—中鼻甲；S—鼻中隔

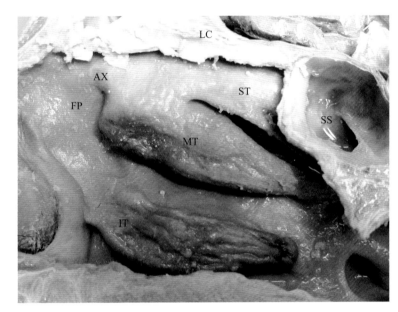

图 2-11　鼻腔外侧壁。
LC—筛板；AX—中鼻甲腋；
FP—额突；ST—上鼻甲；
MT—中鼻甲；IT—下鼻甲；
SS—蝶窦

漏斗。

中鼻道由中鼻甲基底部在后部闭合，中鼻甲基底部嵌入筛骨纸样板，将前后筛房分开。

鼻中隔

鼻中隔（nasal septum）将鼻腔分开。

它是由四边形的鼻中隔软骨、犁骨和筛骨垂直板组成。鼻中隔形状不规则，通常容易变异，特别是当鼻中隔软骨上部发生变异时，容易影响泪道系统的位置。

下鼻甲

下鼻甲（inferior turbinate）是一个独

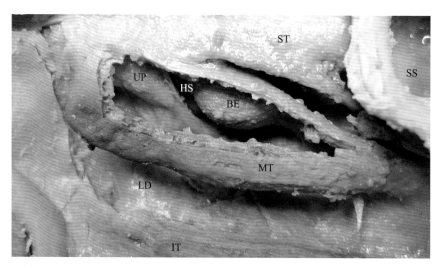

图 2-12　中鼻甲切开后暴露中鼻道和泪道的关系。ST—上鼻甲；SS—蝶窦；UP—钩突；HS—半月裂孔；BE—筛泡；MT—中鼻甲；LD—泪道；IT—下鼻甲

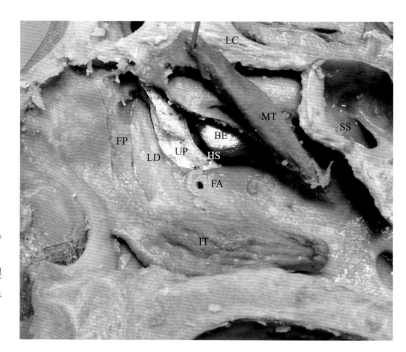

图 2-13　中鼻道与泪道。FP—额突；LD—泪道；UP—钩突；HS—半月裂孔；BE—筛泡；MT—中鼻甲；LC—筛板；SS—蝶窦；FA—鼻囟区；IT—下鼻甲

立的骨性结构，与筛骨复合体相连。下鼻甲形成上颌窦口的下缘，并通过其前上泪突闭合成下泪道。下鼻甲侧面形成下鼻道，Hasner 瓣开口于下鼻道。筛突与钩突在下鼻甲后方连接（图 2-7，2-8）。

解剖关系和标志

　　泪道系统与几个解剖结构的关系密切，它们可以作为探查及手术时的解剖标志（anatomical landmarks）。泪骨和上颌骨额突连接处（泪颌缝）在鼻黏膜上形成一个半月形的突起，称为上颌线。大部分的泪道位于上颌线的后方和侧方，因此上颌线是内窥镜DCR的重要标志（图2-9，2-10）。

中鼻甲头部在上颌骨额突内侧嵌入上颌骨，位于上颌线的内侧。中鼻甲进入鼻腔外侧壁的前点称为中鼻甲腋。鼻丘是一个突起，通常可以在腋前观察到，鼻丘是否明显取决于其气化的程度。泪囊头端与中鼻甲腋之间的平均距离是8.8mm[20]（图2-9，2-14）。DCR时需在此水平打开泪囊，以保证其有足够的宽度，确保泪道的长期通畅。要注意此部位与筛板的距离仅约10mm[10]，因此，如果损伤筛板，发生脑脊液漏的风险将大大提高。在没有内窥镜支持的外部手术中应更加注意避免损伤筛板。

中鼻甲是否存在解剖的变异很重要，50%以上的解剖变异会导致上颌窦口缩小，从而明显增加泪道手术的难度[21]。

中鼻甲气化是最常见的解剖变异，28%~47%的病例中可以发现中鼻甲气化[21-23]。中鼻甲气化是鼻甲内含有气腔，使鼻甲向前后方向及内外方向扩张，导致中鼻甲与鼻侧壁之间的中鼻道变得狭窄（通道狭窄）。此外，中鼻甲气化可能会改变上颌线和中鼻甲顶端之间的关系。上颌线通常在中鼻甲顶端稍前方，当中鼻甲气化时，上颌线则位于中鼻道，隐藏在肿大的鼻甲之后。这种情况下，在进行泪道手术时，必须先切除泡性中鼻甲的侧壁，以保证手术入路。

中鼻甲反张是较少见的解剖异常，在12%~23%的病例可以发现[21-23]。中鼻甲反张时，中鼻甲反常地向外弯曲，CT冠状位扫描图像显示具有特征性的向外凸出的钩形图像。这种异常可导致中鼻道狭窄，进而妨碍内窥镜手术的实施，对经泪小管激光手术的影响尤其大。

钩突与泪道的关系是多变的，但是钩突多作为内窥镜DCR切口的后界。

钩突上端与上颌线重叠，并与泪骨相接触。钩突弯曲向下，随后完全与泪道系统分离。大多数情况下，它并不妨碍手术，但一些研究者主张将其有计划、有

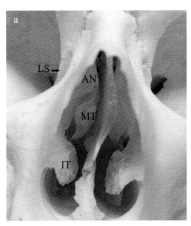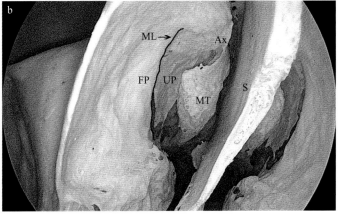

图2-14　a—骨性鼻腔；b—内窥镜下的右鼻腔。LS—泪囊；AN—鼻丘；FP—额突；ML—上颌线；UP—钩突；Ax—中鼻甲腋；MT—中鼻甲；S—鼻中隔；IT—下鼻甲

步骤地切除[24]（图2-15）。钩突气化仅占2%~3%，这种情况下，手术进入泪道时需要切除气化的钩突[22, 25]。

半导体激光光纤偶尔会在钩突的侧方，筛泡与筛骨纸样板（筛漏斗）之间的空间里进行扭转。此种情况需要完全切除钩突以做出更宽的吻合口。

血供及神经支配

鼻腔通过筛动脉、蝶腭动脉分别接收来自颈内动脉和颈外动脉的血液供应。

蝶腭动脉是上颌动脉终末支，自上颌动脉的翼腭部发出，经蝶腭孔进入鼻腔。蝶腭动脉分为两支：鼻后外侧支（PLNB）及后间隔支（PSB）。鼻后外侧支供应鼻侧壁区域，随后与筛前、筛后动脉的分支吻合；后间隔支沿蝶窦前下壁走行，分布于鼻中隔。后间隔支的远端为鼻腭动脉，经切牙管到达口腔，并与腭大动脉相吻合（图2-16）。

筛前动脉和筛后动脉提供鼻腔顶部的血供。

鼻腔的支配神经来自三叉神经第一支和第二支。

泪道系统主要的血液供应来自从眼动脉发出的上下睑动脉。内眦动脉、面动脉的上部分支和蝶腭动脉下部分支也是泪道系统重要的血液供应来源。

滑车下神经为眼神经分支（Ⅵ），自上斜肌滑车下穿过，到达内眦。它是支配泪囊、泪阜及周围皮肤的感觉神经。

眼部神经分出筛前、筛后神经分支及鼻睫神经。上颌神经发出后上外侧支及鼻内支神经。

鼻腔的自主交感和副交感神经支配依靠从翼腭神经节分布的大岩神经和小岩神经的分支。

手术评估

外科手术前需要仔细评估鼻腔，以

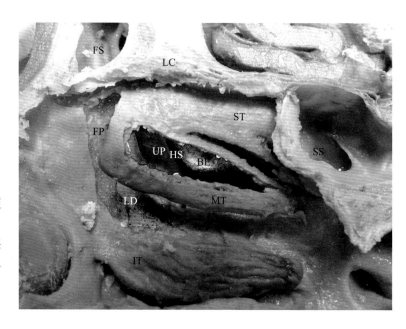

图2-15　通过开放的中鼻甲观察中鼻道。FS—额窦；LC—筛板；FP—额突；UP—钩突；HS—半月裂孔；BE—筛泡；MT—中鼻甲；LD—泪道；IT—下鼻甲；SS—蝶窦；ST—上鼻甲

发现可能影响外科手术的解剖变异（图 2-17~2-19）。

目前的金标准是使用柔性或 0° 硬性鼻内窥镜进行操作。首次检查时应避免使用局部麻醉剂及减充血剂。再次检查时，可以放置 2% 利多卡因和 0.05% 羟甲唑啉脱脂棉，便于内窥镜进入中鼻道。

推荐的操作程序为：在鼻腔内沿鼻腔底部插入内窥镜，识别下鼻甲头部及体部。必须全面地评估鼻中隔，报道所有的变异。到达后鼻孔后，缓慢退出内窥镜，观察中鼻道至中鼻甲腋后，识别上颌线。

在这个水平，必须对下列项目进行评估。

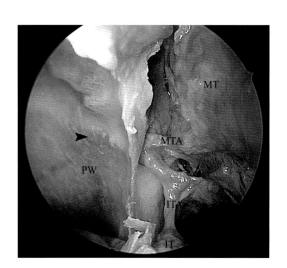

图 2-16　右侧蝶腭动脉分支。IT—下鼻甲；MT—中鼻甲；ITA—下鼻甲动脉；MTA—中鼻甲动脉；PW—上颌窦后壁；箭头所示为凸出于上颌窦后壁的蝶腭动脉

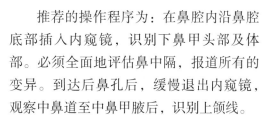
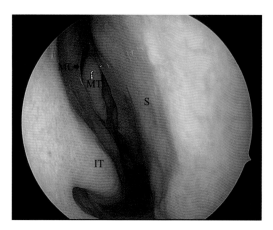

图 2-17　内窥镜下的右鼻腔。IT—下鼻甲；S—鼻中隔；MT—中鼻甲；ML—上颌线

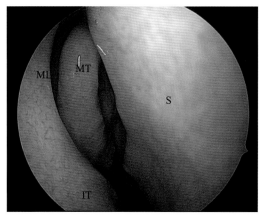

图 2-18　内窥镜下的右中鼻道。IT—下鼻甲；MT—中鼻甲；ML—上颌线；S—鼻中隔

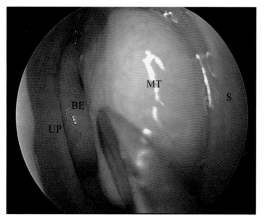

图 2-19　内窥镜下的右中鼻道。用剥离子分开中鼻甲。MT—中鼻甲；S—鼻中隔；UP—钩突；BE—筛泡

- 中鼻甲头部和鼻侧壁之间的空间（组织裂隙）。
- 中鼻甲腋。
- 上颌线的投影。
- 上颌线、中鼻甲头部及钩突的距离。
- 钩突和泪道系统的形态学关系。
- 是否存在中鼻甲反张及中鼻甲气化。

- 鼻中隔上部是否存在全部或部分阻碍暴露中鼻甲及上颌线的偏曲（图 2-20）。
- 中鼻甲根部与筛板之间的距离（图 2-8，2-11）。
- 是否存在黏膜炎症、息肉或脓性分泌物（图 2-21，2-22）。
- 之前手术继发的粘连、瘢痕（如中

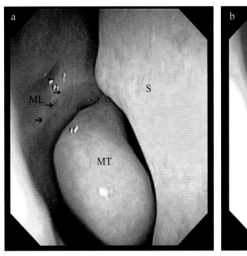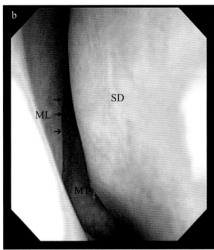

图 2-20　影响泪道手术入路的鼻中隔偏曲。a—正常；b—鼻中隔偏曲影响内窥镜 DCR，需前期进行鼻中隔成形术。ML—上颌线；MT—中鼻甲；S—鼻中隔；SD—鼻中隔偏曲

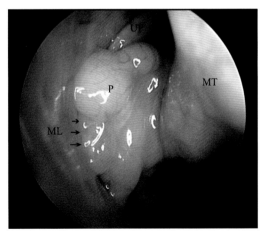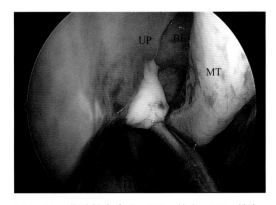

图 2-21　息肉样肿物（乳头状瘤）覆盖鼻泪管下口。ML—上颌线；P—乳头状瘤；UP—钩突；MT—中鼻甲

图 2-22　化脓性鼻窦炎。UP—钩突；BE—筛泡；MT—中鼻甲；IT—下鼻甲；S—鼻中隔

鼻甲缺失)。

内窥镜可以轻柔地进入中鼻道内观察钩突、筛泡、鼻囟区。对于可能影响手术过程或者结果的病理情况更应加注意。

应用内窥镜评估下鼻道及 Hasner 瓣更具挑战性，通常需要应用剥离子将鼻甲分离，同时应用 30° 内窥镜进行观察。

一旦完成鼻部的评估，手术医师必须综合考虑可能影响手术过程和结果的所有障碍，并为每一位患者选择最佳的手术方式[26, 27]。

参考文献

1. Dauber W. Feneis nomenclatura anatómica ilustrada 5ª ed. Barcelona: Elsevier Masson; 2006.

2. Rene C. Update on orbital anatomy. Eye (Lond). 2006;20(10):1119–29.

3. Turvey TA, Golden BA. Orbital anatomy for the surgeon. Oral Maxillofac Surg Clin North Am. 2012; 24(4):525–36.

4. Joseph JM, Glavas IP. Orbital fractures: a review. Clin Ophthalmol. 2011;5:95–100.

5. Rontal E, Rontal M, Guilford FT. Surgical anatomy of the orbit. Ann Otol Rhinol Laryngol. 1979;88(3 Pt 1): 382–6.

6. Chastain JB, Sindwani R. Anatomy of the orbit, lacrimal apparatus, and lateral nasal wall. Otolaryngol Clin North Am. 2006;39(5):855–64, v–vi.

7. Shams PN, Abed SF, Shen S, Adds PJ, Uddin JM. A cadaveric study of the morphometric relationships and bony composition of the caucasian nasolacrimal fossa. Orbit. 2012;31(3):159–61.

8. Chastain JB, Cooper MH, Sindwani R. The maxillary line: anatomic characterization and clinical utility of an important surgical landmark. Laryngoscope. 2005;115(6):990–2.

9. Werb A. Aspects of treatment. Surgery of the lacrimal sac. Ann R Coll Surg Engl. 1974;54(5):236–43.

10. Lang J. Clinical anatomy of the nose, nasal cavity and paranasal sinuses. New York: Thieme; 1989.

11. Bisaria KK, Saxena RC, Bisaria SD, Lakhtakia PK,

Agarwal AK, Premsagar IC. The lacrimal fossa in Indians. J Anat. 1989;166:265–8.

12. Howe L. The muscle of Horner and its relation to the retraction of the caruncle after tenotomy of the internal rectus. Trans Am Ophthalmol Soc. 1904;10(Pt 2): 319–23.

13. Hartikainen J, Aho HJ, Seppa H, Grenman R. Lacrimal bone thickness at the lacrimal sac fossa. Ophthalmic Surg Lasers. 1996;27(8):679–84.

14. Janssen AG, Mansour K, Bos JJ, Castelijns JA. Diameter of the bony lacrimal canal: normal values and values related to nasolacrimal duct obstruction: assessment with CT. AJNR Am J Neuroradiol. 2001;22(5):845–50.

15. Groell R, Schaffl er GJ, Uggowitzer M, Szolar DH, Muellner K. CT-anatomy of the nasolacrimal sac and duct. Surg Radiol Anat. 1997;19(3):189–91.

16. Shigeta K, Takegoshi H, Kikuchi S. Sex and age differences in the bony nasolacrimal canal: an anatomical study. Arch Ophthalmol. 2007;125(12):1677–81.

17. Ipek E, Esin K, Amac K, Mustafa G, Candan A. Morphological and morphometric evaluation of lacrimal groove. Anat Sci Int. 2007;82(4):207–10.

18. Tatlisumak E, Aslan A, Comert A, Ozlugedik S, Acar HI, Tekdemir I. Surgical anatomy of the nasolacrimal duct on the lateral nasal wall as revealed by serial dissections. Anat Sci Int. 2010;85(1):8–12.

19. Yanagisawa E, Yanagisawa K. Endoscopic view of ostium of nasolacrimal duct. Ear Nose Throat J. 1993; 72(7):491–2.

20. Wormald PJ. Endoscopic sinus surgery: anatomy, three dimensional reconstruction, and surgical technique. New York: Thieme; 2005.

21. Nouraei SA, Elisay AR, Dimarco A, Abdi R, Majidi H, Madani SA, et al. Variations in paranasal sinus anatomy: implications for the pathophysiology of chronic rhinosinusitis and safety of endoscopic sinus surgery. J Otolaryngol Head Neck Surg. 2009;38(1): 32–7 [Review].

22. Azila A, Irfan M, Rohaizan Y, Shamim AK. The prevalence of anatomical variations in osteomeatal unit in patients with chronic rhinosinusitis. Med J Malaysia. 2011;66(3):191–4.

23. Kayalioglu G, Oyar O, Govsa F. Nasal cavity and paranasal sinus bony variations: a computed tomographic study. Rhinology. 2000;38(3):108–13.

24. Fayet B, Racy E, Assouline M. Systematic unciformectomy

for a standardized endonasal dacryocystorhinostomy. Ophthalmology. 2002;109(3):530–6.

25. Arslan H, Aydinlioglu A, Bozkurt M, Egeli E. Anatomic variations of the paranasal sinuses: CT examination for endoscopic sinus surgery. Auris Nasus Larynx. 1999;26(1):39–48.

26. Massegur H, Trias E, Adema JM. Endoscopic dacryocystorhinostomy: modifi ed technique. Otolaryngol Head Neck Surg. 2004;130(1):39–46 [Comparative Study].

27. Gras-Cabrerizo JR, Montserrat-Gili JR, Leon-Vintro X, Lopez-Vilas M, Rodriguez-Alvarez F, Bonafonte-Royo S, et al. Endonasal endoscopic scalpel-forceps dacryocystorhinostomy vs endocanalicular diode laser dacryocystorhinostomy. Eur J Ophthalmol 2012 8:0.

第3章 鼻泪系统的性别与种族差异

Roberta E. Gausas, Usiwoma Abugo, Susan R.Carter

要优化手术过程和手术效果，需要对泪道系统的解剖、其与周围组织结构的关系以及相关的任何差异等有全面的了解。鼻泪系统（nasolacrimal system）的解剖结构不仅存在个体变异，也存在性别和种族差异。骨性鼻泪管的宽度、长度及骨质厚度、其与筛窦的位置关系等都存在差异。鼻泪系统外面的软组织在皮肤厚度、内眦赘皮褶皱的有无以及鼻部的投影也都存在差异。鼻泪系统在性别和种族方面的形态学差异将在外路及内路泪道手术章节中进

R. E. Gausas, M.D. (✉)

Department of Oculofacial and Orbital Surgery,
Scheie Eye Institute, University of Pennsylvania,
Perelman School of Medicine, 51 North 39th Street,
Suite 514, Philadelphia, PA 19104, USA
e-mail: Roberta.gausas@uphs.upenn.edu

U. Abugo

Department of Ophthalmology, Howard University
Hospital, Washington, DC, USA

S. R. Carter

Department of Ophthalmology, Rutgers New Jersey
Medical School, Rutgers University, Newark, NJ, USA

行讨论。对解剖结构变异的认识有助于更好地理解泪道疾病的病因，提高手术效果及患者的满意度。

鼻泪管的差异：骨性解剖

鼻泪管的宽度和长度

大量文献已经表明，鼻泪管的宽度存在性别差异，女性的鼻泪管要比男性的狭窄。Groessl等[1]通过轴位CT扫描，在3个不同水平面测量了36位男性和35位女性的鼻泪管，发现女性鼻泪管下部和中部的尺寸要比男性小。Janssen等[2]通过轴位CT扫描测量了50位正常男性和50位正常女性以及19位原发获得性鼻泪管阻塞（primary acquired nasolacrimal duct obstruction，PANDO）患者的鼻泪管的最小直径，发现正常女性的平均最小直径（3.35mm）在统计学上小于正常男性的平均最小直径（3.70mm），而PANDO患者的平均最小直径（3.0mm）是最小的。Shigeta对314名日本患者进行的鼻泪管CT扫描研

究中发现，女性骨性鼻泪管的横截面积要比男性小13%[3]。

据推测，这些研究都表明女性的鼻泪管要比男性的狭窄。这就可以解释，为什么与男性相比，女性PANDO的发病率要高得多。这种解剖差异（鼻泪管狭窄）可能更易于导致（通过增加泪液流动的阻力）疾病状态（鼻泪管阻塞）。这种理论符合逻辑，但一直未在所有人群中发现。例如，尽管已报道的非洲黑种人的PANDO患病率较低，但在对401例正常尼日利亚成人患者的CT研究中，Fasina却意外发现与非洲裔美国人、亚洲人、白种人相比，尼日利亚人的鼻泪管直径要小。有趣的是，在作者的研究人群中，性别差异仍然存在，286例男性患者的平均鼻泪管直径（3.52mm）与115例女性患者的平均鼻泪管直径（3.36mm）相比，差异具有统计学意义[4]。

按同样的思路，理论上鼻泪管越狭窄，PANDO的发病率越高。因此，在奥克兰的成人泪道手术中，与新西兰毛利人及白种人相比，太平洋人（库克群岛毛利人、斐济人、纽埃人、萨摩亚人和汤加人）具有较高的DCR实施率。然而，在对178例CT扫描进行分析时，McCormick意外发现，虽然太平洋人有较高的DCR实施率，但他们的鼻泪管直径仍然较大。在这项研究中，白种人和新西兰毛利人的平均鼻泪管直径（3.7mm）相似，而太平洋人具有较大的平均鼻泪管直径（4.1mm）。与其他研究结果一致，该研究发现，女性的平均鼻泪管直径（3.6mm）比男性（3.9mm）的要小[5]。

这两项研究都发现鼻泪管宽度与鼻泪管阻塞的发生率成反比，这也暗示鼻泪管宽度不是鼻泪管阻塞的唯一诱发因素。影响鼻泪管黏膜衬里的其他病理因素也被认为发挥了较大的作用，诸如炎症、感染、男性与女性之间激素的差异，以及最近报道的鼻泪管黏膜下方的容量血管及其对泪液引流调节的影响[6, 7]。鼻泪管的直径大小在鼻泪管阻塞中未必发挥主要作用，这种观点在Ramey最新的研究工作中得到证实。对72例患者的CT研究发现，鼻泪管的直径在不同性别、人种、年龄的人群比较中没有统计学意义。作者把他们研究结果的差异，即鼻泪管直径没有性别或种族的差异，归因于使用了一个比以前的文献中所使用的更强大和更准确的测量技术。他们使用了高分辨率CT和三维后处理影像学技术来研究鼻泪管差异，这被认为可以消除轴位图像测量引起的误差[8]。

在白种人、黄种人和黑种人中，鼻泪管的长度存在性别和种族差异（gender and racial difference），然而研究结果并不总是一致。尽管Ramey等发现鼻泪管的直径没有性别和种族差异，但是他们发现鼻泪管的长度和容积存在性别和种族差异。男性鼻泪管的长度（12.3mm）和容积确实超过女性（10.8mm），黑种人鼻泪管底部的横截面面积要比白种人大24%。Ni等发表了一篇与中国人相关的文章，测量了80例中国成人的半侧颅骨，发现鼻泪管的平均长度是14.14mm[9]。然而，Groell等通过对澳大利亚医学院147例患者（推测可能主要是白种人）进行CT扫描，发现鼻泪管的平均长度是11.2mm（6~21mm）[10]。尽管鼻泪管的测量方法不同，但中国人的鼻泪管长度并不比澳大利亚人短。需要一个良好的对比研究来进一步验证这种观点。

泪骨和上颌骨的厚度

临床上，DCR 显示，黄种人和黑种人的泪骨和上颌骨额突比白种人要厚，尽管只有较少的研究证实这种发现（图 3-1）。Woo 和 Kim 指出，根据他们的经验，对黄种人实施内路 DCR 操作比白种人更加困难，建议采取不同的手术方式。在对 76 例、152 只眼进行的正常眼眶 CT 扫描研究中，他们发现鼻骨的高度和长度与上颌骨额突的厚度呈显著的负相关。一位低鼻梁的患者通常有较厚的上颌骨额突，他们认为，这种情况使得在亚洲人身上行内路 DCR 时做一个足够大的骨窗将面临巨大的挑战[11]。

在对 48 例芬兰患者的 69 块泪骨的测量中，Hartikainen 等发现泪骨的平均厚度为 106μm。他由此得出结论，在泪囊窝（lacrimal sac fossa）的泪骨相当薄，以至于在大多数情况下很容易被穿透[12]。然而，Lui 等在进行 DCR 时测量了 386 例中国台湾患者的泪骨厚度，发现男性泪骨的平均厚度为（5.8±0.9）mm，女性为（4.2±0.8）mm[13]。

预测泪骨和上颌骨的厚度对于泪道手术医师选择手术方式是至关重要的。骨窗足够大对于手术成功也是极其重要的。薄纸样的泪骨用常规器械就很容易造成大的骨窗，而在较厚的泪骨上完成一个足够大的骨窗更具挑战性，可能需要额外的设备，如骨钻。选择外路 DCR 或内窥镜 DCR 需要预先考虑泪骨的厚度。

疾病状态本身可能改变骨的厚度。Hinton 等在从 DCR 和结膜泪囊鼻腔吻合术中取下的碎骨片中发现有 19% 存在活跃的骨重塑[14]。另外，已经发现泪骨的厚度和密度与全身骨密度相关，这表明低密度的薄泪骨可能在伴有骨质疏松症患者的 DCR 中被发现[15]。骨质疏松症在女性中比在男性中更常见，这可能是临床工作中清除骨质时女性比男性更容易的原因[16, 17]。

泪囊窝与筛窦的关系

1964 年，Zhang 和 Lui 对 100 例中国人的眼眶和泪囊窝进行了详细的测量，

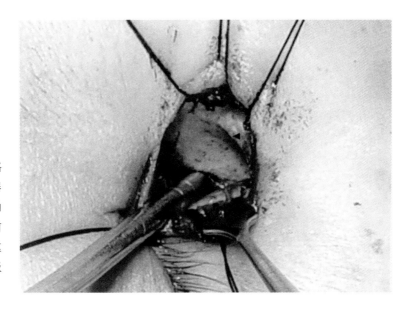

图 3-1 一例亚洲患者外路 DCR 中的泪囊窝，吸引器头所指处为泪骨缝，较厚的上颌骨部分和泪囊窝的泪前嵴位于泪骨缝的上方。在这个病例中，上颌骨宽度是吸引器头的 2.5~3 倍宽

发现在 56% 的标本中筛房延伸到了泪囊窝[18]，在 76% 的标本中中鼻甲的前部也与泪囊窝在此相邻。位于泪囊和鼻腔之间的筛窦（ethmoidal sinus）可能会给术者造成困惑，行 DCR 时有可能形成一个不充分或者假的通道。由于筛窦黏膜较薄，使得筛窦黏膜很容易与鼻黏膜相区别。进入中鼻甲前端手术可能造成大量出血，中鼻甲阻塞部分吻合处可导致泪道阻塞。Lui 认为鼻部和泪囊的解剖差异或许可以解释为什么给亚洲患者行泪道手术时比较困难[13]。然而，来自英国的 Talks 描述了 50 例（以白种人为主）中有 23 例在手术时最初只是进入筛房而不是鼻腔[19]。因此，泪道手术医师有必要了解所有情况下鼻部解剖的变异。

泪囊窝与筛板的关系

在白种人和黄种人之间，另一个与手术相关的可能是筛板（cribriform plate）与泪器之间不同的位置关系。Botek 和 Goldberg 对 5 例人类尸体头部进行解剖时发现，泪总管内口和筛板的距离是（25.1±2.95）mm[20]。Neuhaus 和 Baylis 在对 3 例新鲜尸体头部进行 DCR 和解剖切割时发现，骨窗（垂直 15mm，水平 18mm）到颅前窝底部的距离为 5.0mm（1~7mm）[21]。在一项对 28 例日本人尸体头部进行的研究中，Kurihashi 和 Yamashita 测量了内眦部向后 10mm 的点向上到颅前窝底部的距离，距离范围为 1~30mm，平均为 8.3mm，但有 21% 的测量距离小于 3mm。他们告诫手术医师，不要在内眦韧带正下方做造骨孔，因为有伤及筛板的可能[22]。

泪囊区的差异：软组织

白种人、黄种人和黑种人泪囊区的外部存在很大差异，特别是内眦赘皮褶皱的有无、鼻梁的宽度和皮肤的厚度。在行外路 DCR 时，确认皮肤切口的位置必须考虑这些因素。从前面看，皮肤切口在宽鼻梁的患者的面部要比在高鼻梁的患者的面部更显而易见。皮肤切口的角度和长度的精确性，特别是如果要进行两侧手术时，对于术后患者的美容是必不可少的。在鼻梁皮肤较厚的患者，皮肤切口应更靠近内眦部，因为在内眦部皮肤更薄，更容易隐藏瘢痕。然而，对于一些有内眦赘皮褶皱的亚洲人，则要避免切口靠近内眦部，以防因瘢痕收缩导致内眦畸形。经鼻内窥镜 DCR 可避免由这些外部差异引起的潜在问题，然而，手术医师需要考虑泪囊区较厚的骨质，这些在黄种人和黑种人中经常遇到。

结论

总之，男性和女性以及不同种族的鼻泪系统之间的形态差异已经有据可查。解剖学上的差异也存在于同一性别和同一种族之内。不论这些差异在疾病的易感性上能否发挥作用，它们都将影响手术效果。成为一个成功的泪道手术医师的关键在于，在任何患者遇到解剖变异时，能够意识到这些细微差别并且能调整手术方案。进一步的对比研究是必要的，以便能充分阐述这些解剖结构的差异并提供更好的手术指导。

参考文献

1. Groessl SA, Sires BS, Lemke BN. An anatomical basis for primary acquired nasolacrimal duct obstruction. Arch Ophthalmol. 1997;115(1):71–4.

2. Janssen AG, et al. Diameter of the bony lacrimal canal: normal values and values related to nasolacrimal duct obstruction—assessment with CT. Am J Neuroradiol. 2001;22(5):845–50.

3. Shigeta K, Takegoshi H, Kikuchi S. Sex and age differences in the bony nasolacrimal canal: an anatomical study. Arch Ophthalmol. 2007;125(12):1677–81.

4. Fasina O, Ogbole GI. CT assessment of the nasolacrimal canal in a black African population. Ophthal Plast Reconstr Surg. 2013;29(3):231–3.

5. McCormick A, Sloan B. The diameter of the nasolacrimal canal measured by computed tomography: gender and racial differences. Clin Experiment Ophthalmol. 2009;37(4):357–61.

6. Narioka J, Ohashi Y. Changes in lumen width of nasolacrimal drainage system after adrenergic and cholinergic stimulation. Am J Ophthalmol. 2006;141(4):689–98.

7. Ayub M, Thale AB, Hedderich J, Tillmann BN, Paulsen FP. The cavernous body of the human efferent tear ducts contributes to regulation of tear outflow. Invest Ophthalmol Vis Sci. 2003;44(11):4900–7.

8. Ramey NA, Hoang JK, Richard MJ. Multidetector CT of nasolacrimal canal morphology: normal variation by age, gender, and race. Ophthal Plast Reconstr Surg. 2013;29(6):475–80.

9. Ni C, et al. [The applied anatomy and measure of nasolacrimal duct]. Lin Chuang Er Bi Yan Hou Ke Za Zhi. 1999;13(2):62–3.

10. Groell R, et al. CT-anatomy of the nasolacrimal sac and duct. Surg Radiol Anat. 1997;19(3):189–91.

11. Woo KI, Maeng HS, Kim YD. Characteristics of intranasal structures for endonasal dacryocystorhinostomy in Asians. Am J Ophthalmol. 2011;152(3):491–8.

12. Hartikainen J, et al. Lacrimal bone thickness at the lacrimal sac fossa. Ophthalmic Surg Lasers. 1996;27(8):679–84.

13. Lui D. Ethnic ophthalmic plastic surgery. In: Bosniak S, editor. Principles and practice of ophthalmic plastic and reconstructive surgery, vol. II. Philadelphia: WB Saunders; 1996. p. 691–701.

14. Hinton P, Hurwitz JJ, Cruickshank B. Nasolacrimal bone changes in diseases of the lacrimal drainage system. Ophthalmic Surg. 1984;15(6):516–21.

15. Oestreicher JH, Chung HT, Hurwitz JJ. The correlation of clinical lacrimal bone density and thickness, established at the time of DCR surgery, with systemic bone mineral densitometry testing. Orbit. 2000;19(2):73–9.

16. Looker AC, et al. Prevalence of low femoral bone density in older U.S. adults from NHANES III. J Bone Miner Res. 1997;12(11):1761–8.

17. Looker AC, et al. Prevalence of low femoral bone density in older U.S. women from NHANES III. J Bone Miner Res. 1995;10(5):796–802.

18. Zhang T, et al. [The clinical anatomy of lacrimal sac fossa]. Lin Chuang Er Bi Yan Hou Ke Za Zhi. 2003;17(11):652–3.

19. Talks SJ, Hopkisson B. The frequency of entry into an ethmoidal sinus when performing a dacryocystorhinostomy. Eye (Lond). 1996;10(Pt 6):742–3.

20. Botek AA, Goldberg SH. Margins of safety in dacryocystorhinostomy. Ophthalmic Surg. 1993;24(5):320–2.

21. Neuhaus RW, Baylis HI. Cerebrospinal fluid leakage after dacryocystorhinostomy. Ophthalmology. 1983; 90(9):1091–5.

22. Kurihashi K, Yamashita A. Anatomical consideration for dacryocystorhinostomy. Ophthalmologica. 1991; 203(1):1–7.

第4章 先天性泪道阻塞的病因

Maryam Nazemzadeh, William R. Katowitz, James A.Katowitz

大约5%的新生儿会出现先天性的鼻泪管阻塞。在颅面畸形和唐氏综合征的孩子中发病率会更高。阻塞最常发生于鼻泪管末端的Hasner瓣。不过，在鼻泪系统的上段（泪点、泪小管）或下段（泪囊、鼻泪管）都可能发生阻塞。在这些部位，发生阻塞的病因既可以是胚层未裂开的胚胎发育异常，又可以是泪液不能正常流出的病理性狭窄。

鼻泪系统在胚胎期第6周的时候就开

M. Nazemzadeh, M.D. (✉) • W. R. Katowitz, M.D. (✉)
• J. A. Katowitz, M.D. (✉)

The Children's Hospital of Philadelphia,
Philadelphia, PA, USA

The Edwin and Fannie Gray Hall Center for Human
Appearance, The University of Pennsylvania,
Philadelphia, PA, USA

Department of Ophthalmology, The Pereleman
School of Medicine, The University of Pennsylvania,
Philadelphia, PA, USA

e-mail: marnaz17@gmail.com;
katowitzw@email.chop.edu;
katowitzj@email.chop.edu

始发育。外胚层组织的上皮层被包埋于外侧（额鼻部）与上颌突之间形成核，进而发育成鼻泪系统（图4-1）。鼻泪系统发育异常可以分为外胚层分化中的上皮核分化不完全，以及发育过程中管腔化不完全所致的开口不全[1]。外胚层上皮核进入上下眼睑并于内眦部分支，分别形成泪小管和泪点。羊膜带的成形不完全，错误的分化、附加的萌芽及其变形也可以影响鼻泪系统发育而导致阻塞。Duke-Elder[1]所描述的第三种鼻泪系统胚胎发育异常，是胚胎发育期间鼻和上颌突不连续或有裂缝导致的鼻泪管完全缺失。这种罕见的异常发生于独眼畸形、隐眼畸形或羊膜带的压迫坏死。引起鼻泪管阻塞的特异的致病基因位点还未发现。然而，Foster等[2]最近的一项研究发现，在一个先天性鼻泪管阻塞的家系中有*IGSF3*基因的突变。

先天性鼻泪管阻塞的评估

要正确诊断儿童溢泪，必须进行全面的检查。要先评估儿童眼睑的位置结构，

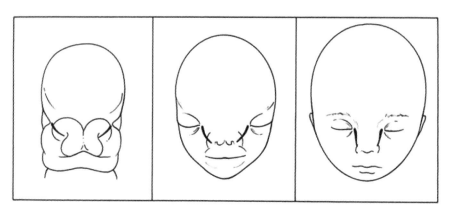

图 4-1　鼻泪系统发育大约始于妊娠的第 6 周。外胚层组织的上皮层被包埋于外侧（额鼻部）与上颌突之间形成核

以此来判断是否有其他病因存在。

先天性的眼睑位置异常，比如先天性睑内翻或睑外翻、内眦距过宽、眼睑缺损等都可使泪点与眼球位置对应欠佳，从而导致泪液流出不畅。溢泪还可以由倒伏的睫毛刺激结膜和角膜而引起。先天性第Ⅶ对脑神经麻痹可引起溢泪，其机制是泪泵功能不全。

鼻泪系统上段的先天性阻塞

泪点畸形

鼻泪系统的检查从评估泪点开始。儿童泪点闭锁或发育不全（punctal atresia/agenesis）很常见，表现为泪点被结膜成分的膜或泪小管上皮封闭。这层薄膜可以位于泪点开口的内部，也可覆于其上，表现为睑缘上只有一个小的浅凹。

先天性的泪点缺如并不常见，可能是由于胚胎发育时鼻泪核的分化不完全或未分化引起（图 4-2）。已经证明这种特殊的发育异常为常染色体的显性遗传[2]。

合并泪点缺如的综合征有缺指/趾-外胚层发育不良-唇腭裂综合征（EEC综合征）、泪-牙-指综合征（Lewis-Hollister综合征）[3]。

泪小管先天异常

泪小管先天异常包括发育畸形，如泪小管闭锁（canalicular atresia）或泪小管缺如。泪小管闭锁按部位可分为近段闭锁、中段闭锁和远段闭锁。泪小管缺如可能是由于胚胎发育时上皮核的发育异常引起[1]。

副泪管

副泪管（lacrimal anlage ducts）或泪道瘘管（lacrimal fistulae）来源于胚胎上皮核的过度延伸或泪小管发育时外翻。副泪管可以开口于泪小管、泪囊，甚至是鼻泪管附近的皮肤，其在皮肤上的开口，可以位于泪点下方的皮肤、睑缘部位或位于下眼睑褶皱的内侧（图 4-3）。

泪道结石

泪道结石（dacryoliths）多见于获得性鼻泪管阻塞，先天性鼻泪管阻塞一般无泪

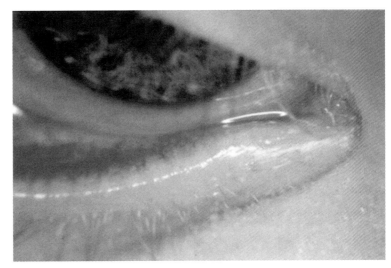

图 4-2　胚胎发育时鼻泪核分化不完全或未分化导致先天性泪点缺如

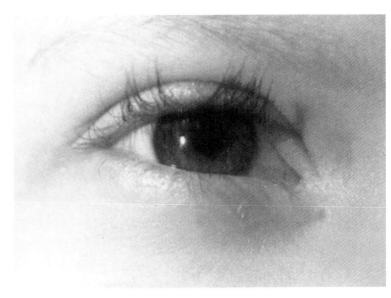

图 4-3　瘘管开口于泪小管、泪囊，甚至是鼻泪管附近的皮肤。其在皮肤上的开口，可以位于泪点下方的皮肤、睑缘部位或位于下眼睑褶皱的内侧

道结石。至今还没有泪道结石导致先天性鼻泪管阻塞的报道。

鼻泪系统下段的先天性阻塞

　　鼻泪系统下段的先天性阻塞归因于胚胎发育时上皮核异常分化或管腔化不全[1]。

泪囊的先天性瘘管

　　胚胎发育时异常管道形成（abnormal canalization）可导致皮肤与泪囊直接沟通。管腔化起于妊娠的第 4 个月，鼻-眼裂末端的发育缺陷可造成先天性泪囊瘘管[4]，也可发生泪囊和鼻腔的内瘘管，但这一般并不会导致阻塞。

先天性泪囊囊肿

　　鼻泪管阻塞引起液体潴留可以表现为泪囊囊肿。临床上可观察到位于内眦下方的泪囊区的肿块（图 4-4）。其他的临床体征还有泪囊区呈现淡蓝色。囊肿内的液体可以是黏液（黏液囊肿），也可以是羊水（羊水囊肿）。先天性泪囊囊肿多见于女性新生儿，因为女性鼻泪管狭窄的发生率高于男性。在极少数脑膨出的病例中也可出现泪囊区膨出。当胚胎发育中神经管系统没有完全闭合时会发生这种情况。通常，该膨出位于内眦韧带以上水平，并可伴有搏动。血管瘤和皮样囊肿也表现为内眦部膨出。泪囊区的恶性肿瘤在儿童中少见。影像学检查，如超声检查或鼻内窥镜检查可帮助确诊。

先天性鼻腔囊肿

当先天泪囊囊肿同时存在巨大鼻腔囊肿，并由此导致鼻腔堵塞时，可发生严重的并发症（图 4-5）。确诊鼻腔囊肿合并泪囊囊肿，可以通过体格检查、临床病史、鼻内窥镜及影像学检查来完成。需要重点指出的是，这些患者很少会表现典型的外在的泪囊区膨出，大多数情况下反而表现为鼻腔内肿块。这些患者进行泪道探通时，由于泪道探针不能穿过囊肿壁，因此可能会出现多次泪道探通失败。针对这些病例进行影像学检查和（或）鼻内窥镜检查是非常必要的。有报道称，施行囊肿造袋术（切开囊肿，让囊肿的内衬上皮细胞和鼻黏膜愈合形成永久通道）可以成功治疗该疾病[5]。新生儿只会用鼻呼吸，当新生儿在喂养和睡觉时，潜在的鼻内囊肿引起的鼻腔阻塞可能导致急性呼吸窘迫。新生儿哭的时候，气道较平时更加开放，所以，新生儿会出现所谓的"周期性发绀"。

如果鼻腔囊肿阻塞两侧鼻孔，可能会潜在地威胁新生儿的生命。新生儿的后鼻孔闭锁也会导致气道通气不良，但也要考虑鼻腔囊肿的可能性[6-8]。

先天性泪囊炎

"先天性泪囊炎"这个术语并不准确。这种情况发生在出生后，但并不是泪囊壁的炎症，而是泪囊内潴留液体继发的感染。然而，从某种意义上说，对于那些处

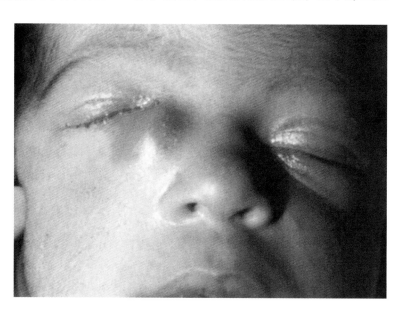

图 4-4　新生儿鼻泪管阻塞致液体潴留，表现为内眦下方泪囊区囊性肿物。潴留内容物可以是黏液（黏液囊肿），也可以是羊水（羊水囊肿）

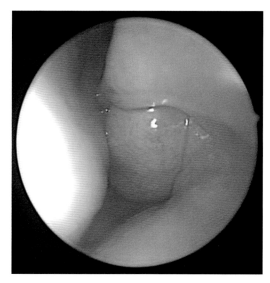

图 4-5　内窥镜下新生儿鼻腔囊肿

从儿童急性泪囊炎脓液中分离培养出来的病原菌包括金黄色葡萄球菌、嗜血菌属、乙型溶血性链球菌和肺炎球菌。

泪道狭窄（dacryostenosis）

前面讨论过，最常见的引起先天性鼻泪管阻塞的原因是鼻泪管下口 Hasner 瓣处被薄膜持续覆盖。Hasner 瓣没有开放或正常阀门样 Hasner 瓣过度折叠，造成了该处阻塞。在 15 个出生时死亡的足月新生儿的鼻泪管组织切片中，87% 有膜覆盖[10]。在组织学上，这个瓣膜为退变的鼻黏膜及鼻泪管上皮的延伸[1]。临床上，可以通过鼻泪管探通将此处开放。在探针进针的过程中可以很容易地抵达阻塞处并且把鼻泪管下部的阻塞打开[11]。

鼻泪管远端开口位置多变[12]。这一点很好理解，尤其是临床上在探通鼻泪管远端时，循着通常的探通途径无法探通。在这种情况下，鼻内窥镜检查是很有价值的。在检查时如果探针不能安全进入，则需要做进一步的影像学诊断检查，如泪囊

于感染危险之中的先天性鼻泪管阻塞的新生儿，这种病是先天性的[9]。泪囊囊肿或更为简单的鼻泪管阻塞均可继发泪囊炎。刚出生时，或出生后几天至几周，即可出现泪囊炎的症状。大多数患儿于出生后的一个月之内发病。患儿有流脓性分泌物的症状，但无内眦皮下炎性肿块。泪总管水肿妨碍了泪囊潴留液体的流出，从而导致急性泪囊炎（图 4-6）。

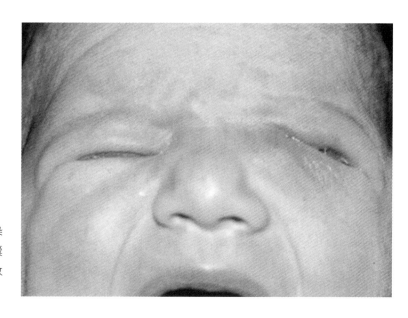

图 4-6　泪囊发生细菌感染时，泪总管水肿妨碍了泪囊潴留液体的流出，从而导致急性泪囊炎

造影或磁共振检查。在这些检查的基础上才能进一步实施最后的干预性手术，如 DCR。

面裂（facial clefts）

新生儿先天性面裂会影响鼻泪系统的发育。面裂既可以是面部软组织的缺损，也可以是骨质结构的缺损。Tessier 创造了时钟面系统来描述颅面裂综合征。按照 Tessier 分类，2~4 号面裂位于内眦下方和鼻泪管区域，与先天性鼻泪管畸形有关。面裂的发生原因包括外部因素或内部因素。在子宫内，羊膜囊破裂形成的羊膜索带可以包裹发育中的胎儿，这可以引起狭窄和压迫坏死。如果这些条索被子宫里发育的胎儿吞咽，则面部发育很有可能会受

限制。很多文献报道，多种因素可以引起眶面裂综合征，从基因到宫内感染，再到药物作用等（图 4-7）[13-15]。

结论

许多病因都可以引起先天性鼻泪管阻塞。了解胚胎学发育异常和鼻泪管阻塞部位的解剖，有助于先天性鼻泪管阻塞的诊断和治疗。还必须排除导致溢泪的其他因素，如眼睑位置异常、倒睫或泪泵功能异常等。尽管并没有明确特定的基因与鼻泪管阻塞的发生有关，但是，在与先天性鼻泪管阻塞有关的综合征中，基因确实起了重要的作用。

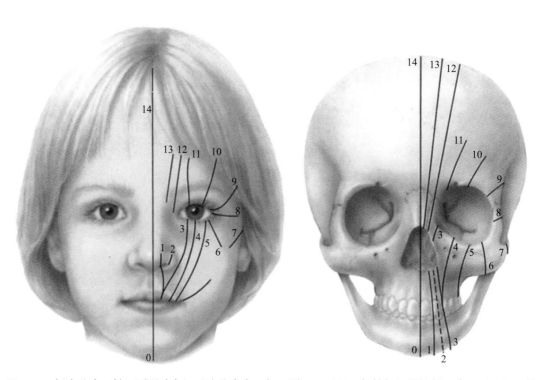

图 4-7　新生儿先天性面裂影响鼻泪系统的发育。颌面裂既可以是面部软组织的缺损，也可以是骨质结构的缺损。Tessier 创造了时钟面系统来描述颅面裂综合征

参考文献

1. Duke-Elder S. Congenital deformities. Part 2. In: Duke-Elder S, editor. System of ophthalmology, vol. 3. St. Louis: CV Mosby; 1964. p. 923–40.

2. Foster J, Kapoor S, Diaz-Horta O, Singh A, Abad C, Rastogi A, Moharana R, Tekeli O, Walz K, Tekin M. Identifi cation of an IGSF3 mutation in a family with congenital nasolacrimal duct obstruction. Clin Genet. 2013. doi: 10.1111/cge.12321 .

3. Low JE, Johnson MA, Katowitz JA. Management of pediatric upper system problems. Punctal and canalicular surgery. In: Katowtiz JA, editor. Pediatrics oculoplastic surgery. New York: Springer; 2002. p. 337–46.

4. Levin AV, Wygnanski-Jaffe T, Forte V, Buckwalter JA, Buncic JR. Nasal endoscopy in the treatment of congenital lacrimal sac mucoceles. Int J Pediatr Otorhinolaryngol. 2003;67(3):255–61.

5. Weinstein GS, Biglan AW, Patterson JH. Congenital lacrimal sac mucoceles. Am J Ophthalmol. 1982; 94(1):106–10.

6. Hurwitz JJ. Embryology of the lacrimal drainage system. In: Hurwitz JJ, editor. The lacrimal system. Philadelphia: Lippincott-Raven; 1996. p. 9–13.

7. Grin TR, Mertz JS, Stass-Isern M. Congenital nasolacrimal duct cysts in dacryocystocele. Ophthalmology. 1991;98(8):1238–42.

8. Wong RK, VanderVeen DK. Presentation and management of congenital dacryocystocele. Pediatrics. 2008;122(5):e1108–12.

9. Crigler LW. The treatment of congenital dacryocystitis. J Am Med Assoc. 1923;81(1):23–4.

10. Cassady JV. Developmental anatomy of nasolacrimal duct. Arch Ophthalmol. 1952;47:141–58.

11. Kushner BJ. Congenital craniofacial anomalies of ophthalmic importance. Surv Ophthalmol. 1990; 35(2):87–117.

12. Jones JT, Wobig JL. Congenital anomalies of the lacrimal system. Surgery of the eyelids and lacrimal system. Birmingham: Aesculapius; 1976. p. 157–63.

13. Fries PD, Katowitz JA. Congenital craniofacial anomalies of ophthalmic importance. Surv Ophthalmol. 1990;35(2):87–117.

14. Piest KL. Embryology and anatomy of the developing face. In: Katowitz JA, editor. Pediatric oculoplastic surgery. New York: Springer; 2002. p. 11–29.

15. Jockin YJ, Katowitz JA, Fries PD, Hertle RW. Congenital craniofacial deformities: ophthalmic considerations. In: Katowitz JA, editor. Pediatric oculoplastic surgery. New York: Springer; 2002. p. 533–58.

第5章 获得性泪道阻塞的病因

Daniel P. Schaefer

D. P. Schaefer, M.D., F.A.C.S. (✉)
Director, Department of Oculoplastic, Facial, Orbital, and Reconstructive Surgery, School of Medicine and Biomedical Sciences, State University of New York at Buffalo, Buffalo, NY 14214, USA
Clinical Professor, Department of Ophthalmology, School of Medicine and Biomedical Sciences, State University of New York at Buffalo, Buffalo, NY 14214, USA
Clinical Assistant Professor, Department of Otolaryngology, School of Medicine and Biomedical Sciences, State University of New York at Buffalo, Buffalo, NY 14214, USA
e-mail: danschaefer@prodigy.net

获得性泪道阻塞（acquired obstruction）会导致溢泪、流脓性黏液分泌物、疼痛，引起慢性结膜炎、急性或慢性泪囊炎，甚至蜂窝织炎，会促使患者寻求眼科医师的诊断和治疗。随着放射影像学、微生物学、临床研究的发展，人们在解剖学和病理生理学上对泪液排出系统的理解和认识也逐渐清晰。泪液排出系统由泪点、泪小管、泪囊和鼻泪管构成，其功能是排出由泪腺、副泪腺以及Krause腺和Wolfring腺分泌的泪液及泪液中的代谢产物。溢泪是指眼泪溢出到眼睑等附属器之外。它取决于眼泪的分泌和排出之间的平衡，而不是完全取决于二者之中某一方面是否有功能障碍。当泪液分泌过多，超过了正常泪液排出系统的承受能力，或者是泪液分泌正常，但是泪液排出系统有解剖和生理的异常，导致泪液排出能力下降时，就会溢泪。溢泪不是临床诊断，而是临床体征，提示泪道阻塞或是泪液分泌过多，后者并不常见。溢泪可以是单眼或者是双眼同时出现，可以是持续或是间歇出现。伴有分泌物或睫毛结痂通常表明存在慢性或急性感染。突然出现溢泪最常见的原因是眼部受到刺激，比如异物、过敏或者患有细菌性或病毒性结膜炎。

鼻泪系统对眼表的健康至关重要，也是眼动态平衡的一个重要组成部分。该系统能维持眼表眼泪成分的适当分布和排出，保障眼和泪膜的健康。睑球紧密接触，使得眼泪由眼表进入泪液排出系统。眼泪排出障碍可能是功能性的或器质性的，也可能是二者兼而有之，从而因泪河增高和（或）溢泪导致视物模糊。导致溢泪的原因可以是原发性的，是不明原因炎症导致的纤维性阻塞的结果；也可以是继发性的，如继发于感染、炎症、外伤、恶性肿瘤、毒性或机械性原因等。继发性获得性泪道狭窄和阻塞可能是由多原因、多因素造成的，常见但不明确。尽管进行了多年的研究，鼻泪管阻塞的具体发病机制依然没有明确。导致溢泪的大多数原因并不危害视力，但溢泪对于患者的确是一个严重的问题，它会导致视物模糊、眼部不适、皮肤刺激和社交尴尬。环境因素如寒冷、刮风、花粉过敏、睡眠不足、近距离用眼过度、情绪压力等会加重溢泪症状。

鼻泪系统是一个具有独特"设计"的简洁的生理系统，而在泪液排出功能、泪泵及其解剖结构上又是特别精致的。为了正确地评估和治疗患者，眼科医师必须具备下列知识并充分理解：泪道解剖学、泪器知识、病理生理学、眼 – 鼻关系、眼部及全身疾病，以及可能影响鼻泪系统的局部和全身用药等。溢泪是常见的主诉，针对溢泪的患者以及泪道系统的异常，要进行全面、有序的检查，包括详细的病史询问以及全面的眼科检查。针对溢泪患者，通常要进行充分的眼睑、眶周和眼表等外部检查，裂隙灯显微镜检查，荧光素和孟加拉玫瑰红染色；在诊室可以进行的简单检查包括荧光素染色消失试验、首次 Jones 染色试验和第二次 Jones 染色试验，以及诊断性的泪道冲洗和探查。

泪液通过上下泪小管、泪囊和鼻泪管引流，最终流入鼻腔下鼻道，被鼻泪管黏膜和鼻黏膜吸收。泪小管内衬为非角化复层鳞状上皮，周围为眼轮匝肌，而泪囊和鼻泪管的内衬为具纤毛的假复层柱状上皮细胞。泪囊还包含分散的杯状细胞、黏液分泌腺、浆液腺。泪总管内口是从泪小管到泪囊的过渡并同时拥有二者的组织学特征[1]。

需要评估溢泪是否继发于下列原因：泪液排出异常、分泌过多或反射性分泌、假性溢泪、眼睑错位畸形、倒睫、眼睑松弛综合征、上下眼睑重叠、传染性软疣、异物及结膜结石、角膜炎、泪膜缺陷或不稳定、睑板腺功能障碍、结膜的鳞状化生、睑板乳头状或滤泡反应、干眼综合征、眼表面的异常、三叉神经受刺激或肿瘤影响、过敏、药物或环境因素等。上述原因可以作为独立的功能障碍存在，也可多因素合并存在，发生于泪液排出系统的任一部位。

眼轮匝肌参与泪泵的组成。眼睑闭合，眼轮匝肌收缩，泪液排出系统产生负压，驱使眼泪进入泪囊。当眼睑睁开，眼轮匝肌舒张，形成正压，迫使眼泪从泪囊进入鼻泪管。影响泪泵功能的任何异常，或者造成泪点与眼球二者之间的位置不正常的任何改变都会导致溢泪。导致泪泵功能的异常原因有：退行性改变、眼睑松弛、面神经麻痹、眼睑松弛综合征等，所有这些都会导致泪点与泪湖分离。

阻塞的部位和范围可通过泪道冲洗和探查明确。要牢记的是，冲洗液能顺利进入鼻腔，固然提示鼻泪管排出系统是通畅的，但这个过程是非生理性的，因为对冲洗液施加了外力，所以并不能排除功能性阻塞的存在。如果由于继发性原因导致鼻泪管阻塞，眼科医师必须明确问题出在哪里、原因是什么，以便给患者提供最好的治疗。外科医师不希望在临床上出现意外情况，特别是在手术过程中，因此不应该对貌似简单的病例想当然，而应该始终如一地进行全面的评估检查。

在病史和体格检查（history and physical examination）中寻找线索是非常重要的。病史非常重要，它通常能引导得出正确的诊断，评估是什么部位发生病变、是什么病变以及为什么会如此。询问患者溢泪的量是多少、擦拭眼泪的频率，以便确定严重程度；询问什么时候溢泪最严重；询问眼泪是从眼睛中间还是侧方流出来；如果伴随着锐痛后才出现溢泪，那是典型的干眼症引起的；眼睑或者内眦部肿胀、疼痛可能是泪囊炎。在慢性溢泪患者，受累眼睛周围的皮肤经常出现红斑和鳞屑，特别是在内外眦的部位，会因为经常擦拭眼睛而变得更严重；有慢性鼻窦感染病史，或曾受过外伤，做过鼻部整形手术的患者也可能发生鼻泪管阻塞。

溢泪是常见的主诉，针对这种情况要进行全面、系统的检查，包括采集详细的病史和进行全面的眼科检查，尤其是眼睑、结膜、眼周附属结构、瞬目情况、眼前节、泪道和鼻腔等。还应进行泪液方面的评估，如泪液成分检验、泪液分泌试验、泪膜恢复试验（tear recovery tests）。已有多种影像学检查技术（imaging techniques），包括泪囊造影、核素扫描、数字减影泪囊造影、超声、CT三维重建、MRI、带小口径光纤的泪道内窥镜检查、鼻内窥镜检查等，这些检查各有其优缺点，不仅能够提供泪液排出系统以及周围的软组织、骨结构和窦道等解剖方面的信息，还可以动态观察造影剂流经泪道系统的变化及时相。放射检查有助于识别是否有泪囊或泪道肿物，以及确定其密度是否与空气、软组织、钙化组织或肿物符合。

溢泪的原因可能是眼泪分泌过多，或泪液排出系统障碍。应询问患者以下有关问题：溢泪是单侧还是双侧；有无主观症状，如异物感、烧灼感；溢泪是持续性还是间歇性；有无过敏史；用药史；既往曾经做过的检查；有无鼻窦疾病；外伤史；有无面部外伤、鼻骨骨折；眼周或鼻窦区的放疗史；眼部疾病史；是否曾行眼或眼周手术；是否有泪囊炎症或感染；分泌物是清亮的还是黏液性的，是否有血泪等。

通过检查眼睑和睫毛，可发现诸如睑缘炎、玫瑰痤疮、银屑病、湿疹、结石、囊肿、传染性软疣、睑板腺囊肿、睑外翻、睑内翻、倒睫、眼睑松弛、眼睑闭合不全，以及继发于面神经麻痹、泪泵功能低下和眯眼困难导致的瞬目功能低下等。通过眼睑牵拉试验（snap test）检查是否有下眼睑松弛。牵拉眼睑使之离开眼球，看眼睑是否能自动回到原位，还是要通过瞬目才能复位。如果拉伸眼睑超过8mm，或眼睑复位时间超过8秒，则认为眼睑松弛。检查眼睑位置是否正常，以及外眦是高于还是低于内眦水平。外眦向下移位，表明是眼睑松弛导致溢泪。继发于眼外伤或手术的睑缘缺口可能导致眼泪流到脸上。检查泪点的大小，有无狭窄或阻塞，检查其位置、功能，是否会被结膜、半月皱襞、肥大的泪阜、松弛或增生的结膜所阻塞。泪点外翻、睑外翻、面神经麻痹也会减弱泪泵功能。倒睫、双行睫会引起刺激性溢泪，需要通过拔睫毛、冷冻、电解或睑缘手术治疗。睑内翻者由于睫毛或皮肤的刺激，也会引起刺激性溢泪。

如果按压泪囊区有液体或脓性分泌物溢出，提示可能有鼻泪管阻塞。有溢泪症状时，需评估是否有泪液过多（用荧光素染色和钴蓝光照明方法检测）、泪液缺乏、泪液蒸发过快、泪膜不良、角膜损伤，以及评估结膜情况以便鉴别诊断。巨穹隆综合征（giant fornix syndrome）可有慢性脓性分泌物，过深的穹隆使致病菌得以繁衍，从而导致慢性感染。提上睑肌腱膜撕裂，可牵拉上睑部结膜，使穹隆加深，导致上穹隆蛋白质凝固物积聚形成感染病灶。严重的泪点或泪小管的撕裂（slit puncta or canaliculus）也可能导致慢性溢泪。在泪总管和 Rosenmuller 瓣通畅时，按压泪囊会有黏液或脓性分泌物自泪小管和泪点反流。

泪道瘘管常表现为小孔而不易被发现，并且通常无症状。泪道瘘管是一种少见的发育异常，常来源于泪总管，偶尔源自泪囊。先天性泪道瘘管发生率约为 1/2000，一般为常染色体显性遗传。大多数单侧发病，但家族遗传者双侧发病率较高[2]。由于这些瘘管通常发生于内眦区下部，故而表现为溢泪。如果瘘口有黏液分泌物或眼泪流出，则需要进行手术干预。

应该进行常规的鼻部检查，以排除可能的鼻肿瘤、过敏性鼻炎、鼻息肉、鼻甲嵌塞或其他阻塞鼻泪管下端的可能。可以应用鼻镜并且加强照明或使用间接的头灯光源（如应用间接检眼镜），也可应用鼻内窥镜检查。在泪道探查或者检查评估时使用鼻内窥镜，可以明确鼻部有无畸形，如下鼻甲肥大（inferior turbinate hypertrophy），它可能会影响下鼻道及鼻泪管开口，或导致下鼻道狭窄。

角结膜干燥、角膜炎、过敏或葡萄膜炎等可以刺激泪液分泌反射弧，导致反射性溢泪或泪液分泌过多而出现溢泪症状。随着溢泪的进一步发展和泪液化学成分的变化，睑缘和眼角部位的表皮由于泪液侵蚀，会发生破溃皲裂。某些患者临床检查不明确，溢泪的原因也不清楚，只发现存在功能障碍。偶有不完全阻塞的溢泪患者，在局部应用抗生素-类固醇激素滴眼液和类固醇激素喷鼻剂或减充血剂时症状缓解。这些患者以炎性因素为主，以纤维增殖因素为辅。而完全阻塞的患者，纤维增殖程度较严重而炎症较轻，故而不能期望通过局部治疗而治愈。对于全身性疾病，如韦氏肉芽肿病和结节病，保守治疗无法缓解鼻泪系统的阻塞，但能够提高手术治疗的成功率。

单侧（unilateral）溢泪提示泪液排出的障碍，是因为阻塞或者是由于眼轮匝肌无力导致的泪泵功能障碍，也可能是面神经麻痹或下睑松弛导致的。要检查患者瞬目的强度和频率及有无兔眼征。瞬目次数增多可能继发于眼部刺激或眼睑痉挛，从而造成溢泪。通过瞬目使眼泪分布于眼球表面再随后排出，来维持泪膜的稳定性，进而消除有害的细胞因子、毒素、过敏原和微生物[3]。也要考虑颅内病变引起单侧溢泪的可能，如听神经瘤，可在中枢神经系统压迫泪腺神经通路，导致泪液分泌减少和单侧干眼的症状与体征，包括溢泪。淋巴瘤、腺样囊性癌或泪腺的其他肿瘤可浸润泪腺和（或）其神经支配，导致一侧泪液分泌的减少，同时引起反射性溢泪。然而，也可出现双侧泪液排出异常并由此导致双侧溢泪。

当泪液的分泌量超过排出量，或者虽然泪液分泌量正常，但泪液排出系统能力下降而不能正常排出泪液时，就会出现溢泪。

是否出现溢泪取决于眼泪的分泌（0.02μl/s，但反射性泪液分泌可增至 100 倍）和蒸发、排出之间的平衡，而不是完全取决于二者之中某一方面是否有功能障碍。

每分钟有 0.6μl 的泪液进入泪点，其中 90% 通过鼻泪管黏膜重吸收，10% 进入鼻腔。人体直立时结膜囊可以存留 7μl 泪液（普通滴眼液每滴 20~30μl）[4]。有些患者泪道排出系统通畅，但会发现有其他原因导致溢泪症状的出现，比如干眼症引起的反射性溢泪，以及继发于干眼症、眼部过敏、防腐剂（配戴角膜接触镜、外用药物和人工泪液）毒性和睑板腺功能障碍等所致的泪液蒸发过多、泪液高渗和泪膜不稳等。泪液渗透压升高激活细胞活性物质，引起眼表炎症，导致杯状细胞减少和组织上皮损伤。为了降低泪液渗透压，来自角膜和结膜表面的感觉神经反馈，会促使泪腺增加泪液分泌，导致反射性溢泪[5]。泪膜不稳和泪液高渗启动上述神经元反射弧反馈系统，还引起眼表炎症和促炎性细胞因子、白介素 –1、白介素 –6、肿瘤坏死因子的释放。65 岁以上的老年人罹患干眼症、角结膜干燥者可达 14.6%[6]，在绝经后女性和自身免疫性疾病患者中患病率更高。对于这些患者，应该评估其泪液分泌不足或蒸发损失、泪液高渗透压、眼表炎症。这一泪膜和眼表炎症的改变可引起眼部刺激，刺激反射性泪液分泌的一种代偿机制，导致很多患者出现溢泪。

泪液分泌过多（hypersecretion）虽然少见，但可见于下列情况：支配泪腺的副交感神经纤维中间发生压迫性损伤时；面神经迷走再生引起味觉–泪反射，即"鳄鱼泪"时；患有泪腺炎时；应用药物如胆碱能激动剂时。

鼻泪管阻塞在 50~60 岁的女性中更常见，患者平均年龄为 55.5 岁，在绝经后的妇女中发病率最高[7]。泪囊炎通常在 30 岁以下患者中不会发生，除非是患有先天性鼻泪管阻塞，或患有潜在的全身性疾病，如传染性单核细胞增多症、EB 病毒感染，或有面部外伤等。鼻泪管阻塞病因往往不明，可伴有或不伴有泪囊炎。原发性获得性鼻泪管阻塞在女性中患病率较高，其原因可能是女性鼻泪管较狭窄，和（或）激素对黏膜内壁的影响，从而导致阻塞。泪囊炎在女性中的发生率可高达 71.3%[8]。

见于报道的瘢痕性鼻泪管阻塞（cicatricial nasolacrimal duct drainage obstruction）的病因有药物治疗（包括局部和全身药物治疗）、放疗、化疗、骨髓移植等。

唐氏综合征患者通常会因为解剖异常、泪小管狭窄、闭锁而发展为泪道狭窄（dacryostenosis）。泪点闭锁及泪小管阻塞也常见于面中部畸形的患者。

Bartley 将 Linberg 和 McCormick 等的病因学分类修改为"原发性获得性鼻泪管阻塞"（PANDO），即病因不明的特发性炎性阻塞，并补充了继发性获得性鼻泪管阻塞的分类。继发性获得性鼻泪管阻塞的病因又被分为 5 类：感染、炎症、肿瘤、外伤、机械性因素[9]（表 5–1）。

我们将首先讨论泪道系统的各组成部分及其相互影响，然后再对病因进行综述。

表 5-1　继发性获得性鼻泪管阻塞的原因　　　　　　　　　　　　　　　　　续表

肿瘤

1. 原发性肿瘤

（a）腺样囊腺癌

（b）腺癌

（c）血管纤维瘤

（d）恶性血管内皮细胞瘤

（e）海绵状血管瘤

（f）囊肿

（g）皮样囊肿

（h）纤维瘤

（i）纤维组织细胞瘤

（j）颗粒细胞瘤

（k）血管球瘤

（l）血管内皮细胞瘤

（m）血管外皮细胞瘤

（n）白血病

（o）淋巴瘤

（p）淋巴浆细胞浸润

（q）淋巴组织增生性疾病

（r）黑色素瘤

（s）黏液表皮样癌

（t）神经纤维瘤

（u）神经鞘瘤

（v）嗜酸性腺瘤

（w）嗜酸细胞腺癌

（x）嗜酸细胞瘤

（y）乳头状瘤、内翻性乳头状瘤

（z）浆细胞瘤

（aa）多形性腺瘤

（bb）化脓性肉芽肿

（cc）鳞状细胞癌

（dd）移行细胞癌

2. 肿瘤累及的继发病变

（a）腺样囊腺癌

（b）淀粉样变

（c）基底细胞癌

（d）毛细血管瘤

（e）隆突性皮肤纤维肉瘤

（f）嗅神经母细胞瘤

（g）骨纤维异常增生症

（h）纤维肉瘤

（i）骨内海绵状血管瘤

（j）卡波西肉瘤

（k）白血病

（l）淋巴瘤

（m）上颌窦、筛窦肿瘤

（n）中线肉芽肿

（o）黏液表皮样癌

（p）蕈样肉芽肿

（q）神经纤维瘤

（r）骨瘤

（s）乳头状瘤

- 结膜
- 内翻性乳头状瘤

（t）横纹肌肉瘤

（u）神经鞘瘤

（v）皮脂腺癌

（w）鳞状细胞癌

3. 转移性肿瘤

（a）乳腺癌

（b）黑色素瘤

（c）前列腺癌

（d）其他：少见，但有文献报道在膀胱、结直肠、食管、胃、咽、肺、卵巢、甲状腺、子宫等处的转移性病变

炎症

1. 内源性

（a）韦氏肉芽肿病及其他血管炎

续表

（b）结节病和结节性肉芽肿

（c）睑缘炎

（d）瘢痕性类天疱疮

（e）Steven-Johnson 综合征（多形性红斑）

（f）窦组织细胞增生症

（g）眼眶炎性假瘤

（h）川崎病 （黏膜皮肤淋巴结综合征）

（i）致死性中线性肉芽肿

（j）线性 IgA 病

（k）迟发型皮肤卟啉病

（l）疣状表皮发育不良、鱼鳞病、硬皮病

（m）特发性泪点狭窄

（n）良性鳞状上皮化生

（o）干燥综合征

（p）甲状腺疾病

（q）扁平苔藓

（r）Nicolas-Favre 淋巴肉芽肿病

2. 外源性

（a）滴眼液

- 抗病毒药
  - 碘苷
  - 阿糖腺苷
  - 脱氧尿苷
  - 阿昔洛韦
- 抗青光眼药物
  - 地美溴铵
  - 碘依可酯
  - 异氟磷
  - 呋索碘铵
  - 新斯的明
  - 毒扁豆碱
  - 肾上腺素
  - 噻吗洛尔
  - 倍他洛尔

续表

- 地匹福林
- 前列腺素衍生物
- 硝酸银、银蛋白、胶体银
- 塞替派
- 盐酸环喷脱酯
- 外用化疗药物
  - 氟尿嘧啶
  - 丝裂霉素

（b）放疗

- 外照射治疗
- 钴、铱近距放疗
- 放射性碘 ^{131}I 治疗甲状腺癌

（c）系统性化疗药物

- 氟尿嘧啶
- 多烯紫杉醇
- 紫杉醇

（d）移植物抗宿主病

（e）骨髓移植

（f）化脓性肉芽肿

（g）异物肉芽肿

（h）过敏

- 眼
- 鼻

（i）烧伤

- 热
- 化学

（j）慢性鼻窦疾病

感染

1. 细菌性

（a）放线菌属

- 衣氏放线菌
- 迈耶放线菌

（b）丙酸杆菌（丙酸蛛网菌）

（c）梭杆菌属

续表

（d）类杆菌

（e）分枝杆菌

- 偶发分枝杆菌

- 麻风杆菌

- 结核分枝杆菌

（f）沙眼衣原体

（g）星状诺卡菌

（h）阴沟肠杆菌

（i）气单胞菌属

（j）梅毒螺旋体

（k）金黄色葡萄球菌

- 耐甲氧西林金黄色葡萄球菌（MRSA）

- 社区获得性 MRSA（CA-MRSA）

（l）表皮葡萄球菌

（m）铜绿假单胞菌

（n）奇异变形杆菌

（o）流感嗜血杆菌

（p）消化链球菌

（q）草绿色链球菌

（r）γ-链球菌

（s）类白喉菌

（t）克雷伯菌

（u）莫拉菌

（v）单核细胞增多症

（w）肺炎链球菌

（x）莫拉菌

（y）大肠杆菌

（z）淋病

（aa）莫拉菌

（bb）沙眼

（cc）麻风

（dd）结核

2. 病毒

续表

（a）单纯疱疹病毒

（b）带状疱疹病毒

- 水痘

（c）天花

（d）腺病毒

（e）牛痘病毒

（f）EB 病毒

（g）人乳头瘤病毒

（h）腮腺炎病毒

3. 真菌

（a）曲霉属

- 烟曲菌

- 黑曲霉菌

（b）念珠菌属

- 白色念珠菌

- 近平滑念珠菌

（c）马拉色霉菌属

- 糠秕球菌

- 厚皮马拉色菌

（d）鼻孢子菌

（e）申克孢子丝菌

（f）索马里链霉菌

（g）红色毛癣菌

（h）头孢子菌病

（i）芽生菌病

（j）隐球菌病

（k）冠状耳霉（接合菌纲）

4. 寄生虫

（a）蛔虫

（b）猫后睾吸虫

（c）蝇蛆病

（d）利什曼病

5. 全身性感染

续表

（a）流感

（b）猩红热

（c）白喉

（d）水痘

（e）天花

（f）肺结核

外伤性

1. 医源性

（a）为治疗干眼症而封闭泪点

（b）鼻泪管探通伴有或不伴有硅管置入

（c）使用猪尾巴探针行泪小管修复术后

（d）泪点成形术——一剪法、二剪法、三剪法或打孔术

（e）泪囊鼻腔吻合术后

（f）结膜泪囊鼻腔吻合术后

（g）眶减压术后

（h）鼻窦手术后（常规或内窥镜手术）

（i）隆鼻术后，鼻切开术或其他鼻部手术

（j）颅面手术后

2. 非医源性

（a）泪小管断裂

（b）泪囊撕裂

（c）钝挫伤所致的眼睑及泪小管撕裂伤

（d）累及鼻泪管的鼻筛部骨折，面中部骨折

（e）化学烧伤

（f）热烧伤

机械性

1. 内源性

（a）泪道结石

- 特发性

- 睫毛的病灶

- 应用肾上腺素

- 阿的平蓄积

续表

- 银质沉着病

（b）医疗器械留置或移行

- 泪点塞

- Veirs 杆

- 鼻泪管探针断端

- 改良鼓膜切开术置管

- 硅管残余

（c）BB 弹

（d）泪小管囊肿

（e）积血

（f）泪管积液

2. 外源性

（a）吻合点

（b）结膜松弛症，半月皱襞和（或）泪阜肥大

（c）皮样囊肿

（d）黏液囊肿

（e）眶底和（或）眶壁修复术后植入物移位或错位

（f）佩吉特病

（g）骨石化病

（h）鼻结石或其他鼻腔异物

（i）食管结肠吻合术后缝合支架

（j）渗出性鼻炎

（k）急性鼻内炎症

（l）鼻黏膜水肿

（m）鼻腔淋巴增生

（n）鼻畸形

（o）鼻息肉或息肉病

（p）筛前神经的神经鞘瘤

（q）累及面部的综合征或畸形（眼眶或面中部的裂或错位）

（r）鼻腔内良、恶性肿瘤

续表

（s）	鼻甲嵌塞或肥大
（t）	鼻腔填塞
（u）	继发于外伤、放疗、手术或过敏的鼻内瘢痕

此表的改进参考下列文献：

1. Linberg JV, McCormick SA. Primary acquired nasolacrimal duct obstruction: a clinicopathologic report and biopsy technique. Ophthalmology. 1986;93:1055–62

2. Bartley, GB. Acquired lacrimal obstruction: an etiologic classifi cation system, case report, and a review of the literature. Part 1. Ophthal Plast Reconstr Surg. 1992;8(4):237–42

3. Bartley, GB. Acquired lacrimal drainage obstruction: an etiologic classifi cation system, case report, and a review of the literature. Part 3. Ophthal Plast Reconstr Surg. 1993;9(1):11–26

狭窄或阻塞的位置

泪点、泪小管（punctum、canaliculi）。泪点及壶腹、泪小管的获得性狭窄或阻塞的原因有多种，包括炎症、感染、沙眼；继发于局部或全身性用药，尤其是全身性化疗药物毒性作用所致的结膜瘢痕；泪点肿物；泪点塞存留；手术、烧伤、外伤；长期眼睑外翻或错位；衰老性改变、慢性感染、病毒（单纯疱疹和人乳头状瘤病毒）、睑缘炎、扁平苔藓、外伤、肿瘤、移植物抗宿主疾病或医源性。多数外伤为断裂伤，比如：刺伤或动物咬伤所致的断裂伤，突然的眼睑横向位移的牵拉使内眦韧带和泪小管撕裂。泪小管部位无睑板的支持，因此是眼睑上的薄弱部位。异常的大泪点也可以导致泪泵功能障碍，引起溢泪，在眼睑闭合时，大泪点的存在影响了眼睑密闭，不能产生足够的负压以抽吸泪液。泪点扩大常继发于医源性的"线切奶酪"作用的豁开，见于泪小管人工泪管置入术、泪点成形术及邻近泪点的病灶切除术。在处理泪点时应该极度小心，因为一旦发生上述损害，除了结膜泪囊鼻腔吻合术（CDCR）外，还没有别的有效的治疗方法。

泪点先天缺如（punctal agenesis）通常伴有相关泪小管的缺如，特别是上下泪点都缺如时。在有症状的患者中，需要手术探查以确定泪小管发育不全能否治疗（如果存在的泪小管超过8mm，手术可以治疗），还是需要行CDCR手术[10]。

泪点狭窄常见于更年期后女性，可能继发于体内激素的变化。慢性睑缘炎引起的炎症和瘢痕导致炎性膜的形成、结膜上皮增生和泪点壁角化。

泪总管内口处的膜性狭窄是泪小管狭窄最常见的部位。组织的退行性改变、萎缩、泪点的致密纤维增殖导致其弹性下降，眼轮匝肌纤维也变得弛缓无力。

在结膜松弛症患者中，多余的结膜导致的下泪点阻塞往往会被忽视。其病因尚不完全清楚，可能是继发于衰老、揉眼、眼睑的位置和眼球运动异常、Tenon囊改变导致结膜和巩膜之间附着力下降、修饰或降解细胞外基质的基质金属蛋白酶的过度表达、弹性组织变性的非肉芽肿性炎症、胶原酶活性增加等，所有上述情况都可能会导致结膜松弛症的发生。结膜松弛症通常双侧发病，在老年患者中常见，其特征是在眼睑和眼球之间松散、冗余的结膜褶皱，在下眼睑缘颞侧多见，可被误认为是眼泪流到外眼角。在轻症病例可能会导致泪膜不稳定而溢泪；在中度情况下可能会导致泪点阻塞，影响泪河；在严重的情况下，眼表的暴露会产生异物感和刺激不适。如果患者感觉疼痛，在点用表面麻醉药物之前，轻度加压疼痛区，让患者向上下看，这时疼痛重现有助于结膜松弛症的诊断。如果局部治疗症状不缓解，则需要手术治疗。

慢性复发性化脓性结膜炎可继发于巨穹隆综合征。上穹隆通常较大并可以聚集大量蛋白质碎片引起细菌繁殖，导致复发性化脓性结膜炎和毒性角膜炎（toxic keratitis）[11]。

阻塞可能发生在上下泪小管或泪总管。泪小管阻塞可能涉及近端：最初的2~3mm；中段泪小管：距泪点 3~8mm；远端：泪总管进入泪囊的开口处。泪小管狭窄最常见的部位是泪总管内口处的膜性狭窄。获得性泪小管阻塞的病因有外伤和药物的毒性作用（5-氟尿嘧啶、碘苷、碘依可酯、毒扁豆碱、眼科药物中的防腐剂等）。泪小管阻塞可能是衣原体感染（沙眼）引起，病毒（带状疱疹、单纯疱疹、水痘、天花）、细菌、瘢痕性疾病（Stevens-Johnson 综合征或类天疱疮），或是过敏性结膜炎可引起结膜瘢痕和泪点狭窄。

泪点塞可能导致泪点和泪小管发生相关并发症，如置入时泪点括约肌破裂、化脓性肉芽肿、泪点塞移位、局部炎症反应、泪小管炎等，从而导致狭窄或阻塞[12, 13]。反复的泪道探查，特别是探查不当时，也可能导致泪小管狭窄。

泪小管囊肿表现为蓝色的肿块或囊性肿胀。泪小管小憩室发生泪小管炎后可形成囊肿，出现包裹的脓肿或慢性泪小管炎，此时泪小管内侧和外侧均可阻塞，起类似单向阀的作用，使液体可以流入但不能流出。扩张的泪小管曾被称为泪小管囊肿或泪小管脱垂。内生性泪小管性肿瘤，如乳头状瘤、化脓性肉芽肿可能堵塞泪小管，导致继发性炎症和狭窄。皮肤癌可侵犯泪点和泪小管。该区域肿瘤的放疗可能引起泪小管阻塞，但泪小管置管术可预防该并发症发生。其他相邻组织的病变包括：泪囊的病变（泪囊囊肿、泪囊憩室、泪囊肿瘤）；眼睑的病变（眼附属器囊肿或肿瘤）；鼻旁窦的病变（鼻窦黏液性囊肿）；眼眶的病变（皮样囊肿、上皮囊肿）；或颅腔的病变（脑膜-脑膨出合并眼距过宽）[14]。

泪泵（lacrimal pump）。泪泵的作用是使泪液自泪湖经泪道引流到下鼻道。眼轮匝肌睑部和膈前部、Horner肌为泪泵提供动力。其他诸如重力、泪道压力梯度变化、泪道内海绵体对泪液的重吸收等也对泪液的引流起支持作用。

泪道冲洗通畅而仍溢泪的患者，往往是因为泪道不全性阻塞或泪囊炎后部分泪道失去功能，还可能是因为，虽然鼻泪管解剖正常，但是眼睑、泪点、泪泵存在生理功能障碍，或泪囊本身引流泪液不畅。

泪囊和鼻泪管（lacrimal sac and duct）。泪囊和鼻泪管内衬的黏膜层本身可以抵抗微生物入侵。泪囊和鼻泪管的黏膜为假复层柱状上皮，其下面为固有层。固有层包含两层：一层为疏松结缔组织，其间有散布或成簇的淋巴细胞和丰富的静脉丛；一层为海绵体组织，便于通过收缩和膨胀使泪小管管腔开放和关闭，以便泪液的流出。它产生的广谱抗菌肽有潜在的治疗感染和加速促进上皮愈合作用。抗菌肽IgA和免疫活性细胞、淋巴细胞、巨噬细胞起防御作用。这些肽有促纤维蛋白形成和促细胞增殖作用，也可导致瘢痕形成，由此引起泪道狭窄。这可能是一个特异性黏膜免疫系统不可分割的一部分，归属于黏膜相关淋巴组织（MALT）[15]。它们分泌一系列黏蛋白、碳水化合物、TFF 肽、抗菌肽等，这些物质有利于促进泪液的流动，并抵御微生物的入侵。人类泪囊和鼻泪管里的各种黏蛋白的 mRNA 已经被破译。泪道冲洗通畅而鼻泪管引流系统功能障碍的溢泪患者，有黏蛋白 mRNA 水平（mucin levels）表达降低，说明黏蛋白可以减少泪道阻力并增加泪液引流[16]。当发生阻塞时，泪液中炎性物质刺激炎性细胞因子的增加和聚集，诱导黏膜细胞结构发生变化。泪囊、鼻泪管上皮层及固有层的这些改变使微生物容易积聚，形成不利于对抗感染播散的微环境。在泪道功能性狭窄的患者，泪液引流系统的特征性改变是上皮细胞的鳞状上皮化生和杯状细胞相关蛋白 MUC2、MUC5AC、MUC5B 的缺失。但是 MUC7——一种有抗微生物作用的黏蛋白——却没有发生变化，这或许可以解释泪道功能性狭窄患者为什么泪囊炎发生率较低。泪囊和鼻泪管海绵体病理生理学功能异常会导致泪液吸收减少，或导致发生肿胀、阻塞以及泪泵功能障碍。炎症、外伤、泪道迂曲、软组织生理改变、刺激、激素诱导的上皮改变、骨质疏松或泪道先天缺陷等可能导致出现溢泪，发生泪道阻塞和泪囊炎。解剖因素只是部分泪道阻塞的原因，但并不是全部。来自眼球、结膜囊、泪道憩室的炎症，或源于鼻腔、鼻黏膜或鼻窦的感染或疾病都能引起泪道黏膜的水肿。黏膜上皮的改变和固有层的纤维化会导致鼻泪管狭窄或阻塞[7]。各种炎症继发的纤维化会引起鼻泪管狭窄，并最终因组织瘢痕而导致鼻泪管阻塞。

泪囊和鼻泪管病变相似，即假复层纤毛柱状上皮发生鳞状上皮化生和增生，同时有杯状细胞的丢失并发生溃疡；黏膜下层继发纤维化；基底膜增厚发生在鼻黏膜，而不是在泪囊黏膜。炎症可以使泪囊和泪总管内口纤维化，最终导致阻塞，或造成 DCR 失败[17]。

泪道系统瓣膜的作用是防止泪液反流。临床上最重要的是 Hasner 瓣，位于鼻泪管进入下鼻道的开口处，先天性鼻泪管阻塞也经常发生于此处。Rosenmuller 瓣位于泪总管进入泪囊的交界处。90% 的患者的上下泪小管先汇合成泪总管再进入泪囊，还有 10% 的患者则是上下泪小管各自分别进入泪囊[18]。Rosenmuller 瓣可防止泪液从泪囊反流进入泪小管和结膜囊。泪囊炎发作时，该瓣膜可以膨胀封闭得更紧。泪液和脓液不能从泪囊排出而进入鼻腔或结膜囊。Rosenmuller 瓣不是一个真正的瓣，只是在泪总管进入泪囊入口处形成的一个夹角，具有瓣的功能。

眼部下行性炎症或鼻腔上行性炎症都可能导致鼻泪管黏膜出现反应性充血水肿、结缔组织的纤维螺旋排列的重塑、上皮下海绵体障碍伴充血等，使鼻泪管出现一过性阻塞。黏膜下层含有丰富的血管、海绵状结构和淋巴管，所以轻微的感染很快就能痊愈。这很容易理解，骨性鼻泪管内的软组织由于空间所限，故当其明显水肿时会导致鼻泪管阻塞。骨性鼻泪管黏膜下小动脉含有括约肌和海绵状血管复合体，这些组织的血流变化会导致水肿，使管腔近乎阻塞。多因素的级联反应导致炎症发展，进而产生阻塞和血液淤滞。炎症导致阻塞时，细胞碎屑和黏液潴留于泪囊和鼻泪管，而炎症引起血管充血和水肿的结果是黏膜感染性纤维化以及管壁、泪囊壁萎缩。反复发作的慢性泪囊炎会导致上皮及上皮下结缔组织发生永久性改变：杯状细胞和上皮细胞丢失、结缔组织纤维化以及血管丛（vascular plexus）的破坏等，这些改变会形成恶性循环，导致泪液引流障碍[7]。上述改变或可导致鼻泪管管腔纤维化，发生完全阻塞；或可导致部分管腔功能障碍，引起长期溢泪和流分泌物，但泪道冲洗可以是通畅的。

泪囊炎的原因有很多种，但最常见的原因是鼻泪管完全阻塞，导致泪液流出受阻，引起继发性感染，如果不及时治疗，或治疗不充分，最终可能发展成黏液囊肿、脓肿、慢性结膜炎、眶隔前和眶蜂窝织炎并形成脓肿。革兰阳性菌是最常见的致病菌，但是对于患有糖尿病或免疫功能低下者也应该考虑革兰阴性菌感染的可能。

累及泪囊的炎症，最常见的是非肉芽肿性炎症、肉芽肿性炎症、肉芽组织增生、淋巴细胞浸润、炎症和溃疡、结节病等。泪囊的上皮病变包括内翻性乳头状瘤、乳头状瘤、移行细胞癌、嗜酸性细胞瘤、颗粒细胞瘤、恶性上皮肿瘤和腺癌；非上皮性病变包括淋巴瘤、淋巴浆细胞浸润、浆细胞瘤和慢性淋巴细胞白血病。

真菌、放线菌和细菌可继发泪囊感染。泪道结石、瘢痕、异物、化脓性肉芽肿、淀粉样变性、眼眶和面中部骨折、血、外伤、眶底或内侧壁人造植入物移位、乳头状增生等也可影响到泪囊。

泪小管或泪囊的憩室或部分突出形成囊袋少见，但是可以引起泪囊区间歇性或永久性囊肿。泪囊外侧仅有眶骨膜覆盖，对泪囊扩张的对抗力很弱，故多发生于此部位。病变可以是先天性的，也可以由炎症引起或继发于泪囊炎、外伤。病变可为开放的或仅为单向阀样，出现溢泪、肿胀和（或）泪囊炎的症状。憩室中可有泪道结石形成。

鼻泪管是从鼻泪窝进入下鼻甲附近的下鼻道的骨性管道，由3块面骨组成（上颌骨、泪骨和下鼻甲骨）。鼻泪管存在变异，它的大小因年龄、性别和种族的不同而不同。鼻泪管骨内段阻塞可继发于外伤、慢性鼻窦疾病、肉芽肿性疾病（韦氏肉芽肿病、结节病和致死性中线肉芽肿）、疑似克罗恩病、骨硬化病、泪囊炎或退行性狭窄等。退行性狭窄或为最常见原因，老年女性多见，可继发于激素相关的鼻泪管黏膜改变，导致骨性鼻泪管狭窄。直径较小的骨性管道，在黏膜水肿引起的阻塞中是影响因素。

泪囊囊肿是由于近端的 Rosenmuller 瓣阻塞，同时有远端的鼻泪管阻塞引起的泪囊弥漫性肿大，常表现为泪囊区蓝色膨大，其内容物为来自上皮组织、杯状细胞和黏膜下层附属黏液腺的分泌物，可能累及泪囊和泪小管。如果囊肿内为黏液，则为泪囊黏液囊肿。

对337例DCR标本的一项回顾性研究显示：其中非肉芽肿性炎症321例（85.1%）、肉芽肿性炎症合并结节病8例（2.1%）、淋巴瘤7例（1.9%）、乳头状瘤4例（1.11%）、淋巴浆细胞浸润4例（1.1%）、移行细胞癌2例（0.5%），腺癌、未分化癌、颗粒细胞瘤、浆细胞瘤和白血病浸润各1例。4.6%的病例为肿瘤导致的慢性鼻泪管阻塞，其中2.1%的患者手术前未被怀疑为肿瘤[19]。

鼻泪管鼻部（nasal portion）阻塞。

下鼻甲肥大或扁平化使下鼻道前部几乎消失，并可能引起局部性鼻炎，是机械性阻塞的常见原因。鼻中隔偏曲也可挤压下鼻甲靠近鼻腔外侧壁。

炎症、慢性卡他性鼻炎、急性化脓性感染可能会影响鼻泪管下端，导致阻塞。鼻窦疾病常合并或导致鼻泪管阻塞。鼻黏膜萎缩和破坏为病变的上行蔓延形成便利，在擤鼻时可能会使感染性分泌物直接进入鼻泪管。

在黏膜充血和肥厚的情况下，诸如血管舒缩性鼻炎或鼻部炎症，以及鼻息肉或肿瘤可能会导致鼻泪管下端阻塞。据报道，泪囊炎也可发生于鼻腔填塞术之后。

鼻泪管的外来压迫可继发于鼻息肉，鼻息肉可侵蚀泪骨和上颌骨额突。此类患者需行息肉切除术而非 DCR。

鼻内病变可影响到鼻泪管。创伤、放疗、外科手术等导致的下鼻甲粘连和瘢痕形成，或者过敏性鼻炎引起的鼻黏膜肥厚，均可能引起鼻泪管阻塞。因此，对于溢泪患者，为提高泪道狭窄诊断的准确性，需行影像学和鼻内窥镜检查。CT 扫描可以发现泪囊窝或鼻泪管的骨质缺损。MRI 扫描可以显示黏液囊肿的边缘、内容物、黏膜增厚、分泌物潴留、囊肿，区分肿瘤和炎症，还有助于区分各种软组织病变。泪道手术医师在开始制订治疗计划或进行手术之前，必须知道他们治疗的是什么病变。对鼻息肉患者，应该考虑 Samter 三联征，包括复发性鼻息肉、对阿司匹林过敏以及支气管哮喘[20]。

约 6% 的新生儿患有先天性鼻泪管阻塞，一般源于鼻泪管某一段的阻塞或不完全管腔化，最常见于 Hasner 瓣处。大多数情况下，可通过保守治疗的方法而自愈，

偶尔需要采用泪道探通和冲洗、泪道球囊成形术或人工泪管置入来治疗。泪囊囊肿是由泪囊远端的先天性鼻泪管阻塞及近端的 Rosenmuller 瓣堵塞所导致的泪囊扩张，囊内充满了泪液和细胞分泌物，典型表现是泪囊区蓝色、囊性弥漫性肿大，常为无痛性，除非同时合并泪囊炎。

病因

感染。引起鼻泪管阻塞的感染性病因有细菌、病毒、真菌、寄生虫等。

通常的感染偶尔会引发泪囊炎，如流感、猩红热、白喉、水痘、天花和肺结核等。

是否发生急性泪囊炎，取决于鼻泪管阻塞时，进入并滞留在泪囊中的微生物的毒力。病原菌可以来自结膜囊、泪道憩室、鼻腔或鼻黏膜、鼻窦感染。

慢性泪囊炎可以是原发性的，也可以继发于解剖异常，从而导致泪液停滞，阻塞的泪道内病原微生物不断繁殖。某些鼻泪管阻塞的病例可能继发于未被发现的轻度泪囊炎。泪囊内的微生物可能引起炎症和瘢痕，由此导致阻塞，以致发生泪囊炎。已报道的引起急性泪囊炎的微生物有各种葡萄球菌、链球菌、肺炎球菌、化脓性链球菌等，混合感染也常见。最常见的细菌培养结果是表皮葡萄球菌和金黄色葡萄球菌。常见的革兰阴性杆菌包括铜绿假单胞菌、奇异变形杆菌、阴沟肠杆菌、流感嗜血杆菌等。这些研究的培养标本常取自慢性泪囊炎患者的结膜囊，因此不能确定其为致病菌。有研究表明，取自泪囊的与取自结膜和（或）鼻腔的病原体标本培养结果并没有显著的相关性，因此术前结

膜和（或）鼻腔病原体标本培养结果，并不能准确判定泪囊炎的病因[21]。

耐甲氧西林金黄色葡萄球菌（MRSA）和社区获得性MRSA（CA-MRSA）已经成为眼部感染，包括泪囊炎的常见原因。在药物敏感试验和细菌培养结果出来之前，针对MRSA（尤其是在流行地区）进行经验性抗生素治疗是可行的。

原发性单纯疱疹病毒、带状疱疹、水痘、天花、牛痘、流行性角结膜炎和EB病毒等病毒感染可能引起泪小管的炎症和瘢痕性改变，导致泪小管不同程度的阻塞或闭锁。这些感染可以穿过复层鳞状上皮到达固有层的弹性组织，而不仅仅是影响到单纯的泪小管上皮细胞，由于黏膜炎症引起表面粘连，导致狭窄，继而引起阻塞。细菌感染一般不影响弹性组织。病毒感染的最初几周，黏膜水肿引起狭窄，泪道探查仍然通畅。接下来的几周到几个月发生的瘢痕，通常引起上下泪小管中段或远端部分阻塞，偶尔可能会导致泪点闭锁。早期诊断，适时地给予泪道探通及置管，可以防止永久性泪小管阻塞，从而减少施行结膜泪囊鼻腔吻合术的可能。

传染性单核细胞增多症、流行性腮腺炎、尼库利兹淋巴肉芽肿病、沙眼、Stevens-Johnson综合征和天疱疮等可引起泪管狭窄。

有报道以下几种分枝杆菌感染可以引发泪囊炎：偶发分枝杆菌、麻风杆菌和结核分枝杆菌。

有报道沙眼衣原体可以引起泪点闭锁、泪小管瘢痕及鼻泪管阻塞。

与泪道阻塞相关的其他病原微生物，包括星状诺卡菌、阴沟肠杆菌、嗜水气单胞菌、梅毒螺旋体和金黄色葡萄球菌。

真菌（fungi）感染通常形成结石，从而引起泪道阻塞。烟曲霉、黑曲霉、白色念珠菌、近平滑念珠菌、糠秕孢子菌、厚皮马拉色菌、索马里链霉菌、放线菌和红色毛癣菌可能会导致泪道结石。

寄生虫引起的阻塞不常见，但也有报道见于猫后睾吸虫、蛔虫、线虫感染。蛔虫幼虫通过Hasner瓣进入鼻泪系统，可见于泪点。已报道原生寄生虫——利士曼原虫能引起慢性泪囊炎[22]。

寻常疣（verruca vulgaris）及其他多种病毒累及泪点或泪小管时可能引起血泪。

诺卡菌属、孢子丝菌病、鼻孢子虫病、头孢子菌病、假单胞菌、念珠菌、曲霉菌，通常合并其他病原微生物感染，如流感嗜血杆菌、奋森密螺旋体、申克孢子丝菌、孢子丝菌以及螺旋体和结核杆菌等能引起泪囊炎。

泪道结石通常为黄色或白色，形似"硫黄颗粒"，常常继发于放线菌感染，但也偶尔见于诺卡菌、链霉菌和金黄色葡萄球菌的感染。形成泪道结石的确切机制尚不清楚。上皮和上皮下结构的改变可能导致阻塞形成。病理分析显示泪道结石是易碎的，顺应泪囊和泪小管的形状，由细胞分解产物和黏蛋白组成，含有或者不含有钙或铵盐成分，也可不含。炎症性阻塞导致的泪液潴留可能沉淀形成泪道结石，同时，泪囊鳞状上皮化生也可能发挥作用。睫毛和偶然的化妆品颗粒已经被证实可见于结石中，它们可能是形成泪道结石的病灶；也可见菌丝或酵母菌，特别是在念珠菌感染时。部分泪液排出阻塞或部分性阻塞可能有助于碎屑的累积。此外，也有报道长期局部使用肾上腺素，其氧化产物也可形成管型，鼻窦外伤时也如此。泪道结石的形成原因尚不清楚，但是当导致部分或完全鼻泪管阻塞时通常会有溢泪和疼痛的症状。泪道结石可以发生在泪道系统的任何部分。统计学上发现吸烟是一个显著的危险因素，男性似乎比女性更易受到影响[23]。

泪小管炎（canaliculitis）。泪小管炎通常见于泪小管部分性或完全性阻塞，此情况下，泪液阻滞为厌氧菌的生长提供了有利环境。由于泪小管炎比较少见，并且其他眼部疾病也可以有相似的临床表现，故而经常被误诊。泪小管炎常见于绝经后妇女和曾经放置泪小管塞的患者。这些病例一般表现为患侧溢泪、肿胀凸起的泪点、黏液脓性分泌物及复发性结膜炎。泪小管炎可由多种细菌、病毒、衣原体或真菌引起。衣氏放线菌是一种丝状革兰阳性杆菌，据报道是最常见的致病原因之一。放线菌，原名衣氏链丝菌，是一种寄生菌，人类是唯一的宿主，可导致泪小管阻塞和泪小管炎。衣氏放线菌是有真正分枝的革兰阳性耐氧杆菌，更易引起泪道炎症而非阻塞。泪小管炎多为单侧。放线菌对青霉素敏感，但仅局部应用抗生素治疗而不进行机械按压或手术取出泪小管结石，这样通常是无效的。丙酸杆菌，原名丙酸蛛网菌，是革兰阳性菌，也有一个分枝杆菌外形。它是兼性厌氧菌，不像衣氏放线菌，它的生长不需要二氧化碳。泪小管炎病例中曾经培养出梭杆菌、拟杆菌和衣氏放线菌。

迈耶放线菌主要见于牙周缝隙，是一种罕见的病原体，非线性、分枝状，可引起泪小管炎，但难以被证明。

真菌通常是通过形成的结石和管型来阻塞泪道的。可见于烟曲霉菌、黑曲霉菌、白色念珠菌、近平滑念珠菌、糠秕球菌、厚皮马拉色菌、索马里链霉菌、放线菌、红色毛癣菌等。

炎症（inflammatory）。多种疾病和因素引起的炎症，可以导致泪道的狭窄或阻塞。川崎病，其病因为感染性和过敏性，是一种全身性血管炎和血管周围炎性疾病。鼻泪管黏膜的炎性瘢痕可能导致鼻泪管阻塞[24]。鼻腔或鼻窦的局部疾病如前筛窦炎可引起泪道排出系统疾病，也可能是该区域同一种疾病过程的一部分。

内源性因素。肉芽肿性疾病偶尔会在泪囊内形成肿物，如眼眶特发性炎性综合征眶外的表现（特发性炎性假瘤）、致死性中线肉芽肿、结节病。在结节病以及其他炎症性疾病患者中，初期原本成功的DCR，可能由于鼻腔和泪囊黏膜炎症的发展，导致远期手术失败率上升。

韦氏肉芽肿病是一种血管炎性疾病，典型表现为上呼吸道、肺和肾脏三联征，可能引起鼻泪管阻塞。在鼻部疾病进展时常合并鼻泪管阻塞，发生在疾病的晚期阶段。鼻泪管阻塞虽然经常继发于邻近的鼻部疾病，但也可能继发于泪囊黏膜的血管炎。如果可能，鼻泪管阻塞的治疗应推迟到炎症静止期。其他形式的血管炎可引起相似的鼻泪管阻塞。

瘢痕性类天疱疮、Stevens-Johnson综合征和Nicolas-Favre淋巴肉芽肿等疾病的晚期可引起鼻泪管阻塞。

窦组织细胞增生症是一种病因不明的良性疾病，可能与过敏或组织细胞免疫异常有关，窦组织细胞增生症、川崎病（黏膜皮肤淋巴结综合征）、甲状腺疾病和干燥综合征可导致鼻泪管阻塞。

泪点狭窄有时候是自发性的或继发于

感染性疾病。瘢痕性疾病累及睑缘时，会使泪点变得狭窄。慢性泪点外翻也可能导致泪点狭窄。有报道邻近泪囊或泪总管的阻塞，伴有疣状表皮发育不良、鱼鳞病、硬皮病、迟发性皮肤卟啉病硬皮病样变等疾病。由炎症或瘢痕引起的下睑外翻，往往可能与全身性疾病相关，偶尔有报道与泪管狭窄相关[25]。

扁平苔藓，一种免疫介导的皮肤和黏膜疾病，类似于类天疱疮，可能引起泪道狭窄和阻塞。在上皮基底膜水平上发生细胞介导的反应，可能导致瘢痕性结膜炎，伴有穹隆狭窄、睑球粘连和角膜炎。

外源性因素。眼及眼周的疾病，如特应性疾病、鼻窦和鼻腔的炎症、渗出性鼻炎和过敏，可能发展为鼻泪管狭窄和阻塞。

眼部红斑痤疮是面部皮肤的炎症。50%以上的患者有眼部的变化，包括睑板腺功能障碍、毛细血管扩张和眼睑边缘红斑、结膜炎、睑缘炎、睑板腺炎和睑板腺囊肿、角膜炎、虹膜炎及巩膜炎等。在过敏、酒渣鼻、有炎症的睑板腺功能障碍患者可见泪点肿胀和泪点开口呈裂隙状。继发于炎症性疾病的结膜松弛症，松弛的结膜褶皱可以阻塞泪点。

过敏性结膜炎的患者长期揉眼可能导致在泪点、泪小管或泪囊水平上发生过敏性的间歇性阻塞，这可能会进展为永久性阻塞。

当去除硅胶管时，重要的是要去除所有由置管的刺激引起的病变，以防止由于炎性包块导致继发性阻塞。因硅胶管的刺激，黏膜表面容易发生肉芽组织和化脓性肉芽肿，以及发生真性肉芽肿和非肉芽肿性反应。

肿瘤（neoplastic）。泪囊和鼻泪管的恶性肿瘤罕见。其早期症状往往是非特异性的，可能易被误认为是良性或更常见的情况。泪囊肿瘤往往隐匿表现为泪道重度狭窄或泪囊炎。肿物通常位于内眦韧带的上方。泪囊炎或泪囊液体潴留时，由于内眦韧带的位置限制，泪囊肿胀不会高于内眦韧带水平。但泪囊肿瘤时，肿物可超过内眦韧带水平以上，并且不会由于按压泪囊而缩小。因此，在排除其他疾病之前，任何超过内眦韧带水平的泪囊肿胀，都应该考虑为肿瘤。此时的泪囊炎症状与其他原因引起的泪囊炎症状不同：冲洗液可能会进入鼻腔；血液可能会从泪点反流；伴有毛细血管扩张以及区域淋巴结肿大。对于许多恶性和非恶性泪道肿瘤，早期泪道开放并且冲洗通畅，逐渐会出现完全性阻塞，尤其是恶性上皮肿瘤。肿物隐匿缓慢的生长以及泪道阻塞症状经常会被误诊为慢性泪囊炎，直到延至疾病的晚期才得以正确诊断。泪囊恶性肿瘤的死亡率为37%，经淋巴结转移的占27%，经血液转移的占9.1%[26]。

对于间歇性溢泪、血泪或不能缩小的肿物应怀疑泪囊肿瘤。高度疑似指标、详细的病史询问和体格检查，对于潜在致命性肿瘤的早期诊断和治疗是重要的。泪道出血、血泪不仅和泪囊肿瘤相关，还可以继发于结膜毛细血管扩张和结膜血管瘤、感染、鼻及鼻窦肿瘤、过敏性紫癜、经期和逆行性鼻出血[27]。

泪囊良性肿瘤约占45%，恶性肿瘤约占55%。恶性上皮性肿瘤往往沿上皮蔓延，近至眼睑，远至鼻腔。有病例报道，初始症状为溢泪或泪囊炎的患者，手术中证实为继发于肿瘤。鳞状细胞乳头状瘤和恶性上皮肿瘤最常见。化脓性肉芽肿由脆性血管组织组成，含有淋巴细胞、浆细胞及少量嗜酸性粒细胞，经常可累及泪囊。许多乳头状瘤内翻式生长进入泪囊壁，因此往往不容易完全切除，导致复发、恶变。类脂蛋白沉积症、Urbach-Wiethe病、皮肤黏膜透明变性综合征也可能与鼻泪管阻塞有关。

鼻泪系统的原发性肿瘤虽不常见，但可发生于泪点、泪小管、泪囊、鼻泪管或进入鼻腔的入口即Hasner瓣处。泪囊肿瘤中上皮性肿瘤占75%，而非上皮性肿瘤占25%，包括间质瘤、黑色素瘤、恶性淋巴瘤和白血病（特别是老年慢性淋巴细胞白血病患者）。鼻泪管黏膜为腺样体层，是黏膜相关淋巴组织，可发生恶性淋巴浸润的血液肿瘤，可为原发性的也可为转移性的系统性淋巴瘤或白血病。溢泪是这些淋巴增生性疾病（lymphoproliferative diseases）的常见表现，可发生在出现内眦部固定性肿块、急慢性泪囊炎之前。因为淋巴组织通常围绕着血运丰富的鼻泪管，所以此处出现白血病性或淋巴瘤性的肿物并不意外。与原发性肿瘤相比，继发性肿瘤和转移性病变浸润或压迫导致的泪道重度狭窄和泪囊炎更常见。皮肤T细胞淋巴瘤、蕈样肉芽肿由于嗜表皮倾向，故导致泪囊炎者少见。虽然对于溢泪患者来说这些肿瘤并不常见，但是对于所有有淋巴组织增生性疾病病史的患者，应考虑有上述肿瘤的可能，应行泪囊或泪小管活检以明确诊断。放疗、化疗对白血病或淋巴瘤通常能起到缓解症状、控制疾病进展的作用。继发性肿瘤包括腺样囊腺癌、基底细胞癌、毛细血管瘤、神经纤维瘤、骨纤维异常增殖症、纤维肉瘤、骨内海绵状血管瘤、白血病、淋巴瘤、淋巴瘤样疾病、黏液表皮样癌、骨瘤、结膜乳头状瘤、内翻性乳头状瘤、皮脂腺癌、鳞状细胞癌、横纹肌肉瘤等。

鼻泪系统上皮源性原发性肿瘤最常见的是乳头状瘤和鳞状细胞癌，少见的是腺样囊性癌、血管瘤、血管肉瘤、海绵状血管瘤、移行细胞癌、皮样囊肿、纤维瘤、纤维组织细胞瘤、血管内皮瘤、血管外皮细胞瘤、泪囊囊肿、淋巴瘤、黑色素瘤、黏液表皮样癌、神经纤维瘤、神经鞘瘤、嗜酸细胞腺瘤、嗜酸细胞腺癌、多形性腺瘤、隆突性皮肤纤维肉瘤。神经鞘瘤和类腺癌更常累及泪囊。施万细胞瘤、纤维组织细胞瘤、白血病、粒细胞肉瘤可浸润泪囊。已知人乳头状瘤病毒感染与鼻泪管上皮良性和恶性肿瘤的发生有因果关系[28]。

最常见的泪囊肿瘤是上皮性肿瘤，最常见的良性上皮性肿瘤是乳头状瘤。乳头状瘤表现为上皮多发性乳头和棘层增厚，炎症性乳头状瘤具有肉芽组织。内翻性乳头状瘤可以发生在泪囊，而更常见的是自鼻腔外侧或上颌窦蔓延而来。这种病变不是恶性的，但复发率高，有10%~15%的病例化生为鳞状细胞癌，所以应该按恶性病变对待。其他泪囊上皮癌不常见，包括腺癌和表皮样癌。黏液表皮样癌是一种极具侵蚀性的癌症，但十分罕见。

螺旋状排列的胶原纤维束、弹性纤维和网状纤维的周围血管丛（vascular plexus）以及鼻泪管黏膜，由于是黏膜相关淋巴组织，并且有很高的血流量，因此白血病或淋巴瘤可能原发于此，也可能通过血液转移至此，更常见于中老年人。溢泪通常是首发症状，往往先于肿块形成或泪囊炎而出现，而泪道探查和冲洗可能仍然是通畅的。对上述病变局部放疗、鼻泪管支架管置入和（或）化疗通常有效。

淋巴组织增生性疾病可能累及鼻泪系统，并导致溢泪以及急性或慢性泪囊炎，在引起鼻泪管阻塞的肿瘤中占第二位。淋巴瘤比良性淋巴增生性病变更多见。曾有泪囊淋巴肉瘤、网状细胞癌和霍奇金淋巴瘤的报道。

最常见的继发性肿瘤来源于眼睑病变，尤其是基底细胞癌，其后是鳞状细胞癌，较少见的是皮脂腺细胞癌，可累及内眦区和鼻泪管，导致压迫以及由此产生的泪道阻塞和泪囊炎。上颌窦最常见的是鳞状细胞癌。鼻咽部最常见的是淋巴瘤和鳞状细胞癌。转移性疾病作为泪道狭窄和（或）泪囊炎的原因是非常罕见的；淋巴瘤最常见，但继发于前列腺癌、乳腺癌和恶性黑色素瘤的病例也有报道[29]。

间叶组织的良性和恶性肿瘤侵及或压迫泪囊的，已报道的有毛细血管和海绵状血管瘤、血管外皮细胞瘤、皮样囊肿等。黑色素瘤、神经鞘瘤、丛状神经瘤、骨瘤可发生在泪囊内部或外部。纤维瘤、卡波西肉瘤及其他肉瘤少见于泪囊。

曾有 1 例混合血管平滑肌瘤和海绵状血管瘤的报道，累及泪囊壁和鼻泪管，X线片上显示有骨性鼻泪管扩大[30]。

侵犯眼眶、鼻泪管的鼻窦肿瘤可以是良性或恶性的。良性病变包括内翻性乳头状瘤、骨瘤、鼻咽纤维血管瘤和神经外胚层肿瘤。内翻性乳头状瘤是继鳞状细胞癌后第二常见的侵入眼眶的病变。内翻性乳头状瘤可以起源于鼻腔外侧壁或筛窦黏膜；鼻窦旁黏液囊肿可以侵犯眼眶并引起鼻泪管阻塞；鼻旁窦可发生鳞状细胞癌、腺癌、腺样囊性癌、嗅神经母细胞瘤、淋

巴瘤、黑色素瘤；罕见的牙源性肿瘤包括成釉细胞瘤、成釉细胞纤维肉瘤，以及纤维肉瘤、软骨肉瘤、鼻窦多形性胶质母细胞瘤、黏液表皮样癌，可能引起重度狭窄；最常见的鼻窦肿瘤是上颌窦鳞状细胞癌，其次是淋巴瘤、腺癌、腺样囊性癌、移行细胞癌、嗅觉神经母细胞瘤、骨母细胞瘤、恶性组织细胞增生症等。也曾有筛前神经鞘瘤侵犯鼻泪管引起泪囊炎的病例报道[31]。当行内眦部肿瘤切除时，一定要对被累及的泪道系统的部分做完整切除，并对切除边界做冰冻病理检查，或者行 Moh's 手术切除。如果肿瘤未累及泪小管，可行吻合术，但 DCR 或 CDCR 需推迟 5 年或更长的时间，以确保没有复发，降低发病率和死亡率。

对于鼻泪管肿瘤的治疗，需要足够的知识和早期细致的处理，以确保能在局部和全身控制疾病的进展。如果在进行 DCR 时遇到非典型病变的黏膜，应进行活检，并切除小乳头状瘤或带蒂肿瘤，送冰冻切片，等待病理结果再决定下一步手术步骤，包括做骨窗进入鼻腔，防止肿瘤扩散到相邻鼻窦和鼻腔。如果冰冻部分确定为浸润性肿瘤，手术应该中止，进一步做影像学检查，下一步治疗应该根据组织病理学检查结果和疾病进展程度进行。淋巴瘤需要进行系统性的分期和治疗；非侵袭性癌和广泛的乳头状瘤需要系统的完整切除术；侵袭性病变需要广泛切除，进行放疗和（或）化疗，因为这些都是潜在的威胁生命的因素。基于泪囊和鼻泪管在解剖上靠近眼眶、上颌窦、筛窦、鼻腔和中枢神经系统，所以建议多学科会诊决定手术方式。这些病例需要长期频繁的随访以便早期发现复发。这说明，在评估和治疗泪道

重度狭窄和泪囊炎患者时，重要的是要考虑肿瘤的可能性，特别是对于不明原因的单侧溢泪的中年男性。缓慢起病的症状和这些肿瘤的罕见性可能会导致患者延迟诊断或误诊，从而使预后较差。因此对于此类患者要提高警惕，以便早期诊断，并进行及时适当的治疗，这是相当重要的。

外伤性（traumatic）。暴露于火、化学制剂、电、热烫物和辐射时，所导致的热烧伤或化学性烧伤可引起泪道的炎症、狭窄和阻塞。

钝挫伤或撕裂伤通常可伤及泪小管、泪囊和鼻泪管。睑板的致密纤维组织强度比位于眼睑内侧的泪小管部分强得多，因此沿睑缘的牵拉力可导致内侧眼睑撕裂并累及泪小管。如果眼睑在内眦角至泪点之间有撕裂，则可能导致泪小管断裂，除非有其他证据显示不是这样的。泪小管断裂（canalicular laceration）一般应在伤后 1 天内修复，以避免伤口组织形成瘢痕和上皮增生。

面中部外伤导致的泪囊窝和（或）鼻泪管骨折，可引起鼻泪管阻塞。鼻泪管远端的骨折包括鼻眶部的面中部骨折、LeFort Ⅱ 型骨折、LeFort Ⅲ 型骨折。在发生上述骨折时，就要考虑到伤及鼻泪管的可能，并进行评估，而不是等待患者出现溢泪和（或）泪囊炎时才想到，这是很重要的。即使泪道冲洗通畅，荧光素染色消失检查也正常，但是，只有泪道探查才能明确在这些情况下的损伤范围，因为液体可能会通过由创伤和骨折引起的鼻性和膜性缺损处进入鼻腔。内眦韧带的撕脱可压迫泪囊并破坏泪泵功能。直接修复这些骨性鼻泪管损伤通常是不太可能的，但置入人工泪管有助于促进泪道通畅。当有指征

时，为避免阻塞，可考虑预防性置入硅胶人工泪管。骨折也可能引发炎症和瘢痕反应，导致在短期内和损伤数年后发生鼻泪管阻塞。

面中部骨折的修复手术也可能损伤并导致鼻泪管阻塞，如经鼻连线修复操作不当，或在进行骨折修复时放置板和（或）螺钉不当的时候。

医源性阻塞

泪道重度狭窄和阻塞可能源自很多医源性因素，如对泪小管进行反复、有创的探查。如鼻泪管探查技术操作不熟练，可能会引起假道产生和瘢痕形成。

关于泪道探查并发症的风险和发生率，还没有确切的评估和报道。如果探查操作不当，可能会导致泪道上皮的损伤，从而引起狭窄和阻塞，并可能会导致后期治疗的不成功。据报道，探查失败引起泪小管狭窄的发生率达 44%。曾有报道 60 例探查病例，其中 20% 出现医源性狭窄，这些病例显示泪点出血可能是泪道上皮损伤的标志 [32, 33]。

经常有报道指出猪尾探针可导致泪道的医源性损伤，而且很多人认为这是一个潜在的有害器械。早期的猪尾探针顶端有尖钩，这是具有伤害性的，特别是在旋转器械的过程当中伤害性更大。现在使用的探针上是一个圆形的针眼，但仍然可以引起影响泪小管功能的医源性损伤。曾经有报道称，在治疗单纯泪小管断裂，或仅有单一先天性泪点（泪小管）发育不全的病例中使用猪尾探针，结果导致两个泪小管都出现阻塞，患者因此需要进行结膜泪囊鼻腔吻合术。

由于置入的硅胶人工泪管对泪点的切割效应，随着泪点、泪小管损伤后又愈合，硅管会向鼻侧移位。由于硅管的慢性刺激，或硅管放置过紧，也会导致泪点、泪小管损伤。硅管也可能会受到包括非典型分枝杆菌在内的细菌侵袭。

泪点塞经常用于治疗干眼综合征、干燥性角结膜炎，少数患者可能出现溢泪，偶尔会导致泪囊炎。泪点塞有可吸收性和非吸收性两类，前者如胶原、明胶、羊肠线和羟基丙基纤维素；后者如硅胶、聚甲基丙烯酸甲酯、聚氰基丙烯酸正丁酯和 α - 氰基丙烯酸正丁酯。有报道发现放置永久性泪点塞会出现部分性或完全性泪管狭窄、化脓性肉芽肿、泪点塞管内移位、泪小管炎和泪囊炎等。

有顶盖的泪点塞是可取出的，但有少部分病例在取出的过程中会发生泪点塞碎裂，残余部分可移位到泪道中。小管内泪点塞可引起化脓性肉芽肿，表明它们与破坏正常细胞功能的炎症反应有关，并可导致纤维化和炎性包块。也有假说认为它们可促进细菌过度滋长并导致慢性泪小管炎，进而导致泪小管阻塞，损伤泪小管黏膜，造成粘连，导致泪道狭窄，甚至瘘管形成[34]。

泪小管塞放置于泪小管水平部，用于治疗干眼综合征，但可能难以取出，从而引起明显的泪道并发症。通过泪道冲洗去除泪小管内的这些塞子是很困难的。无顶盖的泪点塞，理论上是可以通过泪道冲洗去除的，但未能在鼻腔找到，所以就没有成功去除塞子的客观记录。残留的栓子可成为感染、炎症、溢泪、泪小管炎的病灶，最终导致鼻泪管阻塞和泪囊炎。要取出远端移位（distal migration）的

塞子（plugs），需要行复杂的泪小管手术、DCR，甚至结膜泪囊鼻腔吻合术。

Herrick 塞子（Herrick plugs）可导致持续性炎症和溢泪等慢性不可逆性不良反应。它们破坏正常的泪小管结构，引起组织增生反应，导致泪小管周围纤维化，产生肉芽组织、化脓性肉芽肿、巨细胞反应、泪小管炎、泪囊炎和淋巴细胞浸润。上述反应会导致持续溢泪和慢性泪小管炎。

烧灼也是封闭泪点的方式，但与容易取出的泪点塞不一样，它是不可逆的。小型号的泪点塞便于插入，但同时也增加了塞子移动的概率，并可引起刺激、角膜糜烂、泪小管狭窄、异物感、溢泪、瘙痒、化脓性肉芽肿、塞子碎裂，以及导致泪小管炎和泪囊炎的后遗症。强制性置入泪点塞都可能导致泪点塞误入泪小管。

DCR 术后可能再次发生泪道狭窄，原因在于泪总管内口仍有狭窄或出现新的狭窄，或者是骨窗不恰当。保留的人工泪管材料也可能是导致 DCR 失败的因素。眶内壁和眶底植入物移位或者放置不当，都可能压迫泪囊和（或）鼻泪管，或使之发生阻塞。

曾有经鼻窦眶减压术引起鼻泪管阻塞的报道，这可能是继发于鼻窦开窗周围组织的迟发性瘢痕。有报道认为泪道狭窄和阻塞是鼻部手术、鼻整形术、鼻窦手术的并发症，经鼻内窥镜手术，或者传统的外路手术及颅面部手术都可发生。

鼻窦开窗手术通常位于上颌窦的前端、下端。如果上颌窦口位置太高或太靠后，或当上颌窦口向前方扩大，鼻泪管位置异常时，就可能损伤鼻泪管。眼眶减压开窗术一般去除内侧壁及眶底，也可能引

起鼻泪管损伤。

机械性因素

外部的压迫或管腔内的异物、血肿、结石等均可导致鼻泪管的机械性压迫阻塞。管内的直接阻塞或外部的压迫会阻塞泪小管和鼻泪管。

管内机械性阻塞最常见的原因是泪道结石，其次是继发性真菌感染，但原因常常是不确定的。有报道说睫毛可作为泪道结石形成的核心。还有人认为在阻塞泪道中的钙、磷酸盐代谢水平较高等，可促进泪道结石的形成。

曾报道有多种药物，如肾上腺素和奎纳克林等导致鼻泪管内形成管型沉积物。泪道结石常发生于 50 岁以下的患者以及有长期吸烟史的患者。这些患者常表现为间歇性泪囊炎，有局部疼痛和压痛。

可导致管内机械性阻塞的异物常为迁移到管内的或管内存留的医学材料，如泪小管塞或未完全去除的硅胶管。在偶尔的情况下，鼻出血可引起泪囊和鼻泪管的血肿。

外部原因也可能引起泪点的机械性阻塞。上下泪点并置（如上睑下垂），可导致近端阻塞。球结膜的冗余、结膜松弛可能引起机械性阻塞、溢泪和异物感。对冗余结膜可行根治性的新月形切除术。泪阜肥大、大泪阜使泪阜横向扩张，可阻塞泪点或让泪点远离眼球和泪湖。表皮样囊肿和皮样囊肿多发于骨缝，紧贴骨膜，向上达内眦韧带，呈鲜黄色，质硬。眼眶淋巴管瘤和骨瘤，可在外部压迫鼻泪管。

鼻旁窦肿物，如鼻息肉、黏液囊肿、黏膜脓肿、鼻黏膜水肿、鼻腔淋巴组织增生、渗出性鼻炎或肿瘤可在外部压迫泪囊或鼻泪管。鼻黏膜水肿、黏液脓性分泌物可导致鼻泪管鼻腔内开口处（Hasner 瓣）阻塞。过敏性、病毒性或细菌性咽炎和鼻炎可以导致广泛的鼻黏膜水肿，以及大量的淋巴组织增生和渗出，从而导致鼻泪管阻塞，并发展成泪囊炎。

泪囊囊肿、泪管积液为先天性起源或源于外伤。它们生长缓慢，可表现为无痛性的溢泪或者表现为泪囊炎。

上颌窦囊肿、上颌窦黏膜囊肿、潴留性囊肿、假性囊肿、牙囊肿、角化囊肿、成釉细胞瘤、骨化纤维瘤、巨细胞肉芽肿和胆脂瘤，筛窦或上颌窦炎很少导致鼻泪管阻塞。由于筛窦、上颌窦和薄壁骨、筛骨纸板和泪骨的解剖位置接近，感染可能累及眼眶和（或）泪囊，或者是出现类似泪囊炎的症状。筛泡可达泪囊水平，通过薄的筛骨或泪骨、先天性骨缺损，感染可延及该处；感染性静脉血栓也可经由眼眶和鼻窦之间的无静脉瓣的静脉，导致此处感染。

有急性泪囊炎表现的患者，如泪道冲洗通畅，应考虑与鼻窦疾病导致的假性泪囊炎相鉴别。

鼻畸形、系统性疾病或累及面部发育异常的先天性畸形，如面裂或眼眶、面中部异位等，可与鼻泪系统发育不良有关。Centurion 综合征的患者有内眦韧带的前移位、鼻梁突出、泪点异位远离泪湖，从而导致溢泪。

曾有报道佩吉特病和骨质疏松症是获得性鼻泪管阻塞的病因[29]。结节性肉芽肿、嗜酸细胞瘤、鼻结石、鼻腔内翻性乳头状瘤和下鼻道异物可导致鼻泪管 Hasner 瓣处的机械性阻塞。

药物性因素

获得性泪道狭窄可能由使用抗病毒药物、抗青光眼药物，或全身化疗药物而引起。医源性泪点或泪小管狭窄和阻塞的最常见病因是眼科药物的使用。碘苷、阿糖腺苷、脱氧尿苷、鸟苷、地美溴铵、乙膦硫胆碱、异氟磷、阿糖胞苷、糠甲碘、氟尿苷、氟尿嘧啶、新斯的明、毒扁豆碱、肾上腺素、毛果芸香碱、盐酸环喷托酯、米帕林、地匹福林、拉坦前列素及前列腺素衍生物、多佐胺、银制剂、噻吗洛尔、普拉洛尔、塞替派是最常见的与泪道狭窄和阻塞相关的药物。

更常见的与鼻泪管阻塞相关的是局部抗青光眼药物，如碘依可酯、噻吗洛尔、毛果芸香碱、糠甲碘、地匹福林、倍他洛尔、前列腺素类似物和肾上腺素等[35]。

碘苷、曲氟尿苷、阿糖腺苷通常导致泪点阻塞，而不是如病毒感染中所见的泪小管中间部分的阻塞。抗病毒药物毒性作用所致的泪点狭窄经常可于早期停药后逆转。抗青光眼药物可能会导致瘢痕性结膜炎，这与瘢痕性类天疱疮相似，不易区分。

长期局部使用肾上腺素可能会影响鼻泪系统血管丛。这种特殊的静脉丛血管通过收缩及扩张来控制泪道腔的开放及关闭，从而调节泪液的流出量[7]。频繁使用盐酸环喷托酯已被报道可引起泪道重度狭窄。

不仅是药物可导致发生药疹，滴眼液中的防腐剂也会引起药疹。已经证实，局部使用抗青光眼药物的患者，泪道阻塞的发病率增加。这可能与药物本身、防腐剂以及和（或）持续局部治疗有关。组织

学检查发现有结膜上皮化生、杯状细胞减少、表面上皮巨噬细胞和淋巴细胞增多，固有层成纤维细胞、巨噬细胞、肥大细胞、淋巴细胞增多。药源性类天疱疮反应发生于泪小管愈合过程中，也可在长期应用抗青光眼药物后发生，作为瘢痕化的一部分，而产生重度泪道狭窄。炎症会导致人体对药物及防腐剂的清除率降低，药物的持续使用导致炎症和狭窄加重，因此又需要更长的清除时间，结果是更高的药物浓度和更长的清除时间，由此造成恶性循环。

局部应用丝裂霉素C用于角膜-结膜上皮内瘤样病变、原发性获得性色素沉着伴不典型增生、结膜恶性黑色素瘤、多形性皮脂腺癌的治疗，有14%~43%的患者会由于泪点、泪小管狭窄而导致溢泪[36, 37]。

全身使用一些抗肿瘤药物，如5-氟尿嘧啶（一种嘧啶类似物，可以阻断胸苷酸合成酶）和多烯紫杉醇也可引起泪点和泪小管狭窄及阻塞，导致溢泪[38]。

全身应用5-氟尿嘧啶和多烯紫杉醇，能引起鼻泪管阻塞以及泪点和泪小管狭窄和阻塞。具有快速增殖细胞成分的组织，如黏膜、胃肠道、骨髓和皮肤易于受到影响并产生副作用。5-氟尿嘧啶也可引起溢泪、结膜炎、睑缘炎、角膜炎、视力模糊、疼痛、睑缘粘连、瘢痕性睑外翻等。这可能会导致黏膜炎性反应、明显的结膜炎，以及口腔和消化道的炎症等。泪液引流系统的炎症和纤维化导致广泛的纤维粘连，使泪小管和泪囊发生阻塞[39]。这些药物和可引起黏膜内层损伤的类似药物，可对泪道系统造成永久性的损害。结膜、角膜和眼睑等部位的异常多是由于细胞增殖抑制引起，通常发生在开始治疗的几天到

几周。这些并发症通常会在治疗完成后缓解。经静脉给药的 5- 氟尿嘧啶可分泌入泪液中，从而影响眼表，并持续浸润泪点和泪小管引起慢性炎症，最终导致其发生狭窄和阻塞。泪点和泪小管上皮细胞的快速增殖细胞受损，导致固有层结构产生慢性炎症而产生狭窄。

在紫杉烷类抗肿瘤药物当中，多烯紫杉醇是对抗中晚期乳腺癌和其他常见恶性肿瘤的一种有效的化疗药物。每周接受多烯紫杉醇治疗的患者中，高达 50% 可出现溢泪和永久性泪小管狭窄，而每 3 周接受一次多烯紫杉醇治疗者出现这两个症状的比例较小。已证实，在泪囊和鼻黏膜的间质中，有慢性炎症和广泛纤维化的改变。在严重病例中，这种阻塞是不可逆的。泪小管狭窄的机制可能由于分泌在泪膜中的多烯紫杉醇，以及和它直接接触造成的泪小管纤维化，或者是由于药物的全身作用导致的泪点和泪小管的黏膜内层发生纤维化，类似于在身体的其他地方可以看到的广泛水肿和纤维化。接受多烯紫杉醇治疗的患者，应筛查有无溢泪和泪小管狭窄，对于轻症患者，局部应用皮质激素滴眼液、人工泪液，以及泪道探通可减轻黏膜炎症，并稀释泪液中药物的浓度，从而减少泪道系统黏膜的组织学改变。对于中度或重度的泪小管狭窄的治疗，可能需要行人工泪管置入来避免施行结膜泪囊鼻腔吻合术[38]。

随着药物剂量较低和治疗周期较短的新治疗方案的采用，泪道狭窄和阻塞发生率相对减少。应定期对这些患者进行监测和检查，包括行泪道探查和冲洗来尽早发现是否累及泪道，如果泪道受累，局部应用皮质激素来减少黏膜炎症，同时可在每次注射多烯紫杉醇后，频繁使用人工泪液来稀释泪膜中的药物浓度。中度或进展性泪道重度狭窄需要置入人工泪管，以避免不可逆损害的发生，从而免于施行 DCR 和CDCR。

辐射性因素

肿瘤的放疗的外照射可引起泪液引流系统的炎症、狭窄和阻塞。文献中所报道的剂量差异很大，曾有病例只要 1800 rad（cGy）的剂量就发生泪道并发症。另有报道认为，泪道对于放射疗法来说是相对豁免的，除非是应用了相当高的剂量。有假说认为，溢泪可能是源自下列因素的共同作用，包括泪道解剖结构上的阻塞、结膜上皮的变化、结膜上皮细胞的损伤，以及结膜杯状细胞和腺体的破坏等。对于进行放疗的内眦部肿瘤患者，建议考虑置入人工泪管。局部应用皮质激素也可预防泪点狭窄[40]。

据报道，钴和铱放疗可引起严重的皮炎和泪道狭窄。Lovato 等进行的一项前瞻性研究报道，预防性应用硅胶人工泪管进行泪道置管，12 例患者中有 11 例泪道是通畅的，而未接受预防性硅胶人工泪管置入治疗的 12 例患者中，在用氢离子治疗葡萄膜恶性黑色素瘤后，有 10 例发生泪点阻塞。

^{131}I 消融治疗甲状腺癌，累积剂量达150 mCi 或更高时，临床上会有 4.6% 的患者产生明显的泪道阻塞。甲状腺外组织发现存在放射性碘，包括唾液和泪液中，并证实可导致结膜炎、干眼综合征。阻塞的部位可累及鼻泪管、泪总管，但上下泪小管很少累及，可引起异物反应和纤维化。

发生重度泪道狭窄的机制可能是源于放射性泪液的直接放射性损伤所导致的被动性的局部毒性损伤，和（或）源于主动性的血液中钠/碘转运体使 ^{131}I 在泪道组织转运积聚所造成的损伤，类似于甲状腺的碘吸收机制。接受放射性碘治疗的患者的泪液和泪腺中，放射性碘含量已恢复正常。常见的副作用是干眼症与慢性和复发性结膜炎。碘钠转运体是有碘吸收能力的离子转运蛋白，存在于泪囊和鼻泪管的假复层柱状上皮细胞。碘钠同向转运体是一种跨膜糖蛋白，介导碘的主动摄取，存在于甲状腺和眼周区域，以及睫状体、鼻泪管和泪腺。放射性碘引起的炎症反应可能造成组织肿胀和纤维化，最终造成泪道管腔的阻塞。重度泪道狭窄和阻塞的发病率的升高可能与放射剂量相关。有症状的患者应该接受早期评估和硅胶人工泪管置入治疗，因为一旦发展为完全性阻塞，治疗就比较困难[41]。

希望这些分类系统能够有助于泪道疾病的诊断和治疗。上述对于阻塞和狭窄的部位和病因学的系统分类，有助于疾病的鉴别诊断，以及对患者进行准确的评估并制定个性化治疗方案。这些分类不是完全孤立的，有些是相互重叠的，还有一些疾病、药物和（或）临床情况还没有在本章中进行叙述。

参考文献

1. McCormick SA, Linberg JV. Pathology of the nasolacrimal duct obstruction. Contemp Issues Ophthalmol Lacrimal Surg. 1988;5:169–202.

2. Zhuang L, Sylvester CL, Simons JP. Bilateral congenital lacrimal fi stulae: a case report and review of the literature. Laryngoscope. 2010;120 Suppl 4:S230.

3. Barton K, Monroy D, Nave A, Pfl ugfelder SC. Infl ammatory cytokines in tears of patients with ocular rosacea. Ophthalmology. 1997;104:1868–74.

4. Van Santvliet L, Ludwig A. Determinants of eye drop size. Surv Ophthalmol. 2004;49(2):197–213.

5. Shimazaki J, Sakata M, Tsubota K. Ocular surface changes and discomfort in patients with meibomian gland dysfunction. Arch Ophthalmol. 1995;113:1266–70.

6. Lin PY, Tsai SY, et al. Prevalence of dry eye among an elderly Chinese population in Taiwan: the Shihpai Eye Study. Ophthalmology. 2003;110:1096–101.

7. Paulsen FP, Thale AB, Maune S, Tillmann BN. New insight into the pathophysiology of primary acquired dacryostenosis. Ophthalmology. 2001; 108(12):2329–36.

8. Burns JA, Cahill KV. Modifi ed Kinosian dacryosystorhi-nostomy: a review of 122 cases. Ophthalmic Surg. 1985;16:710–6.

9. Bartley GB. Acquired lacrimal obstruction: an etiologic classifi cation system, case report, and a review of the literature. Part 1. Ophthal Plast Reconstr Surg. 1992;8(4):237–42.

10. Lyons CJ, Rosser PM, Welham RA. The management of punctal agenesis. Ophthalmology. 1993;100(12):1851–5.

11. Rose GE. The giant fornix syndrome: an unrecognized cause of chronic, relapsing, grossly purulent conjunctivitis. Ophthalmology. 2004;111:1539–45.

12. Maguire LJ, Bartley GB. Complications associated with the new smaller size Freeman punctal plug. Arch Ophthalmol. 1989;107:961–2.

13. Nelson C. Complications of Freeman plug. Arch Ophthalmol. 1991;101:923–4.

14. Mahapatra AK, Suri A. Anterior Encephaloceles: a study of 92 cases. Pediatr Neurosurg. 2002;36:113–8.

15. Knop E, Knop N. Lacrimal drainage-associated lymphoid tissue (LDALT): a part of the human mucosal immune system. Invest Ophthalmol Vis Sci. 2001; 42:566–74.

16. Paulsen F, Corfi eld AP, Hinz M, et al. Characterization of mucins in human lacrimal sac and nasolacrimal duct. Invest Ophthalmol Vis Sci. 2003;44(5):1807–13.

17. Mauriello JA, Palydowycz S, DeLuca J. Clinicopathologic study of lacrimal sac and nasal mucosa in 44 patients with complete acquired nasolacrimal duct obstruction. Ophthal Plast

Reconstr Surg. 1992;8(1):13–21.

18. Francisca FC, Carvalho AC, Francisco VF, et al. Evaluation of 1000 lacrimal ducts by dacryocystography. Br J Ophthalmol. 2007;91(1):43–6.

19. Anderson NG, Wojno TH, Grossniklaus HE. Clinicopathologic fi ndings from lacrimal sac biopsy specimens obtained during dacryocystorhinostomy. Ophthal Plast Reconstr Surg. 2003;19:173–6.

20. Zeitz HJ. Bronchial asthma, nasal polyps, and aspirin sensitivity: Samter's syndrome. Clin Chest Med. 1988;9:567–76.

21. Blicker JA, Buffam FV. Lacrimal sac, conjunctival, and nasal culture results in dacryocystorhinostomy patients. Ophthal Plast Reconstr Surg. 1993;9(1):43–6.

22. Baddini-Caramelli C, Matayoshe S, Moura EM, et al. Chronic dacryocystitis in American mucocutaneous Leishmaniasis. Ophthal Plast Reconstr Surg. 2001; 17:48–52.

23. Yazici B, Hammad AM, Meyer DR. Lacrimal sac dacryoliths: predictive factors and clinical characteristics. Ophthalmology. 2001;108(7):1308–12.

24. Mauriello JA, Stabile C, Wagner RS. Dacryocystitis following Kawasaki's disease. Ophthal Plast Reconstr Surg. 1986;2(4):209–11.

25. Bartley GB. Acquired lacrimal drainage obstruction: an etiologic classifi cation system, case reports, and a review of the literature. Part 2. Ophthal Plast Reconstr Surg. 1992;8(4):243–49.

26. Ni C, D'Amico DJ, Fan CQ, et al. Tumors of the lacrimal sac: a clinicopathological analysis of 82 cases. Int Ophthalmol Clin. 1982;22:121–40.

27. Ozcan KM, Ozdas T, Baran H, et al. Hemolacria: case report. Int J Pediatr Otorhinolaryngol. 2013;77(1): 137–8.

28. Madreperla SA, Gree WR, Daniel R, Shah KW. Human papillomavirus in primary epithelia tumors of the lacrimal sac. Ophthalmology. 1993;100: 569–73.

29. Bartley GB. Acquired lacrimal drainage obstruction: an etiologic classifi cation system, case report, and a review of the literature. Part 3. Ophthal Plast Reconstr Surg. 1993;9(1):11–26.

30. Jakobiec FA, Zakka FR, Papakostas TD, Fay F. Angiomyofi broma of the orbit: a hybrid of vascular leiomyoma and cavernous hemangioma. Ophthal Plast Reconstr Surg. 2012;28(6):438–45.

31. Leib ML, Chynn EW, Michalos P, Schubert HD, Leib EJ. Neurilemmoma of the anterior ethmoidal nerve encroaching upon the nasolacrimal duct. Br J Ophthalmol. 1992;76:750–2.

32. Lyon DB, Dortzbach RK, Lemke BN, Gonnering RS. Canalicular stenosis following probing for congenital nasolacrimal duct obstruction. Ophthalmic Surg. 1991;22:228–32.

33. Young JDH, MacEwen CJ, Ogston SA. Congenital nasolacrimal duct obstruction in the second year of life, a multicenter trial of management. Eye (Lond). 1996;10:484–91.

34. White WL, Bartley GB, Hawes MJ, et al. Iatrogenic complications related to the use of Herrick Lacrimal Plugs. Ophthalmology. 2001;10:1835–7.

35. McNab AA. Lacrimal canalicular obstruction associated with topical ocular medication. Aust N Z J Ophthalmol. 1998;26:219–23.

36. Khong JJ, Muecke J. Complications of Mitomycin C therapy in 100 eyes with ocular surface neoplasia. Br J Ophthalmol. 2006;90:819–22.

37. Koop ED, Seregard A, Selva D. Punctal–canalicular stenosis associated with mitomycin-C for corneal epithelial dysplasia. Am J Ophthalmol. 2003;136: 746–7.

38. Esmaeli B, Valero V, Ahmadi MA, Booser D. Canalicular stenosis secondary to docetaxel (taxotere): a newly recognized side effect. Ophthalmology. 2001;108:994–5.

39. Esmaeli B, Burnstine MA, Ahmadi MA, Prieto VG. Docetaxel-induced histologic changes in the lacrimal sac and nasal mucosa. Ophthal Plast Reconstr Surg. 2003;19(4):305–8.

40. Lovato AA, Char DH, Castro JR, Kroll SM. The effect of silicone nasolacrimal intubation on epiphora after helium ion irradiation of uveal melanomas. Am J Ophthalmol. 1989;108:431–4.

41. Burns JA, Morgenstern KE, Cahill KV, et al. Nasolacrimal obstruction secondary to [131] I therapy. Ophthal Plast Reconstr Surg. 2004;20:126–9.

第6章 泪泵功能及功能障碍

Michael Mercandetti, Adam J. Cohen, Brian Brazzo

在人眼中，瞬目动作协助含有多种成分的泪膜弥散于包括角结膜在内的眼表组织。这对于泪液或泪泵来说，这同样是基本的生理活动。这种机械过程促进泪液通过泪液排出系统从眼表排出泪液。泪膜散失主要源于蒸发作用，而泪泵功能障碍将导致溢泪。

M. Mercandetti, M.D. (✉)

Private Practice, 1499 East Venice Avenue,

Sarasota, FL 34292, USA

e-mail: facialplasticsurgeon@hotmail.com

A. J. Cohen

Eyelid and Facial Plastic Surgery, Private Practice,

Glenview, IL, USA

Assistant Professor, Section Director of Oculoplastic

and Reconstructive Surgery, Rush University

Medical Center, Chicago, IL, USA

e-mail: acohen@theartofeyes.com

B. Brazzo

Department of Ophthalmology, Weill Medical

College of Cornell University, New York, NY, USA

New York Eye and Ear Infi rmary,

New York, NY, USA

Jones 曾提出泪泵功能理论[1]。他通过解剖发现，内眦韧带由前后支组成，前支较宽且由纤维组织构成，附于上颌骨额突和泪骨，也是睑板前眼轮匝肌的起点。该区域纤维同时连接眶隔前眼轮匝肌和泪囊。

Jones 着重研究了肌肉和韧带的作用及其对泪囊的影响。瞬目时的眼睑闭合推动泪液向上下眼睑的泪点运行。这一肌肉动作（muscle action）也施压于泪小管。眼睑张开时，泪点压力解除，形成使泪液涌入泪点和泪小管的负压。瞬目眼睑再闭合时压迫泪液进入泪囊。同时，眶隔前眼轮匝肌的深部起点牵引泪囊进一步形成负压，协助泪液排出[1-4]。核素显影检查研究支持了这种泵功能理论[5]。

解剖和生理方面的其他研究也进一步阐释了泪泵功能的生理特点。

上下睑内侧的排列方向确保了在瞬目眼睑闭合时泪点间可以接触，眼睑闭合收缩泪点壶腹周围肌肉，并收缩泪小管、牵引泪囊。在瞬目开始时已经进入上下泪小管的泪液，在重力和组织弹力的协助下被挤压入泪囊和鼻泪管。一旦瞬目放松、眼睑开放，眶隔前后肌肉放松，使泪小管重新减压并延长。然而此时泪点仍闭合，从而形成局部真空。眼睑持续开放，泪点开放，使泪湖内的泪液被引入泪小管，这一过程不断重复[6]。

在泪小管内，压差（pressure differential）同样十分重要[7]。正常泪道系统中50%的泪液引流阻力存在于泪小管[8]。

在泪液排出过程，普遍的观点认为，泪泵机制并不比泪液蒸发更重要。在某种程度上，泪泵机制健全并不是必需的，在DCR术后泪液依然能流出[9]。然而，压力学研究证明，无论在内路或外路DCR中，瞬目过程都能检出负压，且在行内路DCR的患者中负压更大。与之形成对照的是，溢泪或DCR失败患者则检出正压[10]。另外，MRI研究表明，内路或外路DCR术后患者的泪泵功能仍旧存在，且内路DCR术后患者的泪泵功能更完善[11]。其他研究者还基于其纤毛的螺旋排列和眼轮匝肌的"拧干"作用，指出了泪囊在泪泵机制中的关键作用[12]。内窥镜下发现，瞬目时泪囊亦在运动[13]。

重力对于泪泵机制所起的作用尚不确定。头朝下时患者仍能引流泪液[9]。然而，若不考虑瞬目频率，重力会使泪液引流增加[14]。泪液引流进入泪小管时，泪泵功能起重要作用，重力则是鼻泪管引流泪液的重要因素[15]。

Frieberg测定了泪小管至泪囊的压力梯度，发现泪小管切开术后该压力梯度丧失[16]。上下泪小管均参与泪泵功能运作[17, 18]，但单一泪小管障碍对泪液引流的影响并不显著[19]。通常建议同时封闭干眼症患者的上下泪点以协助减少泪液引流[20]，

甚至在那些置入Jones管的患者，瞬目时仍能排出泪液，而那些眼睑松弛者则不能实现良好的引流[21]。泪液排出系统中的微绒毛和瓣膜也参与泪泵功能[22, 23]。

泪泵功能障碍的原因可能是单一的，也可能是多因素的。

导致泪泵功能障碍的眼睑位置异常主要如下。

- 睑内翻（entropion，图6-1，6-2）。
- 睑外翻（ectropion，图6-3）。
- 兔眼征（lagophthalmos，图6-4）。
- 眼睑退缩（retraction，图6-5~6-9）。
- 眼睑松弛综合征（floppyeyelid syndrome）。
- 眼睑外伤（trauma）。
- 眼睑麻痹，如贝尔麻痹（Bell's palsy，图6-9，6-10）。
- 眼睑叠盖（imbrication，图6-11，6-12）。

肉毒素注射会导致眼轮匝肌无力。

睑内翻即睑缘内翻向眼球，可伴或不伴倒睫。倒睫时睫毛向眼球侧倒伏导致摩

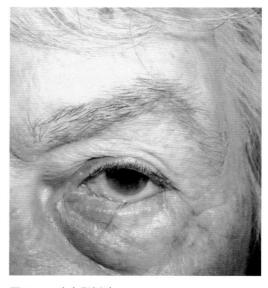

图6-1　睑内翻倒睫

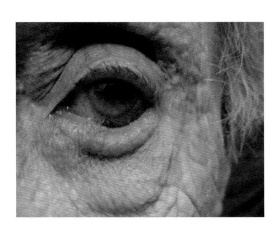

图 6-2　睑内翻倒睫

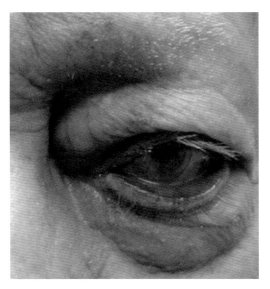

图 6-3　睑外翻和泪点外翻

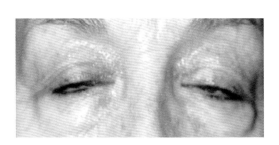

图 6-4　兔眼征

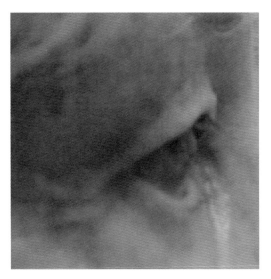

图 6-5　眼睑退缩（侧视图）

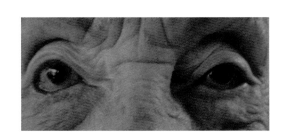

图 6-6　眼睑退缩和睑外翻

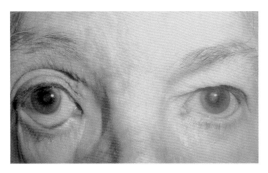

图 6-7　睑缘退缩外翻和泪点外翻

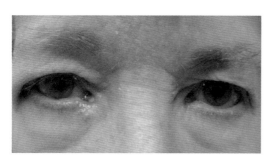

图 6-8　与图 6-7 同一患者无植片修复术后

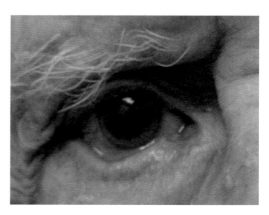

图 6-9　Bell's 麻痹

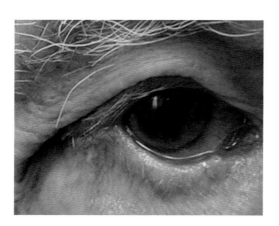

图 6-10　Bell's 麻痹外睑缘缝合术后

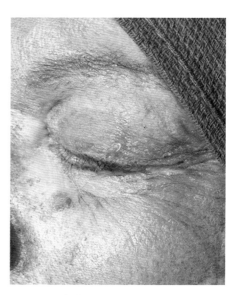

图 6-11　轻度眼睑叠盖（imbrication）

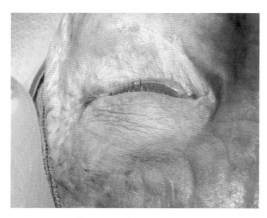

图 6-12　重度眼睑叠盖

擦眼球。睑内翻有老年性、机械性、痉挛性和瘢痕性等几种类型。

睑外翻即睑缘外翻离开眼球，影响泪泵功能，包括老年性、机械性、痉挛性和瘢痕性等类型。

眼睑闭合不全造成的兔眼征，分为麻痹性、机械性和瘢痕性。麻痹性兔眼症一般源于 Bell 's 麻痹、面肌麻痹或肉毒素注射导致的医源性麻痹。

眼睑退缩通常指的是下睑被向下牵拉

或上睑被向上牵拉。眼睑常因老年改变而造成下垂和巩膜暴露增加，这将影响泪泵功能的充分发挥。另外，如眦部韧带松弛，内眦或外眦或两者均有的眦部松弛都将减弱泪泵功能。

眼睑松弛综合征被认为是眼睑松弛的一种类型，一般合并睡眠呼吸暂停并影响泪泵功能。

外伤，包括手术所致，可通过单一因素或多因素影响泪泵功能，任何外伤导致的眼睑变形也将影响泪泵功能。

所有上述眼睑病变可影响眼睑瞬目，阻碍泪液泵入引流系统。

其他功能障碍

泪点位置（punctum position）也会影响泪泵功能。最常见的是泪点外翻，即泪点背离泪湖。可为单独病变或眼睑位置异常的一部分，常为下泪点受累。上睑也可滑向下睑后方并外推下睑，这种状态被称为眼睑叠盖（imbrication）。

泪点也可因病变缩窄，导致泪点开口变小，从而降低泪液引流系统的引流能力。同样地，泪小管狭窄也能影响泪泵功能，减少泪液引流量。泪囊和鼻泪管的阻塞也起到类似作用。这些将在本书其他章节中讨论。

结论

尽管对解剖和生理学方面的研究进行了 10 多年，然而我们对泪泵功能的认识仍然不够全面。一般认为对解剖结构已有了足够的了解，然而更多的研究对泪泵功能涉及的确切结构组成提出了疑问。2012 年

一项对白种人的尸检研究发现内眦韧带的后支缺如。实际上，上述分支由 Horner 肌和泪道隔膜组成[24]。这意味着，解剖上可能存在一个与泪液排出系统有联系的由内眦韧带形成的生理性阀门，可以主动地把泪液注入泪道系统[25]，结构上由 Horner 肌组成[26]。

我们对包括种族变异在内的解剖有了进一步的理解，以及在肉眼和微观技术水平上对解剖结构的确切生理功能的理解逐步深入，由此，我们对泪泵机制将会有更深的理解。

参考文献

1. Jones LT. An anatomic approach to problems of the eyelids and lacrimal apparatus. Arch Ophthalmol. 1961;66:137.

2. Norn MS. Tear secretion in normal eyes. Acta Ophthalmol. 1965;43:567–73.

3. Jones LT. The lacrimal secretory system and its treatment. Am J Ophthalmol. 1966;62:47–64.

4. Jones LT, Wobig JL. Surgery of the eyelids and lacrimal system. Birmingham: Aesculapius; 1976.

5. Theodossiadis G, Panopoulos M, Chatzoulis D, Koutoulidis K, Samaras B, Velissaropoulos P. How do tears drain Technetium studies? Can J Ophthalmol. 1979;14(3):169–72.

6. Doane MG. Blinking and the mechanics of the lacrimal system. Ophthalmology. 1981;88(8):844–51.

7. Wilson G, Merrill R. The lacrimal drainage system: pressure changes in the canaliculus. Am J Optom Physiol Opt. 1976;53(2):55–9.

8. Tucker SM, Linberg JV, Nguyen LL, Viti AJ, Tucker WJ. Measurement of the resistance to fl uid fl ow within the lacrimal outfl ow system. Ophthalmology. 1995;102(11):1639–45.

9. Tanenbaum M, McCord Jr CD. Lacrimal drainage system. In: Tasman W, editor. Duane's Clinical Ophthalmology , vol. 4. Philadelphia: Lippincott Williams & Wilkins; 2006 [Chapter 13].

10. Kamel R, El-Deen HG, El-Deen YS, El-Hamshary M,

Assal A, Farid M, Sleit A, El-Gamal H. Manometric measurement of lacrimal sac pressure after endoscopic and external dacryocystorhinostomy. Acta Otolaryngol. 2003;123(2):325–9.

11. Detorakis ET, Drakonaki EE, Bizakis I, Papadaki E, Tsilimbaris MK, Pallikaris IG. MRI evaluation of lacrimal drainage after external and endonasal dacryocystorhinostomy. Ophthal Plast Reconstr Surg. 2009;25(4):289–92.

12. Thale A, Paulsen F, Rochels R, Tillmann B. Functional anatomy of the human efferent tear ducts: a new theory of tear outfl ow mechanism. Graefes Arch Clin Exp Ophthalmol. 1998;236(9):674–8.

13. Becker BB. Tricompartment model of the lacrimal pump mechanism. Ophthalmology. 1992;99(7): 1139–45.

14. Sahlin S, Chen E. Gravity, blink rate, and lacrimal drainage capacity. Am J Ophthalmol. 1997;124(6): 758–64.

15. Chavis RM, Welham RA, Maisey MN. Quantitative lacrimal scintillography. Arch Ophthalmol. 1978; 96(11):2066–8.

16. Frieberg T. Wietere Unterschungen uber die Mechanik Tranenableitung. Z Augenheilkd. 1918; 39:226.

17. White WL, Glover AT, Buckner AB, Hartshorne MF. Relative canalicular tear fl ow as assessed by dacryoscintigraphy. Ophthalmology. 1989;96(2):167–9.

18. Daubert J, Nik N, Chandeyssoun PA, el-Choufi L. Tear fl ow analysis through the upper and lower systems. Ophthal Plast Reconstr Surg. 1990;6(3):193–6.

19. Smit AJ, Mourits MP. Absence of epiphora in patients with a monocanalicular injury without surgical reconstruction. Ned Tijdschr Geneeskd. 2000;144(33): 1584–7.

20. Lemp MA, Weiler HH. How do tears exit? Invest Ophthalmol Vis Sci. 1983;24(5):619–22.

21. Nik NA, Hurwitz JJ, Sang HC. Mechanism of tear fl ow after dacryocystorhinostomy and Jones' tube surgery. Arch Ophthalmol. 1984;102(11):1643–6.

22. Paulsen F, Thale A, Kohla G, Schauer R, Rochels R, Parwaresch R, Tillmann B. Functional anatomy of human lacrimal duct epithelium. Anat Embryol (Berl). 1998;198(1):1–12.

23. Paulsen F. Anatomy and physiology of efferent tear ducts. Ophthalmologe. 2008;105(4):339–45.

24. Poh E, Kakizaki H, Selva D, Leibovitch I. Anatomy of medial canthal tendon in Caucasians. Clin Experiment Ophthalmol. 2012;40(2):170–3 [Epub 2011 Sep 28].

25. Kakizaki H. Medial canthal anatomy and the lacrimal drainage system. Nihon Ganka Gakkai Zasshi. 2007;111(11):857–63.

26. Kakizaki H, Zako M, Miyaishi O, Nakano T, Asamoto K, Iwaki M. The lacrimal canaliculus and sac bordered by the Horner's muscle form the functional lacrimal drainage system. Ophthalmology. 2005;112(4):710–6.

第7章 泪道阻塞的临床评估和影像学检查

Jonathan J. Dutton

作为泪液引流器官，泪道是一个复杂的以黏膜为内衬的导管，它的功能取决于解剖及生理复杂的相互作用[1]。泪液的引流取决于很多因素，包括泪液的分泌量、眼睑位置、正常的泵功能、泪点和泪液引流通路的解剖位置、重力和鼻腔内的空气对流[2]。泪液分泌和泪液引流之间存在平衡，有溢泪症状的患者可以是解剖结构正常，却有泪液的过度分泌；也可以是泪液分泌正常甚至较少，却引流不畅而出现溢泪。相反，鼻泪管不完全性或者完全性阻塞的患者也可以没有溢泪症状，甚至由于泪液分泌明显减少而有干眼症状。在临床上是否出现溢泪或者干眼这些症状，取决于泪液分泌和泪液引流是否平衡，而不是单一的解剖或者功能问题。

泪道引流功能障碍的病因可以分成两类：解剖性阻塞和生理性阻塞。解剖性阻塞是指泪道引流系统的实体结构异常。这可以是一种完全性阻塞，例如，泪点闭锁、泪小管阻塞或者鼻泪管纤维化。部分阻塞的原因包括泪点或泪小管狭窄、泪道炎症性狭窄，或者由于泪囊区肿物或结石引起机械性阻塞。生理性阻塞是指解剖正常但泪泵功能异常。功能异常可由解剖异常引起，比如泪点外翻、眼睑位置异常、由于眼轮匝肌肌力弱或眼睑松弛引起的泪泵功能不足。如果要采取适当的治疗，通过体格检查与辅助检查来确定功能障碍的类型和明确解剖阻塞部位是非常必要的。粗略的泪囊功能临床评估通常不难，溢泪的诊断通常可以只依据病史，然而，查明溢泪的病因更复杂，并且通常需要进行各种诊断检查。泪液产生和泪液引流之间的不平衡，没有任何单一的检查能够精确查明解剖部位或生理状态，这通常是由多种因素共同导致的。有很多种临床检查可被使用，为了正确地诊断特定的疾病，需要利用这些检查。在本章中，我们简要介绍

J. J. Dutton , M.D., Ph.D. (⊠)

Department of Ophthalmology , University of North
Carolina , 5111 Bioinformatics Building, CB 7040 ,
Chapel Hill , NC 27599–7040 , USA

e-mail: jonathan_dutton@med.unc.edu

最重要的检查及影像学技术，并探讨每一种检查的临床意义。

临床诊断

以下的临床检查是分别用来评估泪液分泌和泪液引流系统的。这些检查既包括一些每次评估都应进行的临床常规检查，也包括针对特定患者的复杂放射和超声检查。在大多数溢泪病例中，应进行多种检查来确定病因及计划治疗方案。

临床病史

对于那些有溢泪症状的患者，临床病史是最为重要的评估因素之一，却经常被掩盖或完全被忽略。充分地采集病史通常可以缩小可能的病因范围，并且在大多数病例中可以让医师决定应该进行哪些检查。自出生以后就有溢泪病史的儿童，溢泪的原因几乎都是由于 Hasner 瓣的发育性阻塞。而成人的获得性溢泪会有很多不同的病因，如泪小管或鼻泪管的阻塞。询问面部外伤史非常关键，因为它可以提示医师及时做骨性鼻泪管的检查。眼科药物的使用、某些全身化疗药物的使用及眼眶放疗病史会提示医师患者可能有泪管阻塞。鼻旁窦手术，尤其是鼻内上颌窦造口术、息肉切除或筛窦切除术的病史都会提示医师存在直接损伤鼻泪管的可能性。有快速增大的可扪及的内眦部肿块病史或血泪病史，应高度怀疑恶性肿瘤。间断性溢泪可能与膜性泪道或过敏性鼻炎的早期炎症相关。反复发作的泪囊炎（dacryocystitis）通常提示鼻泪管下段阻塞，但也可能由近段泪道狭窄引发。全面地采集病史作为常规

评估的一部分，将显著提高进一步检查的效率。

外部检查

为了评估溢泪是由泪液分泌过多还是泪液引流不畅引起的，应首先认真检查眼表及眼睑结构。无论是炎症性还是机械性的角结膜刺激征，都可能引起泪液过度分泌，甚至在泪液引流正常的情况下，也有可能引发溢泪。睑缘炎和过敏性结膜炎通常会导致溢泪增加。泪点闭锁或者内眦侧睑裂狭窄导致的泪点并置（punctal apposition）和机械性阻塞将阻碍泪液引流。结膜松弛症随年龄增长而加重，戴角膜接触镜也是此疾病的诱发因素[3, 4]。更严重者，松弛的结膜将覆盖并机械性阻断泪点的引流[5]。内眦区的肿物或者睑球粘连同样会机械性阻断泪液的引流。泪囊触诊（lacrimal sac palpation）有脓液流出，按压泪前嵴的后方出现黏脓性物质的反流，提示鼻泪管下段阻塞引起泪囊扩张。检查鼻腔是必要的，如高度增生的鼻黏膜或者鼻息肉可以堵塞鼻泪管开口。在儿童患者中，即使能够成功地探通，狭窄的下泪道也可能会阻止泪液引流。很少的一部分患者鼻部肿瘤会阻塞泪道，同时可能会蔓延到鼻腔。

年龄相关的或其他原因引起的眼轮匝肌肌力弱而导致的眼睑松弛（eyelid laxity）将会使眼轮匝肌泵功能减弱，从而引发功能性的获得性溢泪[6-8]。在这类患者中，主诉溢泪是由于泪液引流延迟引起，然而可能没有泪点或泪管狭窄或位置异常的体征，并且鼻泪管冲洗时没有明显反流。定量的闪烁扫描研究表明引流延迟与眼睑内

眦松弛呈正相关[9]。眼睑松弛合并位置异常（如内翻），伴或不伴有倒睫都可能导致角膜刺激征，而继发反射性溢泪。眼睑松弛或面神经麻痹引起的睑外翻将会导致暴露性角膜炎及反射性溢泪。内眦侧的眼睑外翻导致泪点与泪湖分离，影响泪液引流（图 7-1）。

　　泪点狭窄（punctal stenosis）比较常见，有报道称超过一半的正常人存在泪点狭窄，发生率随年龄增长而增加，并且与慢性睑缘炎相关[10]。泪点及泪小管狭窄是使用化疗药物常引起的并发症，例如全身应用 5- 氟尿嘧啶和多西紫杉醇，或者局部应用丝裂霉素 C[11-13]。因为泪点狭窄可以不伴有眼睑的松弛，任何溢泪的评估应该特别注意这一点。

　　泪囊炎的患者可能伴有泪囊区的皮肤瘘管。有内眦部溢泪或流脓的病史，提示应仔细检查泪囊区皮肤是否有小的瘘口。通过从泪点用荧光素冲洗泪道，染色剂从瘘口流出可确诊。瘘口偶尔会出现在远离内眦的部位，甚至会在面颊部（图 7-2）。

泪液分泌试验（Schirmer 试验）

　　1903 年，为了评估泪液的分泌，Schirmer 描述了这个方法。从那时起，Schirmer 试验就成为用来诊断干眼症和泪液过度分泌综合征的重要临床检查。Schirmer Ⅰ试验常用来大体评估泪液的分泌。检查时通常不用表面麻醉药物。一条 41 号的 Whatman 滤纸，长 50mm，宽 5mm，一端折叠 5mm，把折叠端放置在下睑中外 1/3 结膜穹隆处，测量 5 分钟内滤纸被浸湿的长度[14]。这个试验应该在暗光下进行，并且必须双眼同时进行，检测的

是泪膜的水样成分，并且不区分基础分泌和反射分泌的量。上述试验仅能粗略地评估泪液的分泌量，因为试纸本身的刺激也会引起反射性溢泪。在进行试验前，将下穹隆内的泪液吸干净十分关键。如果试验人员没有仔细地将泪湖从结膜处清理干净就插入试纸，那么测量出的结果将会比实际的值高。如果泪液引流系统正常，将有相当数量的泪液通过泪点但并不会被记录在试纸上。部分泪液的流失与引流的充分程度成正比，而且这部分流失的泪液量可能会比记录的泪液量更多。Schirmer 试验的正常值是在 5 分钟内测得 10~30mm，30 岁以下的患者通常会测得大于 25mm 的结

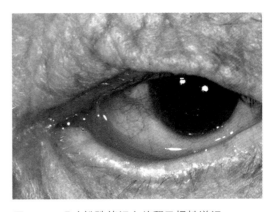

图 7-1　眼睑松弛伴泪点外翻及慢性溢泪

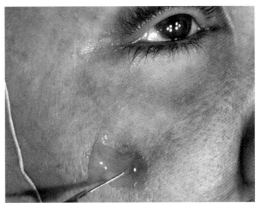

图 7-2　儿童泪囊炎伴下方面颊部皮肤瘘管黏液流出

果，而 60 岁以上的患者将会测得小于或等于 10mm 的结果。记住如下信息十分重要，即任何一个特定的检测结果，比如湿润长度 15mm，对于引流系统正常的患者和引流系统有一定程度阻塞的患者而言，其意义是不同的。

如果 Schirmer Ⅰ 试验的结果是异常的，可能需要调整试验方式来区分基础分泌和反射分泌的量。在结膜囊点表面麻醉药物后重复此试验。此试验应该在暗光环境中进行，因为光线会刺激泪腺的反射性分泌。在有干眼或溢泪症状的患者，可能会查出综合基础分泌和反射分泌的结果，单一的水样液体量的检测并不能完全表明泪道系统的功能。

当 Schirmer Ⅰ 试验的结果低于正常值时，Schirmer Ⅱ 试验可以用于检测反射性分泌量。眼表应用表面麻醉药物，用棉签机械性地刺激鼻黏膜或者使用氯化铵进行化学刺激。Schirmer Ⅱ 试验将会测试出比基础分泌量更多的反射分泌量。

标准 Schirmer 试验中采用的 5 分钟试验间隔可能引起一些患者的不适，并且可能引发过度分泌而导致试验结果的假性增高。Karampatakis 等 [15] 的研究表明，在 94.5% 的样例中，2 分钟试验的结果与 5 分钟试验的相吻合，即大多数正常受检者都表现出大于或等于 10mm 的试纸湿润长度。

玫瑰红染色（rose bengal staining）

玫瑰红是一种氯化替代的碘化荧光素染料（chloride-substituted iodinated fluorescein dye），它会使失活的上皮细胞着染。无论 Schirmer 试验确定的总水样泪液的结果如何，结膜着染结果的增多均是泪液分泌不足的敏感性指标。在此类病例中，基本层如表面活性剂和脂质会使得泪膜难以保护角膜。在溢泪和明显着染的患者中，应怀疑有反射性的过度分泌和生理性的泪液分泌不足的可能。

泪膜破裂时间

正常泪膜的稳定性取决于基础黏蛋白层，其增加了上皮细胞的亲水性，使得角膜表面湿润。当基础黏蛋白成分减少时，泪膜将在相对更疏水的角膜表面上破裂。泪膜破裂时间（tear breakup time）是用于评估此类泪液功能成分的简单临床试验。在结膜囊内滴一滴荧光素液，并且指示患者眨眼一次。在钴蓝光照明的裂隙灯显微镜下观察角膜表面，观察者将观察到泪液膜中出现干燥斑并记录所需的时间（秒数）。正常泪膜破裂时间为 15~30 秒。小于 10 秒的泪膜破裂时间表示可能是黏蛋白缺乏，其不仅可导致干眼综合征的症状，而且可导致水性泪液成分的反射性过度分泌和溢泪。

染料消失试验（dye disappearance test）

荧光素染料消失试验通常作为首次 Jones 染料试验（Jones Ⅰ 试验）的一部分进行。它是泪液流出结膜囊的速率的初步测定。将一滴 2% 荧光素滴于下结膜穹隆中，5 分钟时剩余的量以 0~4+ 分级，0 代表没有染料剩余，4+ 代表所有的染料均剩余。两侧对比时，该试验是最有意义的。结膜囊中的荧光素少量或无残留（阳性试验）表示正常引流，而染料的大量或全部残留（阴性试验）则表示部分或完全阻塞以及泪泵功能异常。必须特别注意到泪液在脸颊上的任何溢出，并且提醒患者在试验期间不要用纸巾擦眼睛。在那些远端阻塞的泪囊扩张膨大的患者中，染料也可能消失。该试验不能区分引流功能障碍的原因是生理性的还是解剖性的，也不能定位任何机械性阻塞的部位，它仅表示泪液流出穹隆是正常还是延迟。95%的无症状正常受检者，染料消失试验显示为阳性（正常流出），并且可能比 Jones Ⅰ 试验更敏感[16]。与后者不同，它似乎不取决于 Schirmer 试验测量的总泪液流量。

首次 Jones 染料试验

在 1961 年，Jones 描述了泪液引流功能的一个简单试验，已经成为评价溢泪最常用的检查之一。Jones Ⅰ 试验是一种真正的功能性试验，应该尽可能接近生理条件。患者应处于直立体位，并正常眨眼。测试时不使用表面麻醉药物，虽然临床医师可能为了使患者更舒适而麻醉鼻黏膜。将 2% 的荧光素溶液滴注到结膜囊中，并且分别在 2 分钟后和 5 分钟后将细棉签头放置在下鼻甲下方的鼻泪管开口水平处。或者，要求患者对着干净的纸巾擤鼻。如果染料出现在鼻腔中，则试验是阳性的，并且表示泪道解剖和生理功能正常。然而，染料可能非常难以从鼻腔中检测到，因此在该试验中存在高的假阴性率。染料流至鼻腔的时间差异相当大，并且显示与 Schirmer 试验有着相关性。即使在没有溢泪症状的眼睛，染料进入鼻子需要的时间可能比测

试中所设定的 5 分钟更长。间隔 10 分钟将出现更多阳性结果。此外，试验条件可改变结果，荧光素从眼睛流至鼻腔的时间受诸如眨眼次数、头部位置和重力以及荧光素液等因素的影响。放置染料的经验（使用滴剂或者是试纸条）和从鼻子获得染料的技术也可能会影响回收率。

虽然阳性试验结果提示泪道系统正常，但它并不能完全排除生理功能障碍或轻度解剖阻塞。更重要的是，单一试验的阴性结果不一定表示引流异常，即使在无症状的正常受检者中，阳性重复率通常仅在 85% 的范围内[17]。

由 Flach 描述的荧光素试验是 Jones Ⅰ 试验的改进[18]。这种方法是从下鼻道回收染料，以避免难度和可变性。将 2% 荧光素液置于结膜囊中，并且用紫外光线检查口咽，从 5 分钟开始，如果需要，可持续 1 小时。使用这种技术，据报道，在 30 分钟内 90% 的正常受检者显示口咽荧光，并且在 60 分钟内 100% 显示荧光。这个检查最好作为阴性 Jones Ⅰ 试验的补充，并且可以在 20~30 分钟后进行。由于荧光的存在有持续性，在单次就诊期间通过该技术仅可测试一只眼睛。

1973 年，Hornblass[19] 详细报道了对 Lipsius 最初提出的 Jones Ⅰ 试验的改良方法[20]。这种方法是将 1% 的糖精钠无菌溶液 0.4 ml 滴到结膜囊中，并且要求患者尝到溶液时立即报告。Hornblass 发现染料流到鼻子的平均时间为 3.5 分钟，正常受检者中，65% 在 6 分钟内报告阳性结果，90% 在 15 分钟内报告阳性结果。时间超过 15 分钟表明部分鼻泪管阻塞。试验取决于患者的主观反应，并且在可以尝到味道之

前，它必须进入咽部，其阈值味觉敏感度是多变的。Lipsius同时指出，3%的正常人尝不出糖精钠的味道。

第二次 Jones 染料试验

Jones I 试验阴性表明泪液通过泪道引流系统流到鼻腔的时间延迟，但它不能区分是生理功能障碍，还是解剖阻塞。第二次Jones染料试验（Jones II 试验）在这种情况下评价泪道系统解剖的通畅性。冲洗结膜囊内由 Jones I 试验中留下的残留荧光素并滴表面麻醉剂。患者坐位，头部稍微向前倾斜，将清亮的盐水通过插管注入泪小管（图 7-3）。嘱患者在干净纸巾上擤出或吐出进入鼻子或咽部的任何液体。如有液体进入鼻子的通道，表示鼻泪系统的解剖通畅。在这种情况下，不存在完全阻塞，因为盐水能在压力下穿过泪道。液体中的染料表示泪点和泪小管的解剖结构正常，因为在之前的 Jones I 试验中染料必须自由地进入泪囊中。然而，这种结果不排除在泪囊以下或鼻泪管水平的不全性阻塞。当来自Jones I 试验的染料没有进入泪囊，从鼻内回收到清水而不含有荧光

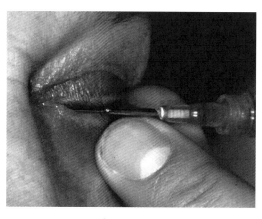

图 7-3　Jones II 试验，通过下泪小管灌注盐水

素则表明泪点或泪小管狭窄或泪泵功能障碍。严重的鼻泪管阻塞则不能通过增加的静水压力使液体到达鼻腔，而会从泪点反流。被染料着色的液体从泪点反流表明在泪囊下方或鼻泪管的水平处的阻塞，泪囊中的残留染料被灌洗液冲洗掉。偶尔，扩张的泪小管黏液囊肿可以保留足够的染料，出现类似的结果。来自另一个泪点的清亮的生理盐水的反流表明在泪总管远端或泪囊上部水平阻塞，没有来自Jones I 试验的残留染料。当清亮的盐水从原泪点反流，而没有从另一个泪点反流时，可能是该泪小管近端阻塞。

当用盐水冲洗泪道时，可摸到扩张的泪囊，如果有时可以看到，则暗示鼻泪管下段阻塞。在这种情况下，按压泪囊而没有液体进入鼻腔提示鼻泪管完全阻塞，而按压泪囊有液体进入鼻腔则意味着不全阻塞。由于慢性炎症而萎缩和纤维化的泪囊在这些情况下不会扩张。

Jones II 试验在增加的静水压力下评估泪道解剖的通畅性。试验结果为阳性时，它不能区分是由生理功能障碍引起的溢泪，还是由部分阻塞引起的溢泪。当Jones I 试验是阳性（染料在鼻腔中能回收）时，Jones II 试验应该也是阳性的，因此不必要再做。对于阴性的Jones I 试验，Jones II试验阳性将提示生理性或解剖上部分性阻塞。在Jones I 试验和Jones II试验中都为阴性结果（没有染料回收）确定为严重阻塞。

当鼻泪管阻塞的诊断是基于单一的泪道冲洗检查时，假阳性结果并不罕见。Beigi等 [21] 注意到假阳性率较高，再重复检查显示泪小管狭窄、泪点异常或过度分泌。

泪河测量法

泪河测量法在过去用于评估干眼，现在也用来测量溢泪患者和原发获得性鼻泪管阻塞和功能性鼻泪管引流障碍患者的泪河高度[22]。有功能性或解剖性鼻泪管阻塞的患者的泪河高度明显高于正常对照组[23]，并在 DCR 术后泪河高度降低至接近正常。这种检查被用于确定泪道引流障碍的多种病因，但是必须结合其他检查来诊断特殊病因。

泪道探查

当 Jones Ⅱ 试验提示泪道阻塞时，应该用小的 Bowman 探针轻柔地探查泪小管至泪囊区（图 7-4）。首先要扩张泪点，向外牵拉眼睑以防泪小管弯曲，然后插入泪点扩张器进行扩张。狭窄和阻塞的部位与泪点的距离用探针直接测量并以毫米为单位记录。多数人的泪总管距离泪点 6~9mm。如果没有泪道阻塞的表现就不应该探查泪道，因为探查泪道可能会造成不必要的损伤，并有继发纤维化的风险。

影像学诊断技术

超声检查

A 超和 B 超是评估正常泪囊和泪道的简单、无创性的检查（图 7-5）[24]，用来评估泪道的解剖异常也是有价值的[25, 26]，但是无法评估泪道的生理功能异常，并且大部分病例中也无法精确定位解剖阻塞的部位。扩张的泪囊很容易和正常鼻泪管辨别（图 7-6）。它同样可以区分空气、黏液和固体肿物，确定泪囊新生物[27]。在 6%~7% 的鼻泪管阻塞的患者中能观察到泪囊结石[28]。

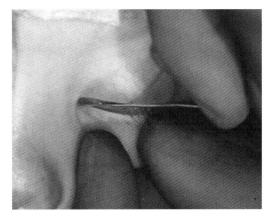

图 7-4　用 0 号 Bowman 探针探查下泪小管

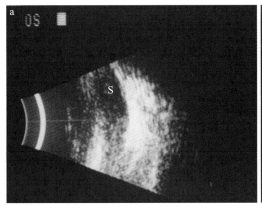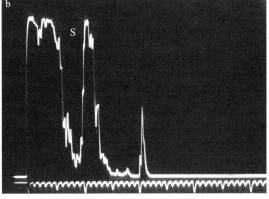

图 7-5　a—B 超显示具有正常泪囊（S）的鼻泪系统。前下方为泪前嵴，后面为泪骨。b—正常鼻泪系统的 A 超图。泪囊具有低反射率（S）和清晰的前壁和后壁。较小的峰代表泪骨

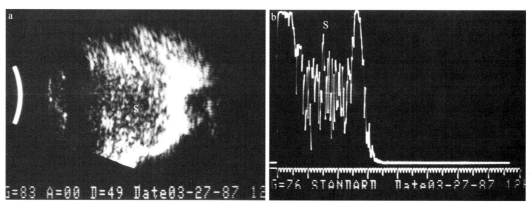

图 7-6　a—急性泪囊炎患者的B超显示泪囊团块样增大（S）和前壁及后壁的增厚；b—同一患者的A超显示扩张的泪囊（S），具有不规则的中等反射率，表明存在黏脓性渗出物

Tost 等[29] 报道泪小管可以被显示出来，但需要在泪道内注射透明质酸钠盐水。

将B超探头放置在内眦部，垂直方向定位泪囊窝，只有明显扩张的泪小管才能被观察到。可以测量泪囊和上泪道的直径，也可以测量壁的厚度[30]。还可以鉴定憩室，并且可以检测泪道系统内的各种回声密度，例如炎性膜、肿瘤和结石。手术吻合口的位置和大小也可以用这种技术成像（图 7-7），但不容易评估其通畅性[31]。

为了精确测量泪囊和评价囊内容物的内部反射率，可使用A超模式扫描。A超探头起初主要用于眶内球周探测，但是声波瞄准在泪前嵴后面朝向泪囊窝，可获得泪囊的由前外侧斜向后内侧的切面。如果泪囊充满空气，它表现为以前后囊壁为界的无回声区，通常可以探测到扩张的憩室的存在。泪囊中的黏液产生均匀、同质、低密度的内部回声，炎性渗出物和膜显示更强、更不规则的回声。多重强烈回声、不规则回声与泪囊壁的浸润提示泪囊肿瘤。通过将探头保持在外眼角上方并通过眼睛转向泪囊窝获得泪囊经过眼的A超模式图像。这种检查能获得泪囊的近似水平横

截面图像。在正常受检者中，泪囊的水平径约为 2.5mm（$SD = 0.95$mm），前后径为 4.0mm（$SD = 1.49$mm）。水平径超过 4.5mm 或前后径超过 7.0mm 的泪囊应视为异常扩张。

泪道造影

Ewing 在 1909 年第一次用放射照相法观察泪道引流系统。他使用铋剂药膏对鼻泪管进行逆行充盈。事实证明，这种早期尝试是难以令人满意的，并且该技术很

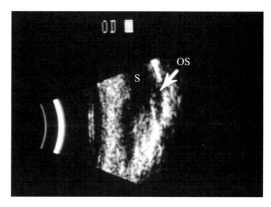

图 7-7　DCR术后B超图像显示泪囊鼻腔吻合处。由于吻合处软组织闭锁导致泪囊一定程度地扩张

少使用。后来引入了更好的水性造影剂，如泛影葡胺（Sinografin）和安吉格那芬（Angiografin），特别是低黏度碘化油，如碘苯酯（Pantopaque）、乙碘油（Ethiodol）和超液态碘油（ultrafluid Lipiodol）。在标准泪道造影（DCG）研究中，泪小管用静脉内导管插管。造影剂从每侧的下泪小管注射，立即在 Caldwell 位的后前正位和两个侧位拍摄影像。在 5 分钟和 15 分钟重复拍摄获得影像，并且可以取直立影像以评价重力对泪液引流的影响。DCG 还可以与 CT 或 MR 成像组合以提供关于鼻泪系统的更精确的信息。

1968 年，Iba 和 Hanafee 描述了膨胀性泪囊成像术，Barrie Jones 于 1959 年首次使用该技术[32]。在注射 0.5~1.0ml 造影剂期间拍摄影像，使得泪道系统在膨胀状态下成像。两侧同时研究，通过在泪小管留置的锥形 Teflon 导管或 IV 导管完成注射。这种方法使系统解剖结构最大可视化，并且由于加压，提供了良好的泪管充填。它可用于显示泪道瘘、憩室、副泪小管、结石和泪囊肿物的存在。然而，它不能显示正常生理条件下的泪囊和泪管大小。该检查还要求眼科医师或熟练的技术人员通过放射学套件注射造影剂，操作还可能导致一些患者不适。

改进的成像技术通过血管造影减影技术来消除混乱骨性影像（图 7-8）。在注射造影剂之前拍摄素片，并用于生成泪囊的无骨图像。可以使用透视控制的血管造影设备和图像增强器获得更复杂的计算机辅助数字减影图像[32, 33]。

正常泪液引流系统的泪囊造影通常使用黏度较低的含水造影剂显示泪小管[34]。泪囊显示为到鼻泪管连接处的平滑窄管。

管道在骨缘的水平处加宽，并且其内表面由于黏膜褶皱的存在而变得不规则。这样的褶皱在年幼的儿童中可能就发育得特别好。在 Hytle's 和 Taillefers 阀门区域中的管道中间部分可以看到进一步的收缩，在其下 1/3 处，管道再次变宽。通过 DCG 的可视化揭示了正常受检者中泪囊和鼻泪管结构的显著变化。

在无临床症状的情况下，可以看到泪囊和泪管的非典型狭窄和扩大，以及不寻常的成角和憩室。

减影和增强宏观泪道造影技术的结合提供了泪道引流系统的解剖结构的最佳可视化。在大多数情况下，这种方法将提供解剖上阻塞位置的准确定位。染料不能进入泪囊或泪管的成像提示泪总管的阻塞。在泪囊鼻泪管连接处的阻塞通常导致泪囊扩张，甚至在后期的影像片中仍没有染料到达鼻泪管或鼻腔。在鼻泪管水平的阻塞将显示泪囊的扩张，在鼻泪管中存在染料，但不到达鼻部。很容易显示在 DCR 的吻合处，造影剂通过在中鼻道水平处到达鼻腔。对于溢泪患者，DCG 检查显示泪道正常显影可以提示泪道有生理功能障碍或

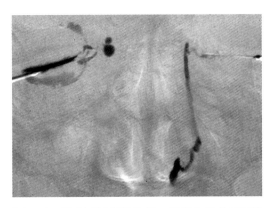

图 7-8　数字减影泪道造影。患者左侧鼻泪系统正常，有造影剂通过，右侧近端鼻泪管完全阻塞，右侧泪囊轻度扩张

轻度的不完全解剖阻塞。

DCG 被认为是泪道系统成像的金标准，但对于软组织或鼻泪管及其周围的骨结构的成像欠佳。DCG 可以与 CT 和 MR 检查相结合，获得泪道系统和周围解剖结构的完整影像。

在最近的一项研究中，Lee 等使用透视泪囊造影检查评估在眨眼循环期间泪道系统解剖的动力学变化[35]。这项研究表明，随着眼睑闭合，泪小管收缩和泪囊扩张，这两者都属于泵机制。这增加了我们对在正常条件下泪道生理学的认识，并可能增加对泪道近端系统病理的理解。

计算机断层扫描

在一些病例中，泪道系统的计算机断层扫描（CT）在临床评估溢泪患者非常有用[36]。当泪道系统的通畅性不确定，并且怀疑有泪道结石或肿瘤时，CT 特别有用[37]。在创伤或解剖异常的情况下，计划实施复杂手术前，也可用该技术评估泪道周围组织的情况[38]。

水平位轴向扫描下眶缘，泪囊窝显示为在前内侧眶壁的凹陷（图 7-9a）。在连续的下方切面中，鼻泪管在上颌窦的前内侧角处，在上颌骨的额突中表现为圆形或椭圆形的缺损。鼻泪管可以填充空气或液体。由于鼻泪管往下方走行，开口在下鼻甲下方可以被观察到。在冠状重组的图像中可看到泪道系统的横截面，因为剖面线向下并且向后倾斜。沿矢状位重组的图像可以纵截面显示泪道系统的全程。在 CT 上很容易看到由泪囊炎引起的泪囊扩张（图 7-9b，7-9c）。该方法也可用于检查泪囊黏液囊肿，有时可在泪囊和鼻泪管内显示有结石。外部病变，如鼻窦肿瘤、鼻窦炎和鼻息肉，可引起泪液引流功能障碍，也可以被显影[39]。当外伤后溢泪时，随后的临床检查表明鼻泪管阻塞，CT 诊断可能显示有压迫泪囊或鼻泪管的面部骨折[40]。CT 成像可以把泪囊囊肿与鼻窦肿物切除术后复发的肿瘤区分开[41]。在大多数疑似恶性肿瘤的情况下，特别是如果有血泪或疼痛的病史，CT 扫描可能在泪囊中或在相邻的鼻旁窦中显示软组织肿块。在先天性泪囊羊水囊肿的情况下，CT 将显示扩张的鼻泪管，通常并发骨性改变。很重要的是，须将软的近中线扩张的泪道与脑膜膨出区分开。MRI 对软组织异常更敏感，但不能很好地

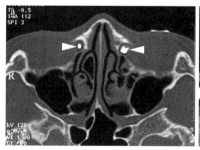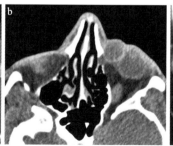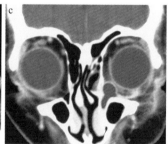

图 7-9　a—水平位骨窗 CT-DCG 显示有造影剂填充的泪囊（箭头），左侧泪道与右侧相比显示扩张（由 Susan K.Freitag 博士提供，于 2002 年得到 Lippincott、Williams、Wilkins 的许可重印）；b—水平位软组织窗 CT 显示泪囊炎患者扩张的左泪囊；c—冠状位软组织 CT 显示泪囊炎患者扩张的泪囊和鼻泪管

显示骨结构。

当与泪囊造影结合时,三维CT在显示泪道系统周围的骨结构方面非常出色(图7-10,7-11)。使用现代螺旋CT技术,局部注射造影剂,外科医师可以准确识别鼻泪系统中的阻塞 [37,42]。这在面部外伤、鼻窦或泪道术后或内眦部肿物的患者中特别有用 [43]。利用较新的螺旋CT和3D重建技术,通过允许手术医师从多个投影观察整个系统的3D旋转图像,提高了对鼻泪系统部分阻塞的患者的诊断准确性 [36]。

锥形束计算机断层扫描是一种新技术,其利用C臂血管造影系统,围绕患者旋转以产生具有水平位、冠状和矢状平面中的计算机重建的高分辨率3D图像。该技术允许同时评估鼻泪管及其周围的软组织和骨结构 [38]。

CT扫描有一些缺点,如前所述,它不是评估鼻泪系统软组织肿块的最佳检查方法。此外,在标准CT中,图像被表示

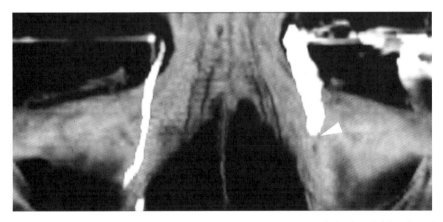

图 7-10 CT–DCG三维重建左侧斜投影确认左侧鼻泪管完全阻塞和近侧扩张。右侧正常(由Susan K. Freitag博士提供,于2002年得到了Lippincott、Williams、Wilkins的许可重印)

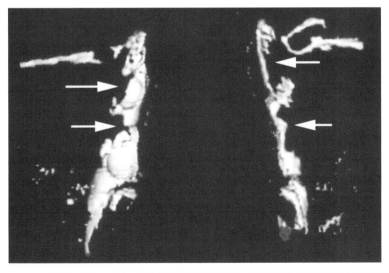

图 7-11 CT–DCG三维重建显示在扭曲和扩张的泪道系统中的双侧充盈缺损(箭头所示,由Susan K.Freitag博士提供,于2002年得到Lippincott、Williams、Wilkins©的许可重印)

为一系列水平位图像，因此难以识别小的阻塞。可以重建纵向和倾斜图像，但是这种重建会导致重组图像中的空间分辨率降低。电离辐射的暴露也比标准DCG的暴露要多，并且不太适合幼儿。

磁共振成像

自1990年以来，动态磁共振成像泪道造影（dMRI-DCG）已作为泪道系统病理学评估的辅助性检查，它对鼻泪系统有很好的分辨率[44-47]。与造影剂结合使用时，3D MRI提供了优于其他成像技术的几个优点[46]。钆可以用生理盐水稀释1∶100~1∶10的溶液局部给予，5分钟内每分钟滴眼1次。在采集影像时，患者应该保持直立位置。因为泪道系统不是插管注射造影剂的，所以不是在增加的静水压力下进行，这种方法能提供鼻泪系统的功能状态的影像。没有关于局部钆给药引发眼部并发症的报道，并且这种检查不需经泪点推注造影剂这一操作，由此避免了对泪点造成损害的风险。

dMRI-DCG与金标准对比，DCG在检查鼻泪管阻塞中具有非常高的相关性，并且在检查扩张的泪囊中具有94%的灵敏度和100%的特异性[48]。MRI还允许对鼻泪管引流系统内和周围的软组织结构进行高分辨率评估，这相当于泪道造影结合计算机断层扫描的效果[48-52]。鼻泪系统的位置较表浅，便于利用小的表面线圈成像，这可以提供 0.3mm × 0.3 mm × 3mm 或更好的空间分辨率[47]。信号强度处理、重复时间和尖端角度，以及使用脂肪抑制算法常常用来区分黏液或血液与实体瘤的差异。由于体积探测，可以在任何平面中观看MRI图像而不降低图像质量。这是相对于CT-DCG的关键优点，后者需要在平面外重组图像，并且会导致图像分辨率的降低。冠状位图像能较好地显示泪道的远段和造影剂的流经情况，而水平位图像可很好地显示鼻泪管和管内病变。

虽然MRI可以是有用的诊断检查，但是它的费用较高，因此不常规使用。其他缺点包括成像骨结构的能力差，并且可能存在来自附近的筛泡的伪影。MRI由于所需的采集时间相对长，也易受运动伪影的影响。

放射性核素泪道显影

第一次使用放射性核素示踪剂使泪道引流系统成像是 Bozoky 和 Korchmaros 使用放射性 [198]Au 测量泪囊和鼻泪管的动态情况。

Rossomondo 等[53]介绍了泪道引流系统的第一个现代核成像技术。他们滴注一滴含 [99m]Tc 高锝酸钠的盐水，并用 γ 照相机成像系统显像。在该技术的第一次临床评价中，Carlton 等[54]证明其在可视化泪道系统和测量溢泪的一些生理参数中的价值。在他们对 28 名无症状志愿者进行的研究中，记录了 4~43 秒的核素到泪囊的流动时间，以及 4~323 秒到鼻腔的流动时间。虽然泪道核素显影检查与泪道造影检查的结果之间存在高度相关性，但前者对不完全阻塞更敏感，特别是在上段泪道系统中表现明显。由于泪道核素显影检查是一种生理测试，它在定位解剖阻塞部位时非常敏感，例如在泪道泵功能障碍患者中可发现异常[55, 56]。在症状性溢泪和定量泪液闪烁扫描测量显影剂流动的时间，二者之间显示出高度相关性[57]。

目前常用的技术是使用 ^{99m}Tc 高锝酸钠盐水或锝硫胶体，以 10μl 通过微量移液管滴在外侧结膜囊。患者可正常眨眼，在开始的 2~3 分钟鼻泪系统每 10 秒成像一次，然后每 5 分钟获取 1 张晚期图像，总共 20 分钟（图 7-12）。该剂量的比活性在 50~150μCi 的范围内，并且导致暴露于晶状体的辐射量小于泪道造影暴露的 2%。

泪道核素显影检查不能提供与泪囊造影检查同样详细的解剖学可视化信息。在标准的核素显影检查中，近端泪管系统通常成像效果很差，除非扩张，但泪囊和鼻泪管通常能很好地显示[58]，容易看到泪道的完全或部分阻塞，灵敏度大于 90%[59]。虽然单独使用核素显影技术难以确定阻塞的精确部位，但通常可以确定阻塞的大致的水平，例如泪囊前、鼻泪管前或鼻泪管内[57]。产生特定感兴趣区域的动态活动曲线可表示不完全的解剖学阻塞以及很轻微的功能损伤[58, 60]。这种技术对于上泪道系统是最准确和可重复的。对于下段系统，核素流动时间变得相当可变，25%~32% 的无症状患者在 12 分钟后在鼻子中不显示显影剂。这与 Jones Ⅰ 试验的结果一致。通过使用更复杂的快速序列显示和计算机界面，通过对比度增强，背景扣除和帧算法进行图像优化，显影剂运动的定量评估提供了目前对泪道功能和泪流动力学最明显的解释。泪道核素显影检查已被证明可用于评估 DCR 术后持续性溢泪患者[61]。它可以显示部分或完全阻塞，以及在泪囊前及泪囊水平的泪液流动减少。

其他诊断技术

经皮泪道造影

泪总管是在溢泪患者的放射成像上看到的常见阻塞部位。当完全阻塞时，下段泪道系统的常规泪道造影检查是不能成像的，并且除非使用超声检查来检测扩张的泪囊，否则不能轻易地检查到泪囊下方或鼻泪管的病理变化。在 1972 年，Putterman[62] 报道了经皮注射液体造影剂直接进入泪囊以绕过闭塞的泪总管的技术。其他小样本研究中的 4 个患者没有并发症，结果是好的。

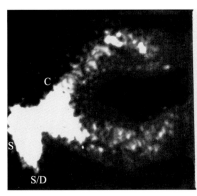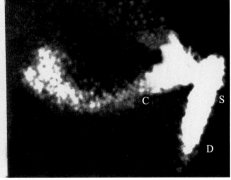

图 7-12　在左侧单侧溢泪患者中的泪道核素显影术。右泪道引流系统正常充盈，显影剂集中在泪小管（C）、泪囊（S）、鼻泪管（D）。左侧在泪囊鼻泪管连接处（S/D），其下方没有显影剂

化学发光

化学发光材料可以提供一种非光学技术，用于显示泪道引流系统的轮廓并验证其通畅性。发光剂是邻苯二甲酸二甲酯和由邻苯二甲酸二丁酯活化的叔丁醇，其产生强烈的冷光。当这些药物注射到猴子的泪液引流系统中时，透过皮肤可以看见发光，并清楚地显示出泪囊[63]。鼻泪管不容易显示。如果限制在泪道系统内，化合物是安全和无毒的，但是外渗到组织或渗到眼球表面可以产生角膜瘢痕和血管化、化脓感染、肉芽肿形成和纤维化的严重并发症[64]。化学发光尚未用于人类，因此，还不能评价其作为其他方法的替代或辅助的临床有效性。

泪道热红外成像

泪小管和泪囊已通过热成像显示，使用红外扫描仪和彩色显示器，分辨率为

$0.5°$[65]。泪道系统通过用冷水灌注容易与周围组织区分开，并且鼻子中的温度降低表现为开放性。可以观察到大的扩张泪囊，并且持续的炎症将使泪囊内温度升高。鼻泪管无法用这种方法显示。

在相关技术中，微型热电偶探针已经用于检测与泪囊的温度差异。血管丰富和炎症状态升高温度，出血和黏液囊肿降低温度。与炎症不相关的鼻泪管阻塞相比，对侧无相关的部位温度没有差异。

诊断性检查结果的解释

与医学中的许多诊断试验一样，上述大多数检查需要一些主观解释以确定溢泪的病因（表 7-1，7-2）。在得出有意义的结论之前，需要了解一些关于患者反应的可变性以及用于检测病变的特异性检查的可靠性的知识。泪道系统病理学的特点表明，无论是解剖性的还是生理性的，均不能表示泪道功能障碍。程度显著的部分性泪道阻塞，甚至完全性泪道阻塞的患者可

表 7-1　评估溢泪检查的临床解释

染色消失试验（0~4+）	Jones Ⅰ	Jones Ⅱ	泪道探通	泪囊压迫	可能的诊断
0	+	+	正常	正常	可能的过度分泌
0~1	+	+	正常	正常	正常或功能性
0~1	−	+	正常	正常	正常或功能性或 NLD 阻塞
1~2	−	+	正常	异常	NLD 部分阻塞或功能性
1~2	−	+	正常	正常	温和的 NLD 阻塞或功能性
3~4	−	+	正常	正常 / 异常	NLD 部分阻塞
3~4	−	−	正常	正常 / 异常	NLD 部分阻塞
3~4	−	+	狭窄	正常	小管部分阻塞
3~4	−	−/+	狭窄	正常	NLD 及小管联合阻塞
3~4	−	−	阻塞	正常 / 异常	泪小管完全阻塞

注：NLD 为鼻泪管，+ 为阳性（鼻内有染料），− 为阴性（鼻内无染料）。

表 7-2　Jones Ⅰ 和 Jones Ⅱ 试验的结果和泪道阻塞的位置

Jones Ⅰ	Jones Ⅱ	可能阻塞部位
+	+，鼻内有染料	泪道通畅，可能正常
-	+，鼻内有染料	NLD 部分阻塞或功能性
-	+，鼻内有盐水、无染料	泪小管部分阻塞或功能性
-	-，染料从另一个泪点反流	低位 NLD 完全阻塞
-	-，盐水从另一个泪点反流，无染料	泪总管完全阻塞
-	-，染料仅从相同泪点反流	相对的泪小管完全阻塞与低位 NLD 阻塞
-	-，盐水从相同泪点反流，无染料	泪小管完全阻塞

注：NLD 为鼻泪管。

以是完全无症状的，仍能维持泪液分泌和排出的平衡。

　　不是每项检查都必须在每个溢泪患者身上进行。在大多数情况下，相对简单的临床评估就能充分查明溢泪的原因并给出适当的治疗方案。然而，一些情况将呈现更困难的诊断挑战，特别是具有近端泪道系统解剖狭窄和生理功能障碍的那些情况。这里，比较详细的可能需要程序式的检查，包括放射检查。

　　面对 Schirmer 试验基础和反射泪液分泌正常者，染料消失试验可以是敏感的，虽然这只是主观的大体引流状态的指标。在正常泪道引流系统，荧光素应该在 5 分钟内几乎消失。溢泪是生理性功能不全或者部分解剖性阻塞导致，这将延长结膜囊内染料存留的时间，同时溢泪由于过度分泌伴正常引流可出现正常的，甚至染料加快消失的情况。重要的是认识到通过泪道系统的染料清除速率受到来自上方源头的巨大影响。即使在存在泪液排出功能降低的情况下，大量的荧光素通过来自结膜刺激的反射性分泌而增加的泪液，也可能导致人为的染料快速消失。因此，重要的是应在尽可能接近生理条件的情况下施行该检查，使患者处于直立位置，正常眨眼，并且仅接受一滴荧光素。在试验期间增加的自主性眨眼可以显著缩短试验时间，并且可以使用降低了的 0.25% 的荧光素浓度[66]。

　　当染料消失试验异常或病史强烈表明泪液排出不充分时，接下来通常进行 Jones Ⅰ 试验。解释这个检查的结果是必要的，要记住，在高达 1/3 的无症状受检者中，染料不会仅在 5 分钟后就在鼻腔中出现。同样重要的是，这个试验与 Schirmer 试验的结果有很好的相关性，而且其中荧光素药液是置于结膜囊内的。类似于染料消失试验，即使在正常生理条件下存在溢泪时，人为的阳性 Jones Ⅰ 试验也可因容量过载而产生。为了使其有意义，检查必须在尽可能接近正常生理功能的情况下进行。只应使用少量的染料，患者应处于直立位置，并且正常眨眼。Jones Ⅰ 试验的改良，例如糖精味尝试验，几乎不增加容量，并且难以解释。当 Jones Ⅰ 试验为阳性（染料在鼻腔中可见）时，该泪道系统是大体正常，但不能排除轻微的狭窄和生理功能障碍。当试验为阴性（鼻腔中没有染料）时，可能存在解剖或生理病理学原因，但是单独进行这种试验不足以得出结论。

当染料消失试验延长并且Jones I 试验为阴性时，泪液排出功能障碍的概率大于单独的阴性Jones I 试验所表示的。然后进行Jones II 试验，试验结果的解释将表明阻塞位置（图7-13）。必须回收进入鼻子的所有冲洗剂。要求患者将鼻咽存留的液体都吐出到干净的纸巾上。如果Jones II 试验是阳性，并且染料进入鼻腔而没有来自泪点的阻力或反流，则下部鼻泪管是大体正常的，并且近端系统（泪点和泪管）也是正常的，因为它们允许染料在Jones I 试验期间进入泪囊。当Jones II 试验为阳性，但只有盐水进入鼻腔而没有染料，这表明近端泪道系统功能障碍，解剖或功能性都有可能，因为染料从未进入泪囊。应该记住，即使存在下段泪道部分性阻塞或狭窄，而可以通过在冲洗时增加的静水压力克服的情况下，Jones II 试验也可以是阳性的。泪道泵机制的障碍也可以出现Jones I 试验的阴性结果，延迟的染料消失试验和仅有盐水进入鼻腔的Jones II 试验的阳性结果。如果Jones II 试验结果为阳性，但是泪道冲洗时存在抵抗，并且一些染色的冲洗液从泪点反流，则可能在泪囊下方或鼻泪管的远端系统中存在部分性阻塞。要记住，注射压力超过 100 mmHg，即使在正常系统中，也可能看到冲洗液反流。

当Jones II 试验为阴性（鼻中无冲洗液）时，表明鼻泪系统完全性阻塞。如果试验为阴性，但通过泪点注入的清亮的盐水使染料着色的盐水从原泪点反流和从另一个泪点反流，则表明近端系统是正常的，因为染料必然已经存在泪囊中。如果只有清亮盐水从两个泪点反流，则阻塞可能在泪总管，因为没有染料先进入泪囊。确认探查应该会在距离泪点 6~9mm 的远端

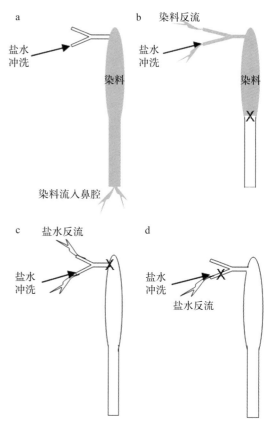

图 7-13　Jones II 试验的解释。在Jones I 试验中，染料或者进入泪囊，或者不进入泪囊。a—正常鼻泪管，冲洗盐水推动染料从泪囊到鼻腔；b—鼻泪管阻塞，冲洗盐水回流染料从泪囊中出泪点反流；c—泪总管阻塞，冲洗盐水从泪点反流，没有染料；d—泪小管阻塞，冲洗盐水只从同一泪点反流，没有染料

泪道处遇到阻塞。如果没有发现阻塞或狭窄，则应重复检查。在泪道冲洗时必须向外侧牵拉眼睑以拉直泪小管。然而，如果在Jones I 试验和Jones II 试验之间存在长时间的延迟者，则在囊中可能存在太少的染料而不能染色反流的液体，并且这将导致针对泪小管阻塞的假性结果。

如果临床检查的结果不明确，或者有创伤史、可疑肿瘤、手术后复发性溢泪或持续性慢性泪囊炎，则需要进行放射检

查，以便显示系统的解剖结构来精确定位阻塞位置。泪囊造影清楚地显示了泪道引流系统的管道的轮廓，但是可能不能显示轻度的狭窄，这些狭窄可使用扩张技术容易地扩开。正常解剖结构的变化，包括变宽或变窄的泪囊或鼻泪管、憩室、泪道的角度或单个泪管的阻塞，所有这些可能给出假阳性的病理提示。没有插管扩张和减影使得检查不容易看到泪小管系统，并且不能提供关于其生理功能的信息。然而，DCG 给出了泪囊和鼻泪管的最可靠的诊断信息。在某些情况下，增强 CT 或 MRI 结合 DCG 将增加关于鼻泪系统内和周围的软组织和骨性异常的有用信息，这些异常可影响治疗并有助于制定手术方案。

如果临床和影像学检查未能显示解剖性阻塞，生理功能障碍可能是溢泪的原因。放射性核素显影检查在这里可明确，特别是当与计算机联合使用以定性评价功能时更佳。微小的功能异常也可能被发现，特别是在近端泪道系统。然而，现在对泪液引流的生理学知之甚少。Rosenmuller 瓣和 Hasner 瓣的功能是复杂的，它们的功能随年龄而变化，它们的通畅性受静水压力和体积的影响。泪道核素显影检查的结果受头部位置、眨眼和容量过载的影响。大量的无症状受检者可在这个检查中显示一些功能障碍，使得溢泪患者的解释更加困难。

总之，大多数溢泪患者可以通过几个相对简单的检查方法进行充分评估。少数病例则需要更复杂的检查以确认解剖学阻塞的位置或生理功能障碍的区域。通过有效的检查，可以在绝大多数泪液分泌和泪液引流不平衡的患者中确定适当的药物治疗或手术治疗。

参考文献

1. Dutton JJ. Atlas of clinical and surgical orbital anatomy. London: Elsevier; 2011. p. 165–74.

2. Dutton JJ. Diagnostic tests and imaging techniques. In: Linberg JV, editor. Lacrimal surgery. New York: Churchill Livingstone; 1988. p. 19–48.

3. Mimura T, Usul T, Yamamoto H, et al. Conjunctivochalasis and contact lenses. AJNR Am J Ophthalmol. 2009;148:20–2.

4. Mimura T, Yamagami S, Usul T, et al. Changes of conjunctivochalasis with age in a hospital-based study. Am J Ophthalmol. 2009;147:171–7.

5. Li QS, Zhang XR, Zou HD, et al. Epidemiologic study of conjunctivochalasis in populations equal or over 60 years old in Caoyangxincun community of Shanghai. Zhonghua Yan Ke Za Zhi. 2009;45:793–8.

6. Knijnik D. Tearing and eyelid laxity with no ectropion: is tarsal strip always effective? Arq Bras Oftalmol. 2006;69:37–9.

7. Narayanan K, Barnes EA. Epiphora with eyelid laxity. Orbit. 2005;24:201–3.

8. Vick VL, Holds JB, Hartstein ME, Massry GG. Tarsal strip procedure for the correction of tearing. Ophthal Plast Reconstr Surg. 2004;20:37–9.

9. Detorakis ET, Zissimopoulos A, Katernellis G, et al. Lower eyelid laxity in functional acquired epiphora: evaluation with quantitative scintigraphy. Ophthal Plast Reconstr Surg. 2006;22:25–9.

10. Bukhari A. Prevalence of punctal stenosis among ophthalmology patients. Middle East Afr J Ophthalmol. 2009;16:85–7.

11. Billing K, Karagiannis A, Selva D. Punctalcanalicular stenosis associated with mitomycin-C for corneal epithelial dysplasia. Am J Ophthalmol. 2003; 136:746–7.

12. Eiseman AS, Flanagan JC, Brooks AB, et al. Ocular surface, ocular adnexal, and lacrimal complications associated with the use of systemic 5-fl uorouracil. Ophthal Plast Reconstr Surg. 2003;19:216–24.

13. Esmaeli B, Valero V, Ahmani MA, Booser D. Canalicular stenosis secondary to doxetaxel (taxotere): a newly recognized side effect. Ophthalmology. 2001;108:994–5.

14. Schirmer O. Studien zur physiology und pathology der tranenabsonderung und tranenabfuhr. Graefes

Arch Clin Exp Ophthalmol. 1903;56:197–291.

15. Karampatakis V, Karamitsos A, Skriapa A, Pastiadis G. Comparison between normal values of 2- and 5-minutes Schirmer test without anesthesia. Cornea. 2010;29:497–501.

16. Zappia RJ, Milder B. Lacrimal drainage function. The fl uorescein dye disappearance test. Am J Ophthalmol. 1972;74:160–2.

17. Wright MM, Bersani TA, Frueh BR, Musch DC. Effi cacy of the primary dye test. Ophthalmology. 1989;96:481–3.

18. Flach A. The fl uorescein appearance test for lacrimal obstruction. Ann Ophthalmol. 1979;11:237–42.

19. Hornblass A. A simple taste test for lacrimal obstruction. Arch Ophthalmol. 1973;90:435–6.

20. Lipsius EI. Sodium saccharin for testing the patency of the lacrimal passages. Am J Ophthalmol. 1957;43:114–5.

21. Beigi B, Uddin JM, McMillan TF, Linardos E. Inaccuracy of diagnosis in a cohort of patients on the waiting list for dacryocystorhinostomy when the diagnosis was made by only syringing the lacrimal system. Eur J Ophthalmol. 2007;17:485–9.

22. Francis IC, Chan DG, Papalkar D, et al. Viderefl active dacryomeniscometry in normal adults and in patients with functional or primary acquired nasolacrimal duct obstruction. Am J Ophthalmol. 2005;139:493–7.

23. Burkat CN, Lucarelli MJ. Tear meniscus level as an indicator of nasolacrimal obstruction. Ophthalmology. 2005;112:344–8.

24. Al-Faky YH. Anatomic utility of ultrasound biomicroscopy in the lacrimal drainage system. Br J Ophthalmol. 2011;95:1446–50.

25. Dutton JJ. Standardized echography in the diagnosis of lacrimal drainage dysfunction. Arch Ophthalmol. 1989;107:1010–2.

26. Rochels R, Lieb W, Nover A. Echographic diagnosis in diseases of the efferent tear ducts. Klin Monbl Augenheilkd. 1984;185:243–9.

27. Montanara A, Mannino G, Contestabile M. Macrodacryocystography and echography in diagnosis of disorders of the lacrimal pathways. Surv Ophthalmol. 1983;28:33–41.

28. Repp DJ, Burkat CN, Lucarelli MJ. Lacrimal excretory system concretions: canalicular and lacrimal sac. Ophthalmology. 2009;116:2230–5.

29. Tost F, Bruder R, Clemens S. 20-MHz ultrasound of presaccular lacrimal ducts. Ophthalmologe. 2002;99:25–8.

30. Tobias S, Pavlidis M, Busse H, Thanos S. Presurgical and postsurgical assessment of lacrimal drainage dysfunction. Am J Ophthalmol. 2004;138:764–71.

31. Stupp T, Pavidis M, Busse H, Thanos S. Presurgical and postsurgical ultrasound assessment of lacrimal drainage dysfunction. Am J Ophthalmol. 2004;138:764–71.

32. Iba GB, Hanafee WN. Distention dacryocystography. Radiology. 1968;90:1020–2.

33. Galloway JE, Kavic TA, Rafl o GT. Digital subtraction macrodacryocystography. Ophthalmology. 1984;91:956–62.

34. Malik SRK, Gupta AK, Chaterjee S, et al. Dacryocystography of normal and pathological lacrimal passages. Br J Ophthalmol. 1969;53:174–9.

35. Lee MJ, Kyung HS, Han MH, et al. Evaluation of lacrimal tear drainage mechanism using dynamic fl uoroscopic dacryocystography. Ophthal Plast Reconstr Surg. 2011;27:164–7.

36. Freitag S, Woog JJ, Kousoubris PD, Curtin HD. Helical computed tomography dacryocystography with three-dimensional reconstruction. Ophthal Plast Reconstr Surg. 2002;18:121–32.

37. Bonnet F, Ducasse A, Marcus C, Hoeffel C. CT dacryocystography: normal fi ndings and pathology. J Radiol. 2009;90:1685–93.

38. Wilhelm KE, Rudorf H, Greschus S, et al. Cone-beam computed tomography (CBCT) dacryosystography for imaging of the nasolacrimal duct system. Clin Neuroradiol. 2009;19:283–91.

39. Frances IC, Kappagoda MB, Cole IE, Bank L, Dunn GD. Computed tomography of the lacrimal drainage system: retrospective study of 107 cases of dacryostenosis. Ophthal Plast Reconstr Surg. 1999;15:217–26.

40. Glatt HJ. Evaluation of lacrimal obstruction secondary to facial fractures using computed tomography or computed tomographic dacryocystography. Ophthal Plast Reconstr Surg. 1996;12:284–93.

41. Debnam JM, Esmaeli B, Ginsberg LE. Imaging characteristics of dacryocystocele diagnosed after surgery for sinonasal cancer. Am J Neuroradiol. 2007;28:1872–5.

42. Udhay P, Noronha OV, Mohan RE. Helical

computed tomographic dacryocystography and its role in the diagnosis and management of lacrimal drainage system blocks and medial canthal masses. Indian J Ophthalmol. 2008;56:31–7.

43. Ashenhurst M, Jaffer N, Hurwitz JJ, et al. Combined computed tomography and dacryocystography for complex lacrimal problems. Can J Ophthalmol. 1991;26:27–31.

44. Amrith S, Goh PS, Wang SC. Tear fl ow dynamics in the human nasolacrimal ducts—a pilot study using dynamic magnetic resonance imaging. Graefes Arch Clin Exp Ophthalmol. 2005;243:127–31.

45. Goldberg RA, Heinz GW, Chiu L. Gadolinium magnetic resonance imaging dacryocystography. Am J Ophthalmol. 1993;115:738–41.

46. Karagulle T, Erden A, Erden I, et al. Nasolacrimal system: evaluation with gadolinium-enhanced MR dacryocystography with a three-dimensional fast spoiled gradient recalled technique. Eur Radiol. 2002;12:2343–8.

47. Rubin PA, Bilyk JR, Shore JW, et al. Magnetic resonance imaging of the lacrimal drainage system. Ophthalmology. 1994;101:235–43.

48. Cubuk R, Tasali N, Aydin S, Saydam B, Sengor T. Dynamic MR dacryocystography in patients with epiphora. Eur J Radiol. 2010;73:230–3.

49. Hoffmann KT, Anders N, Hosten N, et al. High resolution functional magnetic resonance tomography with Gd-DTPA eye drops in diagnosis of lacrimal apparatus diseases. Ophthalmologe. 1998;95:542–8.

50. Kirchhof K, Hähnel S, Jansen O, et al. Gadoliniumenhanced magnetic resonance dacryocystography in patients with epiphora. J Comput Assist Tomogr. 2000;24:327–31.

51. Manfrè L, de Maria M, Todaro E, et al. MR dacryocystography:comparison with dacryocystography and CT dacryocystography. AJNR Am J Neuroradiol. 2000;21:1145–50.

52. Weber AL, Rodrigues-De Velasquez A, Lucarelli MJ, Cheng HM. Normal anatomy of the lacrimal sac and duct: evaluated by dacryocystography, computed tomography and MR imaging. Neuroimaging Clin N Am. 1996;6:199–217.

53. Rossomondo RM, Carlton WH, Trueblood JH, et al. A new method of evaluating lacrimal drainage. Arch Ophthalmol. 1972;88:523–5.

54. Carlton WH, Trueblood JH, Rossomondo RM. Clinical evaluation of microscintigraphy of the lacrimal drainage apparatus. J Nucl Med. 1973;14:89–92.

55. Jager PL, Mansour K, Vrakkink-de Zoete H, et al. Clinical value of dacryoscintigraphy using a simplifi ed analysis. Graefes Arch Clin Exp Ophthalmol. 2005;243:1134–40.

56. Wearne MJ, Pitts J, Frank J, et al. Comparison of dacryocystography and lacrimal scintigraphy in the diagnosis of functional nasolacrimal duct obstruction. Br J Ophthalmol. 1999;83:1032–5.

57. Jabbour J, Van der Wall H, Katelaris L, et al. Quantitative lacrimal scintigraphy in the assessment of epiphora. Clin Nucl Med. 2008;33:535–41.

58. Amanat LA, Hilditch TE, Kwok CS, et al. Lacrimal scintigraphy II. Its role in the diagnosis of epiphora. Br J Ophthalmol. 1983;67:720–8.

59. Fard-Esfahani A, Tari AS, Saghari M, et al. Assessment of the accuracy of lacrimal scintigraphy based on a prospective analysis of patients' symptomatology. Orbit. 2008;27:237–41.

60. Hilditch TE, Kwok CS, Amanat LA. Lacrimal scintigraphy I. Compartmental analysis of data. Br J Ophthalmol. 1983;67:713–9.

61. Palaniswamy SS, Subramanyam P. Dacryoscintigraphy: an effective tool in the evaluation of postoperative epiphora. Nucl Med Commun. 2012;33:262–7.

62. Putterman AM. Dacryocystography with occluded common canaliculus. Am J Ophthalmol. 1973;76: 1010–2.

63. Cohen SW, Sherman M, Schwartz GG, et al. Lacrimal outfl ow patency demonstrated by chemiluminescence. Arch Ophthalmol. 1980;98:126–7.

64. Vettese T, Hurwitz JJ. Toxicity of the chemiluminescent material Cyalume in anatomic assessment of the nasolacrimal system. Can J Ophthalmol. 1983; 18:131–5.

65. Rafl o GT, Chart P, Hurwitz JJ. Thermographic evaluation of the human lacrimal drainage system. Ophthalmic Surg. 1982;13:119–24.

66. Kim C, Lee MJ, Khwarg SI. Voluntary blinking and use of 0.25 % dye on fl uorescein dye disappearance test. Can J Ophthalmol. 2013;48:99–103.

第8章 基本的外路泪囊鼻腔吻合术

Richard H.Hart, Matthew J.Allen, Geoffrey E.Rose

溢泪可能是因为泪液分泌过多、眼睑位置异常或运动异常、泪小管泵功能障碍或泪道阻塞引起。外路DCR是将泪囊腔通过鼻腔外侧壁直接连入鼻腔，使泪液从泪小管直接流入鼻腔。

手术的目的有两个：一是清除滞留在泪囊中的液体和黏液，并防止泪囊膨大（如黏液囊肿），后者可以导致眼睛间歇性地排出黏性分泌物；二是避开鼻泪管较高的液压阻力，从而增加泪液的排出，并帮助减轻溢泪。

R. H. Hart

Auckland Eye Hospital , Auckland , New Zealand

M. J. Allen

Moorfields Eye Hospital , City Road , London

EC1V 2PD , UK

G. E. Rose , D.Sc. (✉)

Adnexal Service, Moorfields Eye Hospital ,

City Road , London EC1V 2PD , UK

NIHR Biomedical Research Centre , UCL Institute of

Ophthalmology , Bath Street , London EC1V 9EL , UK

University of London City University ,

Northampton Square , London EC1V 4LZ , UK

e-mail: geoff.rose@moorfields.nhs.uk

手术适应证

（1）原发性获得性鼻泪管阻塞（primary acquired nasolacrimal duct obstruction）。

（2）继发性获得性鼻泪管阻塞，如泪石症、鼻内手术、鼻炎或鼻窦疾病以及面中部外伤所致。

（3）持久的先天性鼻泪管阻塞常见于鼻泪管探通或置管失败之后。

（4）由于泪液排出减少导致溢泪的功能性阻塞，原因如下。

• 鼻泪管狭窄，但未完全阻塞。

• 由于年龄相关性下睑松弛或面神经麻痹所引起的泪小管功能衰竭。

（5）急性或慢性泪囊炎，前者在早期需要进行系统的抗生素治疗。

手术原则

外路DCR是通过将泪囊穿过部分鼻腔外侧壁，建立一个结膜囊与鼻腔之间的低阻力排出通道。外路DCR的优点如下。

（1）黏膜瓣对位缝合，能达到一期愈合。

（2）可以做大的骨窗，以便于以后放置玻璃泪小管旁路义管。

（3）直接查看泪囊内的病变，包括结石、异物或肿瘤。

（4）做好泪小管疾病的手术准备，包括泪小管 DCR、逆行泪小管造口术和置管术、开放置入泪小管旁路义管。

麻醉

作为一种日间手术，外路泪道手术通常采用局部麻醉，也可采用全身麻醉，患者和术者可以根据情况自己选择。

局部麻醉

在局部麻醉之前先进行镇静可增强患者的舒适感。镇静还有利于降低患者的心率和血压，因此可以帮助止血。

镇静由麻醉师实施，通常包括一种苯二氮䓬类药物（如咪达唑仑）和一种镇静剂（如阿芬太尼），这是一种可结合低浓度靶向控制丙泊酚输注的药物，也可以同时小剂量靶控输注异丙酚。应该给予患者辅助吸氧并严密监控患者有无呼吸抑制或气道阻塞的体征，接受镇静的患者应和全身麻醉前一样禁食、水。

然后鼻前庭用 4% 的利多卡因进行喷雾麻醉，同时填塞预先浸泡于 2ml 4%（或10%）可卡因溶液中的纱布条（长 60cm，宽 1.2cm）。这种填塞可以使鼻腔有效麻醉并可使鼻黏膜血管收缩。用枪状镊将连续的纱布条谨慎地填塞至中鼻甲之上、之前

和前缘。

局部麻醉使用一种 0.5% 丁哌卡因和1：200000~1：100000 肾上腺素的混合剂。围绕鼻睫神经的筛前支，将 2~3ml 的这种溶液注射于下睑中内 1/3 的眼轮匝肌，再用 2~3ml 进行眶周浸润麻醉。眶内注射是用 27G 针头于内眦上方 0.5mm 与轴面成20° 刺入皮肤，这样可以减少刺穿筛前血管的风险。

在术者刷手前进行局部浸润麻醉可以使手术开始前有充分的时间产生肾上腺素介导的血管收缩，并且同时用 1.0% 丙美卡因和 0.5% 丁卡因滴眼液滴入双眼进行表面麻醉。

局部麻醉的优点

（1）注射含肾上腺素的局部麻醉药物可以使血管收缩，从而起到止血的作用。

（2）可以避免老年人或有严重并发症者采用全身麻醉的风险。

全身麻醉

全身麻醉在传统上意味着需要住院护理，但随着短效麻醉剂的研究进展，使得全身麻醉下进行日间手术成为可能。快速可逆的麻醉和低血压有利于泪道手术，尤其日间手术。在这方面已有一些经过充分验证的技术的文献报道。

随着全身静脉给药麻醉的出现，应用丙泊酚和瑞芬太尼的混合剂轻易地为手术提供了理想的条件，同时患者术后能够快速苏醒，并且术后恶心、呕吐的现象也大大减少了，能使手术得以顺利完成。瑞芬太尼是一种作用强、超短效的人工合成镇静剂，它除

了可以产生深度镇痛之外，还能降低心率和血压。除非有禁忌证，输注丙泊酚和瑞芬太尼都能可靠地调节血压以达到可控的范围，从而使手术视野中的出血量降到最少。如果缺乏全身静脉给药麻醉的设备或专业知识，使用挥发性麻醉剂和镇静剂的混合剂进行维持麻醉也是可行的。

在连接好心电图导联、无创性血压监测、脉搏和血氧饱和度监测后，就可以诱导全身麻醉了。在给予适当剂量的肌肉松弛剂之后，可以给患者插管，经过充分的时间，使患者充分放松，避免咳嗽，因为这个阶段静脉血压升高会使后面的手术过程中出血增加。

由于术中咽部有带血污物流入的风险，通常会采取气管插管。然而，当术者精通开放式泪道手术时（术中出血可能很少），有经验的麻醉师可能会选择从麻醉导入期放置喉罩通气（laryngeal mask airway，LMA），这样通常更顺利。喉罩不能用于肥胖的患者、有严重的胃食管反流病的患者或者有大出血危险（如再次手术或高血压）的患者。

整个过程患者应该给予空气和氧气混合气体的通气，使 $PaCO_2$ 维持在 4.0~4.5 kPa，这样有助于减轻小动脉血管舒张。

患者在手术台上应该至少呈 10°~15° 头高位，以减轻手术部位静脉充血。在无菌区准备完毕之后，用浸有 0.1 % 肾上腺素溶液的 3 支棉签放于中鼻甲前，使鼻黏膜血管收缩。

一般来说，一旦收缩压低于 80~90 mmHg，外路泪道手术中出血就会很少。如果手术中需要降低血压，还可以使用硫酸镁或短效 β 受体阻滞剂（如拉贝洛尔），其他药物也可以考虑（如肼苯达嗪、可乐定或硝

酸甘油），这些方法通常因人而异。皮肤切开前行手术部位的局部浸润麻醉可减少毒性刺激，这种毒性通常会引起全身血压升高。根据临床经验，实行局部麻醉能显著减少全身麻醉药的剂量，同时使麻醉师更易于降低血压。

在手术结束之前给予额外镇痛是很重要的，因为一旦停止输注瑞芬太尼，其镇痛作用消失，患者将不再被镇痛。因此，这时患者也应该给予静脉输注对乙酰氨基酚和长效镇静剂，如芬太尼（50~100μg）或吗啡（5~10mg）。避免应用非甾体抗炎药，如双氯芬酸钠和酮咯酸，因为它们会影响血小板的聚集功能，增加术后出血的风险。

术中常规给予止吐药，通常包括地塞米松（4~8mg）及昂丹司琼（4~8mg）。全身静脉给药麻醉中联合应用这些药物可以明显减少术后恶心、呕吐的现象。

手术结束时，取走咽填塞物，并且要特别注意后鼻咽部的吸引。患者在半卧位状态下苏醒，一旦患者能自主呼吸后采取半卧位，拔管或移除面罩。

全身麻醉的优点

（1）术中可控的血压降低，使术中出血得到良好控制。

（2）受到很多不希望术中清醒的患者的青睐，并且有助于教学。

血管收缩和止血

成功的泪道手术依靠良好的无血的手术视野来精确地去除骨质，观察黏膜及泪总管的开放程度，以便去除阻塞膜或进行

逆行泪小管吻合术。

促进血管收缩和止血的方法有以下几种。

1. 局部麻醉

（1）用 4 ％或 10 ％的可卡因填塞鼻腔可以使黏膜血管收缩，最好一直到缝合鼻腔黏膜瓣后再取出。

（2）可以在黏膜内追加注射 1∶200000 肾上腺素作为补充局部麻醉，但不是该过程中必需的。

2. 全身麻醉

（1）在中鼻甲前缘及上方放置 3 支浸有 1∶1000 肾上腺素的棉签，可以使术区的黏膜血管收缩。

（2）在皮肤切口位置进行局部浸润麻醉。

（3）可控的全身血压降低，以 90/60mmHg 为标准。

3. 一般性措施

（1）头高位（与特伦德伦伯卧位相反）的姿势可以减轻静脉充血。

（2）用非惯用手进行连续的吸引以保持手术视野无血，从而有助于观察组织，以及去除和保护邻近结构。

（3）仔细处理组织，轻柔地电凝切口边缘，缝合黏膜瓣，对齐各层组织。

（4）对骨切口边缘持续出血，需正确使用骨蜡止血。

手术技术

先在眼和鼻附近进行标准的手术区皮肤消毒和铺无菌巾。对于局部麻醉，在面部彻底消毒之后，整个脸可以暴露在外。

在内眦韧带（medial canthal tendon，MCT）定位的正上方用 15 号刀片沿鼻根部的平坦部位做一个长 12mm 的切口，儿童

稍短一些；沿着鼻根部，在 MCT 上方切开；在鼻侧壁选择较厚部位的皮肤做连续切口的定位，可以减少术后出现瘢痕挛缩和粘连，这种现象经常在以后再做切口时见到。先提起一侧切口边缘，用钝性剪刀分离皮肤与下面的眼轮匝肌，直到看见 MCT（图 8-1a）。在 MCT 前缘的骨附着处眶隔前与睑板前轮匝肌纤维的连接清晰可见，在内眦血管的旁边，应该用 Rollett's 剥离子沿着这个无血管结构连接处将这两组纤维分开（图 8-1a）。助手应该先用斜视钩拉开眶隔前轮匝肌和内眦血管，同时术者用剥离子从内眦韧带前缘向下到泪前嵴连续切开骨膜，利用骨的锐利的边缘作为下方工具的切缘。先沿着鼻将骨膜广泛地剥离起，然后侧向提起泪囊窝中的泪囊（图 8-1b）。用直角骨膜剥离子在泪骨和前上颌骨之间的泪颌缝处将泪囊和前组筛窦之间的薄骨穿透。有时泪囊窝的骨质特别坚硬，因此在打孔之前，可能需要用骨钻、环钻或锤子和骨凿把骨削薄；也可以提起骨膜穿过泪后嵴，然后穿透泪后嵴后面非常薄的筛骨纸板。

当骨壁被穿透之后，紧接着要先经过泪前嵴去除骨质，这时可以应用 Kerrison 咬骨钳，跨过泪前嵴，接近颅底，这个部位是泪前嵴上最薄的，能保护鼻黏膜不受损害（图 8-2a）；用骨膜剥离子沿着骨缘（每经过 2~3 个咬切点）从骨的下方分离鼻黏膜。过泪前嵴就到了鼻黏膜，这时最好稍微抽回浸有肾上腺素的棉签，当骨咬切完成时可以将它们再放回鼻腔顶端。穿过泪前嵴后，去骨应向下达眶前缘水平，形成 L 形的鼻腔吻合口。剩下的上颌骨额突用下切咬骨钳或直的（Jensen）咬骨钳去除，泪囊组织要用非优势手握着的吸引管拨到一侧保护起来。用咬骨钳去除鼻

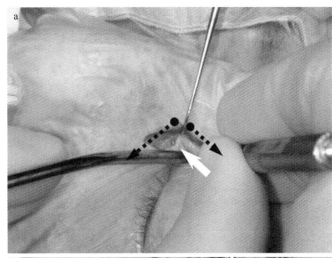

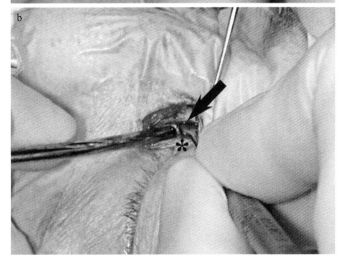

图 8-1　a—皮下组织分离之后可明显看到左侧的内眦韧带（白箭头所示）及向上和向下分离的睑板前和眶隔前轮匝肌纤维（断续箭头所示）；b—用剥离子经过泪前嵴（箭头所示）的后方把泪囊（＊所示）从囊窝剥离

泪管上部和鼻黏膜之间的泪骨的薄钩状部分，需将鼻腔吻合口的上部延伸到颅底，必须小心谨慎，防止筛板骨折造成脑脊液漏。在这个阶段，鼻腔吻合口的直径为12~18mm，从颅底的泪囊基底部向前到泪前嵴前方 10mm，向下暴露到鼻泪管上部（图 8-2b）。前组筛窦切除术应该实施，用无齿镊或好的动脉夹触到并撕掉骨和黏膜碎片，形成一个宽大的空间，以便于后面进行的黏膜吻合的对位和缝合。

　　用一根 00 号 Bowman 探针（Bowman probe）通过泪小管进入泪囊，助手轻轻地

在内侧保持压力使泪囊的内侧壁呈帐篷样支起，然后用 11 号刀片切开泪囊的内侧壁；刀片要远离泪总管内口（图 8-3a）。一旦进入泪囊，闭合Westcott弹簧剪的刀刃，以便进入泪囊和鼻泪管管腔（图 8-3b）。如果切的过程较艰难，通常表明只有泪道筋膜被打开，并且刀片插入了囊腔外黏膜下层。用刀把整个泪囊沿两个方向切开（图 8-3c）：一个是从基底部向下到达鼻泪管，另一个是在上方近颅底和下方近鼻泪管处的泪囊进一步切开，松解切口（图 8-3d）；因为泪囊与鼻泪管的连接处有丰富的血管

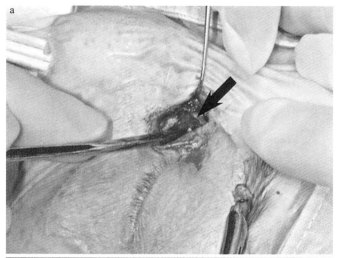

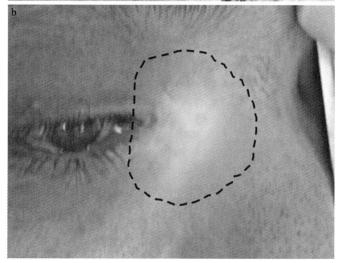

图 8-2　a—左眼 DCR 术中穿过泪前嵴打孔，造成一个大的骨孔，骨孔的前缘（箭头所示）可见，注意鼻腔内浸有肾上腺素的棉签；b—所造典型的骨孔的最终大小可由经鼻腔透照法确定

丛，在做松解切口之前要烧灼这个部位。

应该清楚地看见并小心检查泪总管的内口（图 8-3d）。在黏膜阻塞的位置，对粘连的 Rosenmuller 瓣膜用有齿镊夹住，并用 11 号刀片切除约 1mm²。同时，在泪囊充分打开后，对泪囊内的可疑病变进行活检或去除所有的组织碎片（如结石）。

用棉签保护鼻中隔，用 11 号刀片向上、向下切开鼻黏膜，切口在"拱门"前 3~4mm，"拱门"由鼻黏膜曲折形成于中鼻甲附着处的前缘；这个"拱门"只有在前组筛窦切除术后才能显示。向上和向下的

切口松解形成了前皮瓣（图 8-4a），同时烧灼黏膜制作后瓣。用一根 6-0 的可吸收缝线（如 Vicryl W9756；Ethicon）穿过切口前唇的轮匝肌和黏膜前瓣的游离缘中间位置（图 8-4b），然后剪断缝线并将其搭在鼻梁上，这样可以使后面的缝合中前瓣不遮挡手术视野。

从颅底（图 8-5）到鼻泪管入口处对合后黏膜瓣，用一根 6-0 Vicryl 缝线连续缝合。将硅胶管穿过上下泪小管，通过切口，用弯止血钳夹出切口，撤出金属探针，将硅胶管系在止血钳闭合的柄上放于

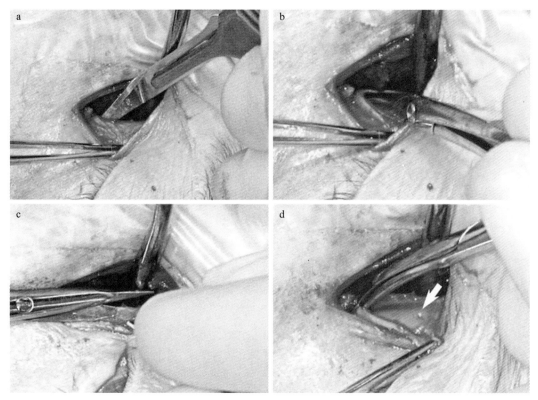

图 8-3　a—在左眼DCR过程中用 11 号刀片在泪总管开口水平下方做一个小切口；b—使用闭合的弹簧剪探查鼻泪管，并将黏膜切口向下延续到鼻泪管上口；c—同样向上探查泪囊基底部之后，黏膜切口向上延续到颅底；d—在泪囊与鼻泪管连接处和颅底做松解切口，使泪囊切口开大，泪总管的内口很明显（箭头所示）

切口处（图 8-6a）。同时助手握住提起的两根管，用 2-0 丝线在硅胶管上打结，在切口上末端留 15mm 长，以便在鼻腔内识别；然后用弯止血钳从鼻孔将管从鼻腔夹出（图 8-6b）。

吻合前黏膜瓣最好用 3 根 6-0 Vicryl缝线"悬吊"在轮匝肌纤维上来完成：最上方的缝线是依次穿过内眦轮匝肌（要避开内眦血管）、鼻黏膜瓣前缘、泪囊瓣前缘，最后穿过内眦韧带前支（图 8-7a）；中间的缝线已经穿过前部结构并只需穿过泪囊瓣前缘；最后下方的缝线穿过各层，所有缝线都系上以关闭黏膜和轮匝肌。然后用 6-0 尼龙线连续褥式缝合皮肤（图8-7b），眼内涂抗生素眼膏，以无黏着力的黏着垫遮盖伤口并固定 12~24 小时。硅胶管要较长期保留并粘在敷料上，直到出院前修整齐，这样在出现不常见的原发性大出血时，方便做鼻腔填塞止血。

如果没有禁忌证，手术过程中静脉给予头孢呋辛（标准剂量为 750mg），以减少术后伤口感染的风险。

术后护理

患者术后应半卧位休息几小时以减少鼻静脉充血，并在约 12 小时内禁用热饮和热食，以减少高温导致鼻血管舒张而引起鼻出血的现象。

术后第一天，敷料可以在家取下，每

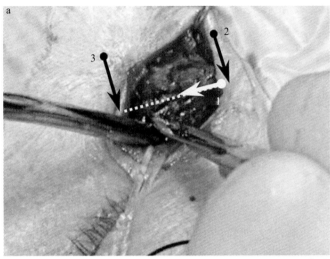

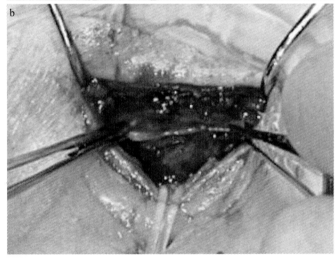

图 8-4　a—做一个大的鼻黏膜前瓣，用 11 号刀片对着棉签头端做的第一个切口是垂直的（解剖学上），其他两个切口经过骨孔的前后缘；b—做成大的鼻黏膜瓣，应该由一根粗线穿过鼻梁悬挂在一侧

天局部使用 3~4 次抗生素与类固醇混合剂。为降低继发出血的风险，要求患者在 1 周内禁止擤鼻。当上皮组织完全愈合后，1 周左右拆除皮肤缝线，4~5 周拔出硅胶人工泪管（图 8-8）。

并发症

1. 术中并发症

（1）出血。

• 对于术中出血的并发症，可以使用软组织烧灼术和骨切缘使用骨蜡止血。

• 如果出血不止，可以尝试用浸有肾上腺素的纱布加压填塞手术部位 5 分钟。

• 可以考虑用可吸收的人造海绵进行鼻腔填塞止血。

（2）泪小管损伤。

• 通过术中轻柔地操作，在插入探针和置入人工泪管时可避免。

• 当插入探针或人工泪管时，保证眼睑被拉紧，以避免泪小管的"六角形手风琴"效应和假道的形成。

（3）脑脊液漏。

• 意外的筛板破裂可能会导致罕见的

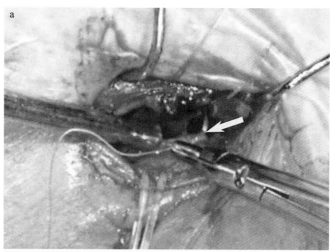

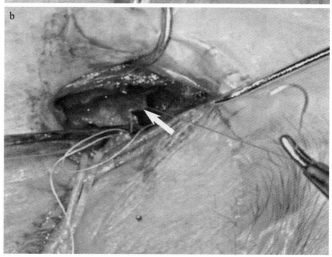

图 8-5　a—先做前组筛窦开放术，以便用直径 8mm 的半圆形针缝合黏膜后瓣，这是缝针正在穿过泪囊后瓣的上端（箭头所示）；b—开始缝合鼻黏膜后瓣（箭头所示），吻合应该从颅底延伸到泪囊鼻泪管连接处

脑脊液漏。

· 少量的脑脊液漏可能会被小片的轮匝肌纤维封闭。

· 术后应使用抗生素，对脑膜炎的症状和体征保持警惕；必要时需听取神经外科医师的意见。

（4）不慎侵入眼眶。

· 做筛窦切除术或泪囊切口时可能会造成眶脂肪脱出。

· 应该避免牵拉眶脂肪以减少运动障碍，或更少见的眶内出血。

2. 术后并发症

（1）出血。

· 可能需要一些简单的方法，如采取头高位、鼻部冰袋敷。

· 如果持续出血，可以用棉条或者12mm 浸有 1∶1000 肾上腺素的纱布条填塞鼻腔，并保留 5 天。出血后应口服抗生素 1 周。

（2）伤口感染。

· 全身预防性使用抗生素可以减少伤口感染的风险。

· 术中给予单一种广谱抗生素的效果相当于术后口服一个疗程的抗生素。

· 在有术前感染，同时行双侧手术，鼻腔填塞或术后鼻出血的情况下，考虑术后使用抗生素。

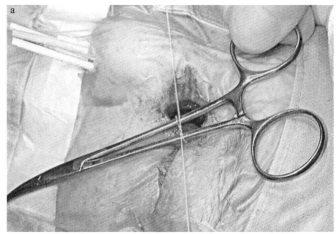

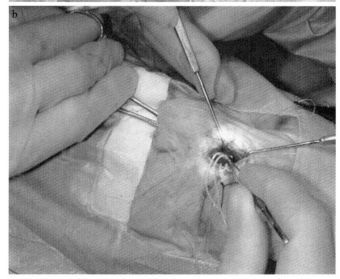

图 8-6　a—如果所置的人工泪管穿过切口面并系在器械柄上，置管术后几乎很少出现管往上缩回的现象；b—系好的管用动脉夹夹住置于鼻前庭

（3）伤口坏死和瘘管形成。

· 可能发生在放疗或严重的皮肤感染后。

（4）人工泪管脱出或泪小管豁开。

· 系在止血钳手柄上几乎就不会出现脱出。

· 如果发生人工泪管脱出，对于绝大多数的病例，在鼻内窥镜下都可以将其复位。

· 人工泪管的内侧移位（豁开）发生于它没有穿过泪点纤维环，如泪点成形术或逆行泪小管成形术后。

（5）增生性瘢痕或切口呈弓形突起。

· 通常由于在内眦凹面的切口位置靠

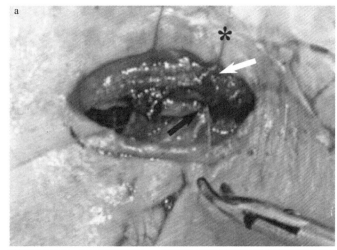

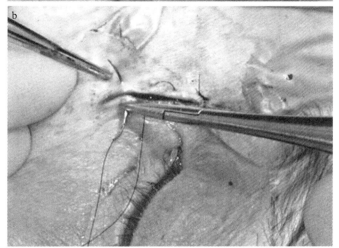

图 8-7 3 根缝线将黏膜前瓣悬吊缝合在轮匝肌纤维上（a）。这是最上面的一针（＊），它穿过眶隔前轮匝肌纤维（白箭头所示）、鼻腔和泪囊黏膜前瓣（黑箭头所示），最后穿过内眦韧带。深部组织缝合完后，用 6-0 尼龙线褥式缝合皮肤（b）

后（图 8-9）。

· 可能因过多的透热疗法或大量的皮下缝线而加重。

（6）引流失败。

· 大多数是因为软组织吻合口太小，且纤维化。

· 如果是因为泪总管内口纤维阻塞，

可以行经泪小管环钻和置管术治疗。

· 如果骨切除不够充分，需要重做 DCR。

· 如果是因为最近端的泪小管阻塞造成的失败，通常需要放置一个玻璃的泪道旁路义管。

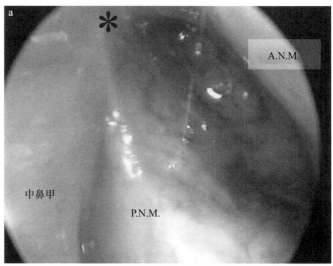

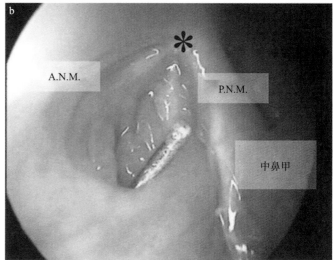

图 8-8　外路DCR痊愈后显示左泪囊充分开放于鼻腔（a）以及右侧成功的吻合术，可见泪小管内探针（b）。P.N.M.指鼻黏膜后瓣；A.N.M.指鼻黏膜前瓣；*表示颅底的二期愈合区

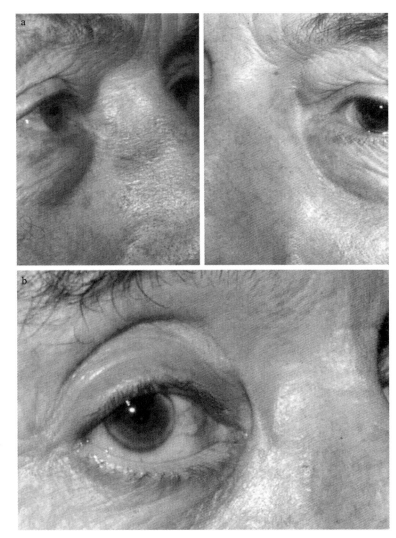

图 8-9　a—右侧外路DCR术后 1 年由于切口位置适当而"看不见"瘢痕；b—DCR后呈弓形突起的瘢痕出现在内眦的凹面，这种瘢痕通常出现在靠上和靠后的切口

参考文献（未引用）

1. Hanna IT, Powrie S, Rose GE. Open lacrimal surgery: a comparison of admission outcome and complications after planned day-case or in-patient management. Br J Ophthalmol. 1998;82:392–6.

2. McLean CJ, Cree I, Rose GE. Rhinostomies: an open and shut case? Br J Ophthalmol. 1999;83:1300–1.

3. Olver J. Colour atlas of lacrimal surgery. Oxford: Butterworth-Heinemann; 2002.

4. René C. Basic external lacrimal surgery. In: Collin JRO, Rose GE, editors. Plastic and orbital surgery. London: BMJ Books; 2001.

5. Rose GE. The lacrimal paradox: towards a greater understanding of success in lacrimal surgery. Ophthal Plast Reconstr Surg. 2004;20:262–5.

6. Vardy SJ, Rose GE. Prevention of cellulitis after open lacrimal surgery: a prospective study of three methods. Ophthalmology. 2000;107:315–7.

7. Walland MJ, Rose GE. Soft tissue infection after open lacrimal surgery. Ophthalmology. 1994;101:608–11.

第9章 射频辅助的泪囊鼻腔吻合术

Reynaldo M.Javate, Ferdinand G.Pamintuan

全球外科专家正在快速获得电外科或射频外科领域的知识，其优于传统外科手术的效果得到了广泛称赞，尤其在眼科整形和眼眶手术领域正取得更多进展。比如本章作者，将射频外科技术应用于甲状腺相关眼病的上睑退缩修复、经结膜眼睑成形术、上睑下垂修复、内窥镜前额上提、活检切除、包括视神经胶质瘤在内的眼眶手术等[1]。本章重点讨论射频辅助的DCR方面的进展。

R. M. Javate (✉)

Department of Ophthalmology, University of Santo Tomas Hospital, University of Santo Tomas, Suite 501, 5th Floor, Clinical Division, Lacson Street, Espana, Sampaloc, Manila, Philippines

e-mail: rmjavatemd@gmail.com

F. G. Pamintuan

Department of Otolaringology Head and Neck Surgery, University of Santo Tomas Hospital, University of Santo Tomas, Suite 501, 5th Floor, Clinical Division, Lacson Street, Espana, Sampaloc, Manila, Philippines

历史

据记载，古埃及人已将加热的金属器械用于组织破坏手术和止血。近几个世纪以来，电外科手术作为一种切除和凝固组织的方法崭露头角。传统的电加热铂电极丝会导致残余组织的破坏、Ⅲ度烧伤、伤口经久不愈和外观不佳。低频交流电能引起人体肌肉收缩（法拉第效应）。19世纪后期，Jacques d'Arsonval应用高频电流（>10000Hz）和电磁线圈加热组织以避免肌肉痉挛。在20世纪20年代，George Wyeth医师首先开展了电切割手术，当时的哈佛大学物理学家William Bovie设计出了可同时进行组织切割和电凝的手术设备。如今，每个手术室都配备了Bovie电烧和电疗设备。现代电外科手术和电热疗设备通过变压器获得高于家用电、商业用电的电压以及通过电子振荡电路来加强电路振荡。

在标准电热疗法中，高频电流通过患者身体。"被动"电极（大盘状）被润湿后绑缚在患者的腿部或背部，"主动"电极用于接触组织。组织的电学"密度"决定加热效果：大面积扩散的电流产热较少，但若电流集中于一个小点，则能产生足够热量用以切割、电凝和破坏组织。1975年，Irving Ellman医师获得了一种轻量固态电外科手术设备专利用以完全滤除整流波，其操作手柄可传输每秒380万次的单一频率信号。Maness等证实滤过波能减少组织改变，用于切割软组织的最佳频率是3.8 MHz，该频率至今仍在应用。

电外科的定义

高频（500kHz和4MHz）无线电波由操作头（薄线钨"主动"电极）传导通过软组织，并由被动电极（无须接触患者的绝缘接地导板/天线板）会聚于软组织[2]。组织中的水分子对于传输无线电信号是天然电阻，从而产热使细胞挥发。Sebben等描述了这种在软组织中水蒸气微泡的突然膨胀，通过电极头形成了一道细胞脱水破坏而无出血的痕迹[3]，软组织能被锋利地切开，因而这种切割效应（电切割）不产生任何操作压力或破碎问题。另外，凝固电流通过分子振荡产生热积累，能使组织在没有水分蒸发的情况下凝固和脱水。这种电凝对于手术止血十分重要。

电灼术、CO_2 激光手术和切开手术的对比

手术刀切开手术仍是金标准，虽不产生热损伤，但不具备止血功能。电外科手术因不对组织产生额外热效应而较电灼术优越，较KTP-YAG或CO_2激光手术能显著减少组织损伤。电极可自消毒也

是电外科手术的一大优势。Sebben等对比了两种高频模块。在电灼术中，导丝产生电阻变得红热，热量（非电流）从导丝传导至组织。在电外科手术中，组织细胞产生的电阻使电磁辐射传导至患者并转化为热量。电灼术的最佳操作频率范围是0.5~1.5MHz，电外科则在3.8~4.0MHz范围效果最佳。由于4MHz射频对组织作用温和，主动电极保持低温，因而细胞损伤小，纤维瘢痕少，术后不适感少[2]。

电外科手术的波形

所有电外科手术单元均由变压器将常规用电转换为高压高频电流。通过进一步滤波整流产生如下波形。微稳单纯切割（完全滤波整流，90%切割、10%电凝）波形用于初始皮肤切口、移植及活检等需避免过量出血的操作最为理想。这种波形因额外热量导致的组织损伤最小。混合电流（完全整流，50%切割、50%电凝）切割、电凝波维持了最小组织损伤和止血之间的平衡，适合用于皮下切开、病变切除（如疣、痣、皮肤凸起、乳头状瘤、瘢痕疙瘩和角化物），此过程中会有少量的出血。

本章作者还将该波形用于经结膜眼睑成形术。产生最小额外热量扩散的直接、非直接点电凝需要部分整流（10%切割、90%电凝）波形才能控制直径2mm以下血管的出血。作者用该波形在眼睑成形、眼睑下垂修复、眼睑退缩矫正、病变切除（如毛细血管扩张、蜘蛛痣）手术中做眼轮匝肌和眶脂肪切除，也常用于外路、小切口和内窥镜DCR。电灼术利用火花间隙电流产生显著热量（类似于单极透热疗法），主要用在浅表止血和小基底细胞癌

及囊肿破坏操作中做电干燥治疗。双极波形（1.7MHz）可避免组织黏附操作头，特别适合做湿润手术视野烧灼、特别精确的止血和在显微手术中控制个别血管出血。

电极

电外科手术单元可用的电极有不同类型。选用何种电极主要依据手术类型、术中出血、术后期望的整形效果。电极类型主要有超细线精密电极（用于瘢痕最少的微细皮肤切口）、细线电极（用于极细切除和切口）、圆环电极（用于眼睑小赘生物切除或较大赘生物活检取材）、三角或椭圆环电极（用于凸起的皮肤病变切除），以及球形电极（电凝用）。

本章作者将内窥镜前额上提电极用于射频辅助的内窥镜前额上提手术（ERAF）。Javate DCR电极（图 9-1）可用于鼻内 DCR，而细线电极和超细线精密电极用于小切口 DCR 和标准外路 DCR[4, 5]。

电外科手术用于 DCR

本章作者采用 Ellman Surgitron DualRF（3333 Royal Avenue，Oceanside，NY）设备的套件和波形。10 多年来，这种技术从最初使用到经历多次改进，在外科领域取得了成功[6]。

外路 DCR 和采用电外科手术设备的小切口 DCR

在外路 DCR 中，本章作者将电外科手术技术用于皮肤切口、泪囊鼻腔黏膜瓣制作和止血。最近他们推荐用于小切口

DCR[7]以获得更好的术后外观。Javate DCR 电极（附属于 Surgitron 单元，设为切割模式）用于在距下睑缘 7~8mm 处做 8~10mm 长度的切口（图 9-2）。切口起于内眦韧带正下方，延伸至泪前嵴，顺眶周松弛的皮肤张力线沿水平方向向外延续。当切口在眶隔正上方，距下睑缘 3~4mm 的切口常因伤口挛缩和眶脂肪脱垂而导致睑外翻，而上述切口则能更好地减少弓形牵拉挛缩和术后瘢痕[8]。射频术可用电极控制散在出血点，也可提供良好止血。组织解剖关系

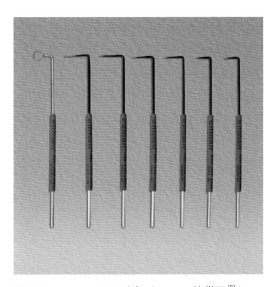

图 9-1　Javate DCR 电极（Javate 等供图[5]）

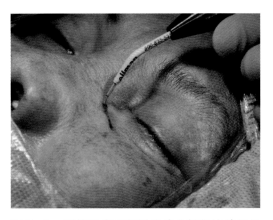

图 9-2　切割模式下使用细线电极做皮肤切口（Javate 等供图[5]）

不会被出血遮蔽，因而手术视野更佳，手术时间缩短。戴眼镜患者也反映在小切口 DCR 后可感到更舒适。这不仅是因为术后疼痛肿胀较少，而且眼镜鼻托通常不会在切口位置之上。患者术后恢复快，能更早地投入日常生活和工作。

之后是用钝头剪向下分离皮下组织至泪前嵴。电凝出血点以显著减少术后眶周瘀血斑。用 DCR 电极沿泪前嵴切开骨膜。截骨后，设置电极为电凝模式制作鼻黏膜瓣。以 6-0 可吸收缝线（Vicryl）一针或两针间断缝合泪囊后瓣和鼻黏膜后瓣，从泪囊反过来向鼻黏膜后瓣缝合。

后瓣处理完毕后，Crawford 双泪小管硅胶置管套件（S1-1270u，FCI，20-22 rue Louis Armand，75015 Paris，France）需置入泪囊鼻腔吻合道（图 9-3），管末端以双方结和 5-0 丝线缝合确实固定；然后修剪管末端至适当长度，以不露出鼻孔为宜[5]。最近，FCI 双节棍自固定式双泪小管鼻泪管置管术（S1-1371 Nunchaku105mm，FCI，20-22 rue Louis Armand，75015 Paris，France）被用于双泪小管置管。FCI Nunchaku 是一种推入式自固定型双泪小管置入式人工泪管，能通过毛细管作用引流泪液。从技术角度看，推入式置管比传统拉出式置管要简单。金属导丝位于管腔内，不像传统置管那样作为支架的延伸（图 9-4）。硅胶管的设计确保其稳定性，重要的是，不需要打结、缝合或在术后产生集聚污垢、黏液物质形成的痂壳（图 9-5a，9-5b），且不需要从鼻腔取除。

以 5-0 可吸收缝线（Vicryl）缝合由鼻黏膜和泪囊制作的前瓣。以 6-0 尼龙线连续或皮下缝合，关闭皮肤切口。

小切口 DCR 术后护理

患者切口覆盖消毒敷料。术后 24 小时可在术区连续冰敷。口服抗生素 7 天，2 个月内抗生素-类固醇滴眼液滴眼，每日 4 次。术后 2~6 个月，视情况取除硅胶管。

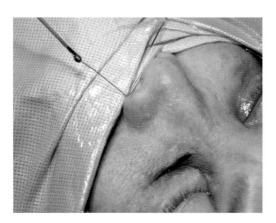

图 9-3　用 Crawford 钩取出人工泪管（S1-1270u，FCI，20-22 rue Louis Armand，75015 Paris，France）（Javate 等供图[5]）

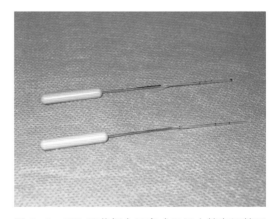

图 9-4　FCI 双节棍自固定式双泪小管鼻泪管置管的人工泪管。其腔内有金属导丝以保证硬度（S1-1371 Nunchaku105mm，FCI，20-22 rue Louis Armand，75015 Paris，France）

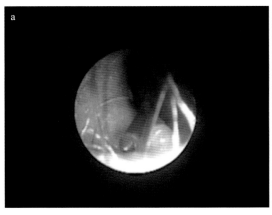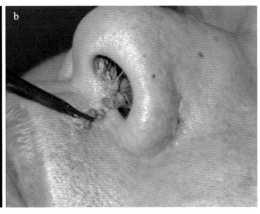

图 9-5　FCI 双节棍自固定式双泪小管鼻泪管置入式人工泪管的末端。无须在鼻前庭处打结或缝合（a）；鼻前庭内的传统方法置入的人工泪管需以 5-0 丝线打结固定，常形成黏液性结痂（b）

小切口 DCR 术后内窥镜检查随访记录

小切口 DCR 术后鼻内口的愈合情况可通过在患者术后随访过程中用 0° 或 30° Hopkins Ⅱ 内窥镜（Karl Storz GmbH and co.，Tuttlingen Germany）和 Karl Storz Medi Pack NTSC 200431 20 一体化摄像系统图像记录（图 9-6）[5]。

射频辅助的内窥镜泪囊鼻腔造口术

患者行射频辅助的内窥镜泪囊鼻腔造口术（ERA-DCR）时采取仰卧位，头略抬高以降低术区静脉压。虽然也可用局部麻醉，但由于需要通过鼻道做大量灌洗冲净丝裂霉素，建议采用全身麻醉。鼻部准备包括浸透 0.05% 盐酸羟甲唑啉的棉球沿鼻腔外侧壁填压以减轻充血。4mm 0° 硬性 Karl Storz Hopkins 鼻内窥镜（Karl Storz GmbH and co.，Tuttlingen Germany）下以 2% 利多卡因加肾上腺素（1∶100000）在中鼻甲和鼻甲附着处正前方的鼻腔外侧壁行黏膜下注射。一些患者的中鼻甲会遮挡泪囊窝，对于这些患者，应手术折断中鼻甲而不是去除其前部。整个过程在内窥镜下完成。助手可通过视频监视器观看手术操作。

20G 视网膜光纤头经抗生素眼膏润滑后插入扩张的上泪小管。0° 或 30° 硬性 Karl Storz Hopkins 内窥镜插入鼻内显示中鼻甲前部，以确认光纤头到达泪囊最下部分，然后将内窥镜光照调至最小，以加强视网膜光纤照明。弥散光显示泪骨光纤头未充分照明的部分。散射光在鼻腔外侧壁可标记鼻腔吻合口的目标区域。光照定位于泪囊后下壁（此处表面的骨最薄），用消毒胶带固定光纤。在内窥镜引导下向表面黏膜注射利多卡因-布比卡因-肾上腺素溶液。在此区域以不同长度的电极组合（Javate DCR 电极），用 Surgitron Dual RF 切开 20mm 的鼻黏膜，模式设为电凝，能量设为 50~60（图 9-7）。以往，作者们采用直电极完成此步骤，然而，现在他们采用环状电极刮除鼻黏膜，从而更加便捷。切开的鼻黏膜用 Freer 骨膜剥离子剥离。

在预定鼻部开孔的位置用刮匙开始钻孔，骨孔用 10~15mm Kerrison 钻进一步扩

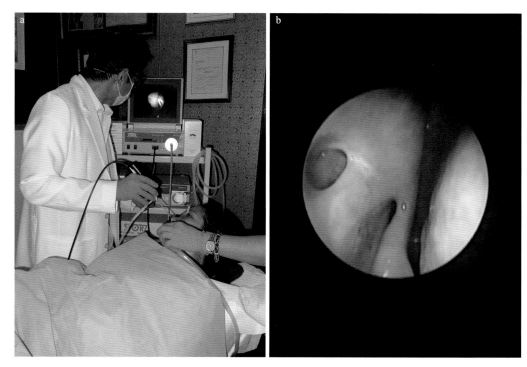

图 9-6　采用硬性 Hopkins II 内窥镜和 Karl Storz Medi Pack NTSC 200431 20 一体化摄像系统（Karl Storz GmbH and co., Tuttlingen，Germany）进行术后随访以显示鼻内口（a）。术后 6 个月时内窥镜下显示鼻内口图像（b）

图 9-7　4mm 0° 硬性 Karl Storz Hopkins 鼻内窥镜置入患者鼻内以显示中鼻甲前部区域。连接 Surgitron Dual RF 的 Javate DCR 电极用来做 20mm 的鼻黏膜切口（Javate 等供图 [5]）

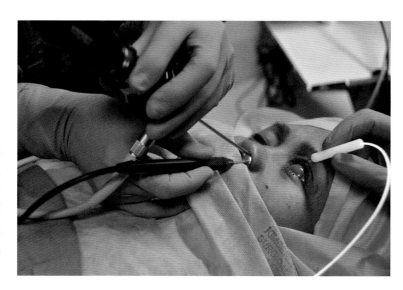

大。鼻部切开术包括切除部分上颌骨额突（泪前嵴）。

　　视网膜光纤头插入泪囊以便清晰显示泪囊前后壁和上下壁，以确保用 Javate DCR 电极在该区域能更好地完成 5~10mm 的开口。显示困难（如瘢痕挛缩）的泪囊可从泪小管注入水凝润滑胶（Parker Laboratories, Inc., Fairfield, NJ, USA）进行扩张，防止切开过程中损伤正常泪小管。正常大小或增大的泪囊可用较短的 DCR 电极，而用于瘢痕化的泪囊可能要使用较长的电极。多余的泪囊边缘组织用 Blakesley 鼻钳除去。内窥镜下可用 Javate DCR 电极和 Blakesley 鼻钳直接进行泪囊活检，这在激光 DCR 手术病例则不可能实现。

鼻黏膜造口和泪囊开口足够大以后，用浸有 0.5mg/ml 丝裂霉素 C 溶液的棉球置于周围黏膜 3 分钟，以抑制纤维细胞增生。手术部位和鼻腔的残留丝裂霉素用大量无菌生理盐水冲洗[4, 9]。鼻泪管内的双泪小管置管采用 Crawford 双泪小管置管套件（S1-1270u，FCI，20-22 rue Louis Armand，75015 Paris，France）在牵引钩辅助下将管拉出外鼻孔（图 9-8），Griffiths 鼻腔吻合口支架管（Griffiths Nasal Catheter 5206）穿入泪小管置管探针后，用鳄牙钳向上推经鼻孔，跨过骨孔[10]。这种吻合口支架管设计用来在泪囊窝短期留置以确保鼻内骨孔不闭合（图 9-9）。泪小管置管系以两个方结并用 5-0 丝线缝合，然后在鼻内修剪至适当长度。经泪道冲洗鼻内硅胶人工泪管周围时，以内窥镜下图像确认骨孔是否开

放。用枪状镊在中鼻甲上方涂氧化再生纤维素，以控制术中和术后出血。该材料可自行吸收。表 9-1 列出了作者在常见病例 ERA-DCR 手术中使用的器械。

术后护理

外路 DCR、小切口 DCR 和 ERA-DCR 的术后治疗包括口服广谱抗生素、抗生素滴眼液（氧氟沙星，参天制药株式会社，大阪，日本）每日 4 次滴眼，及每日 3 次生理盐水鼻冲洗。

外路 DCR 术后护理更简单，包括 3~4 次随访，其间视情况进行皮肤缝合拆线和硅胶管取除。比较而言，经鼻内窥镜 DCR 术后随访频率要高，必要时每间隔 1~2 周做鼻部生理盐水冲洗和内窥镜清除鼻内切开部位的碎痂、黏液。术后第 1 周使用类固醇鼻喷剂（氟替卡松丙酸酯鼻喷剂；Glaxo Smith Kline，Philippines）。术后 2~3 个月取出 Griffiths 鼻腔吻合口支架管，3~6 个月取除硅胶管（图 9-10）。术后骨孔的开放性通过泪道冲洗和内窥镜观察荧光染色剂由泪河通过手术造孔流入鼻内来记录

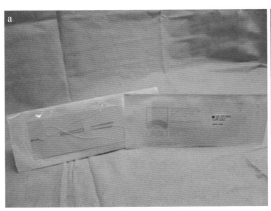
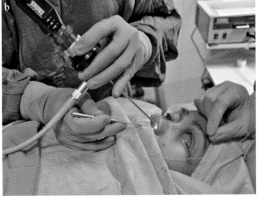

图 9-8 Crawford 双泪小管置入式人工泪管（S1-1270u，FCI，20-22 rue Louis Armand，75015 Paris，France）用于鼻泪管瘘的双泪小管置管术（a）。经过上下泪小管置入双泪小管硅胶管（b）（Javate 等供图[5]）

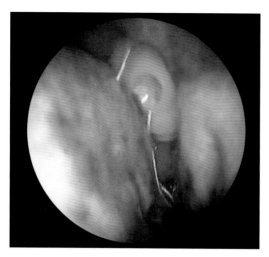

图 9-9　内窥镜下图像显示双泪小管置入式硅胶人工泪管由 Griffiths 鼻腔吻合口支架管穿出

表 9-1　ERA-DCR 所用器械

1.	头灯（Karl Storz Tuttlingen, Germany）
2.	穿刺钳
3.	鼻镜
4.	棉球
5.	0.05% 盐酸羟甲唑啉溶液
6.	脊髓麻醉针
7.	2% 利多卡因加肾上腺素（1∶100000）溶液；4% 利多卡因溶液；0.75% 丁哌卡因溶液
8.	0° 和 30° 硬性的 Karl Storz Hopkins 内窥镜（Karl Storz GmbH and co.,Tuttlingen,Germany）
9.	Karl Storz Blakesley 鼻镊
10.	水凝胶（润滑胶，Parker Laboratories, Inc., Fairfield, NJ,USA)
11.	Retinal 光纤
12.	Javate DCR 电极（3333 Royal Avenuc, Oceaniside, NY）
13.	带头的吸引器（Vapor-Vac Ellman International, Inc.）
14.	刮骨匙
15.	Kerrison 钻
16.	Crawford 双泪小管置入式人工泪管（S1-1270u, FCI, 20-22 rue Louis Armand, 75015 Paris, France）
17.	丝裂霉素 C 溶液（2mg/ml）
18.	角膜保护罩
19.	Griffiths 鼻腔吻合支架管 No. 5206; Visitec
20.	胶原可吸收止血剂
21.	吸引器头

（图 9-11）。手术成功与否更取决于泪道阻塞症状和体征在术后的缓解程度。

ERA-DCR 的主要优点在于无外部瘢痕和更少的 DCR 导致的损伤。其他优点包括手术创伤出血少、操作简单、术后复发率低、恢复快、患者能更早投入正常的工作和学习。ERA-DCR 还可分辨和处理任何可能引起 DCR 失败的病理改变，在直视

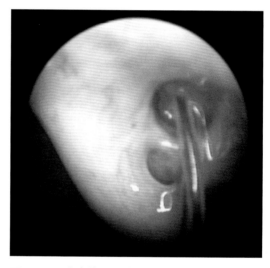

图 9-10　内窥镜下图像显示 Griffiths 鼻腔吻合口支架管取除后 2 个月的大而愈合的鼻内口，双泪小管硅胶人工泪管仍在位

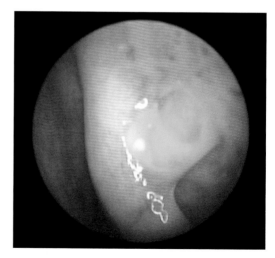

图 9-11　内窥镜下图像显示手术 1 年后泪道冲洗的荧光染色剂由手术造孔流出

下进行泪囊活检，长期保持鼻内造孔开放的成功率达到 98%[11]。

术后并发症

任何DCR都可能出现并发症。鼻出血或鼻内、眶内的感染可能需要抗生素治疗。经鼻内窥镜DCR的鼻内吻合口部位与中鼻甲、鼻中隔的粘连可以通过精细操作和定期清理鼻腔来避免。放置Griffiths鼻腔吻合口支架管也可减少此类粘连。尽管ERA–DCR联合Griffiths鼻腔吻合口支架管置入可能并发鼻黏膜瓣和远端之间的肉芽组织形成，但不一定发生手术吻合口堵塞。人工泪管太紧可能产生泪小管豁开，必要时需松解或取除支架。但若人工泪管太过松弛，可能脱垂到眼部，可以通过收紧人工泪管来避免。如果鼻内切开范围太小且高至泪囊，会发生泪池综合征，造成泪液、黏液在泪囊积聚并排到眼部。置管太久可能会在泪点和鼻腔造口部位形成化脓性肉芽肿。这种情况必须取除置管。持续溢液、溢泪提示鼻腔吻合口处瘢痕产生，可能需要再次手术。

电外科手术设备使用注意事项

电外科手术设备不可在挥发性和爆炸性液体、气体存在时使用。装有心脏起搏器的患者也属禁忌证，除非被其内科或心血管医师事先清除，并采取措施确保起搏器不受高频干扰。任何时候需要更换电极，都必须牢记松开脚踏板、关闭操作头，以免对术者、患者和其他人员造成损伤。

参考文献

1. Bosniak SL, Javate RM, Aquino MS, et al. Radiosurgery—a new approach to eyelid, orbital, and lacrimal surgery. Int J Aesthetic Restorative Surg. 1995;3:9–15.
2. Aimino G, Davi G. Principles of radiofrequency in oculoplastics. Oculoplast Surg Radiofrequency. 1999;1:13–22.
3. Sebben JE. J Dermatol Surg Oncol. 1988;14:4.
4. Javate RM, Campomanes BS, Co ND, et al. The endoscope and the radiofrequency unit in DCR surgery. Ophthal Plast Reconstr Surg. 1995;11:54–8.
5. Javate RM, Pamintuan FG, Lapid-Lim SE, Cruz RT. Innovations in lacrimal surgery. 1st ed. Manila: UST Publishing House; 2011.
6. Javate RM, Lapid-Lim SIE, Pamintuan FG. New waves in dacryocystorhinostomy. Oculoplast Surg Radiofrequency. 1999;18:99–104.
7. Javate RM, Chua H, Pelayo J. Mini-incision DCR using the radiosurgery unit, oculoplastic and reconstructive surgery. Ocular Surgery News. 2000;19(20):137–8.
8. Harris GJ, Sakol PJ. Relaxed skin tension line incision for dacryocystorhinostomy. Am J Ophthalmol. 1989;108:742–3.
9. Kao SCS, Liao CL, Tseng JHS, et al. Dacryocystorhinostomy with intraoperative mitomycin-C. Ophthalmology. 1997;104:86–9.
10. Griffiths JD. Nasal catheter use in dacryocystorhinostomy. Ophthal Plast Reconstr Surg. 1991;7:177–86.
11. Javate RM, Pamintuan FG. Endoscopic radiofrequency assisted DCR (ERA-DCR) with double stent: a personal experience. Orbit. 2005;24(1):15–22.

第10章 基本的经鼻内窥镜泪囊鼻腔吻合术

Francois Codere, David W.Rossman

几十年来,外路DCR是治疗鼻泪管阻塞的常规手术。其操作方法由Toti(1904)[1]在世纪之交时首次阐述,后经几十年的不断完善,目前仍然被大多数眼科医师所采纳。其术后效果好,可在门诊局部麻醉下完成手术操作,所需器械少。1839年,Caldwell[2]首次提出经鼻腔行泪道手术,由于经鼻观察鼻内解剖结构困难,其提出的方法很快被遗弃。1958年,Heermann[3]报道了用手术显微镜直接做经鼻泪道手术的方法,该方法取得较好疗效,经鼻DCR再次引起重视[4]。耳鼻喉科医师常规使用的鼻内窥镜再次引起了大家对经鼻DCR的兴趣。1989年[5],McDonogh、Meiring首次报

F. Codere (✉)

Université de Montréal, Hôpital Maisonneuve–Rosemont, Höpital Ste–Jusitne, Montreal, QC, Canada

e-mail: francois.codere@umontreal.ca

D. W. Rossman

Department of Oculoplastics & Orbit, The University of British Columbia, Vancouver, BC, Canada

道了使用鼻内窥镜的现代经鼻DCR。早期经鼻DCR,特别是在美国,常使用激光灼烧来处理黏膜和制作骨窗[6]。然而,和外路DCR相比,激光辅助经鼻DCR效果较差,这可能是由于术后吻合口周围会有较多的肉芽组织及瘢痕形成[7]。

只要小心遵守内窥镜手术操作规范,尽少造成组织损伤,注意黏膜的保护和黏膜瓣的制作,经鼻DCR和外路DCR相比,在大多数情况下临床疗效相当,成为较好的治疗选择[8]。

和外路DCR相比,经鼻腔DCR有显著的优点。它避免了皮肤切口及皮肤瘢痕,这对年轻人或瘢痕体质的人尤为重要。切口局限于泪囊窝内侧壁,避免从皮肤到鼻腔的手术路径,保留了完整的内眦解剖及泪泵功能。术后疼痛少,大多数患者可在术后几天恢复正常活动。手术切开组织少,术中出血及手术时间相应减少[9]。经鼻DCR也可用于有明确脓肿形成的急性泪囊炎的处理,从而减少了从皮肤面行泪囊切开引流术的使用[10]。

经鼻DCR也存在局限性。经鼻DCR治

疗泪囊前部憩室效果较差，有面部外伤史的患者，泪囊周围解剖结构可能改变，使经鼻DCR手术风险增加，同时难以达到预期效果。泪囊肿瘤的最好治疗方法仍是外路DCR。最后，使用鼻内窥镜有一陡峭的学习曲线，如果未经专门的培训，它可能会阻碍早期手术的成功[9]。

病例选择

获得性泪道狭窄引起的慢性溢泪是经鼻DCR最常见的适应证。其他适应证还包括伴有或不伴有泪道结石存在的急、慢性泪囊炎。经鼻DCR对复发性的儿童泪道阻塞也非常有用。此外，通过泪囊造影及泪道核素显影检查，确诊为功能性泪道阻塞的患者，经鼻DCR对其也有良好的治疗效果[11]。

对泪道系统的检查应从泪点开始，需排除泪点缺如、狭窄、外翻或任何其他异常。触诊内眦区，查看是否有囊肿、泪道结石、肿瘤。如果怀疑肿瘤或有面部外伤史，需进一步行CT扫描和（或）骨减影泪囊造影检查。泪道冲洗帮助确诊泪道阻塞和了解泪总管和泪道内部情况，经鼻DCR很难完成对泪总管的探查。

使用鼻内窥镜仔细检查鼻腔，从鼻腔评估泪囊在鼻腔的投影区至关重要。中鼻甲肥大、鼻息肉、肥厚性鼻炎、鼻孔狭窄和鼻中隔偏曲都是导致经鼻DCR手术难度更大，或手术失败的潜在因素。

鼻部的准备

术前2小时和1小时使用长效鼻减充血剂收缩鼻腔血管可帮助暴露术中视野及

减少术中出血。对季节性过敏或上呼吸道感染的患者，需鼻塞症状完全消失后才能手术。有严重鼻中隔偏曲者，无论是联合手术还是单纯矫正手术，鼻中隔偏曲矫正均应在泪道手术之前。然而，对于大多数鼻中隔偏曲和鼻孔狭窄患者来讲，外路DCR仍是非常好的选择。

麻醉

经鼻DCR可以在局部麻醉或全身麻醉下进行。以下情况可考虑全身麻醉下手术：急性泪囊炎、既往有泪囊区手术史、鼻部解剖特殊伴入口狭窄、患者自己要求采用全身麻醉的。如果术者经验丰富、患者鼻部解剖结构正常，也可以采用局部麻醉，局部麻醉也适用于只有日间护理而没有完整恢复室的情况。

无论是局部麻醉还是全身麻醉，用含1:100000肾上腺素和2%利多卡因的溶液浸润麻醉鼻腔外侧壁和中鼻甲后，用浸泡过5%可卡因或0.25%呋喃西林和3%利多卡因溶液的纱布填塞鼻腔，这样血管及鼻黏膜收缩时间长，增加术中可视度，同时减少术中出血。局部麻醉是沿眶内侧壁，于内眦韧带后1~1.5cm行筛前神经阻滞麻醉。筛前神经阻滞麻醉提供泪囊区、前部筛窦及周围骨质的深麻醉。同时，眼睑内侧浅表组织以及角膜也应用滴眼液行局部表面麻醉。

手术设备

经鼻内窥镜手术必须有高质量的仪器设备。直径4mm、0°鼻内窥镜最为常用，在一些特殊情况下，如果查看斜面情况，

30°鼻内窥镜非常有用。要一直保持有最佳水平的可视性，一个高功率光源（氙气）是必不可少的。至少48cm大小的高分辨率显示器应放置在患者的头侧，高度和术者眼部平齐。带次级光源的光纤探针对照亮泪囊也是必不可少的。

手术技术

扩张泪点后，光纤探针轻轻插入上泪小管，经泪小管到达泪囊。透过薄薄的泪骨，泪囊区被照亮，而较厚的上颌骨额突不能被照亮，因此，照亮区的前部对应的是泪颌缝。中鼻甲位置也和泪囊位置相对应。

在某些情况下，为了更好地暴露泪囊区的鼻腔外侧壁，可用Freer剥离器将中鼻甲向内侧移位，可见由上颌骨额突凸起形成的嵴。用月牙刀或剥离器的锐缘切开嵴前方、鼻甲附着处下方的鼻黏膜（图10-1）。切口深达骨膜并下延约10mm。剥离器分离黏膜。为避免损坏黏膜，剥离器在骨膜下须一直紧贴上颌骨。然后用显微剪在黏膜切口的上端及下端向后剪开黏膜（图10-2）。用剥离器将鼻黏膜瓣向中鼻甲方向移位，暴露薄的泪骨和照明区，靠前的上颌骨额突较厚，不被照亮，泪颌缝很容易被看到。咬骨开始于上颌骨额突，使用直径2mm的Kerrison咬骨钳（图10-3），此时，无须去除泪骨。用咬骨钳尖端感觉到较厚的上颌骨边缘后，将泪骨插入并推向泪囊方向。一般咬骨5~6次后，泪囊前部暴露。器械在骨和泪囊黏膜之间移动时，一定要小心，避免不必要的出血和泪囊破裂。去除泪骨后，泪囊后部和泪管暴露（图10-4）。剥离器将薄薄的泪骨从泪

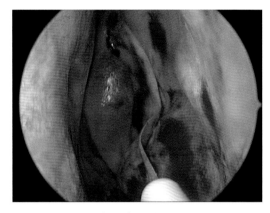

图 10-1　月牙刀切开鼻黏膜

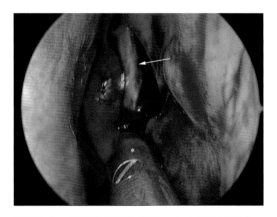

图 10-2　用剪刀做下方切口，上方切口已完成

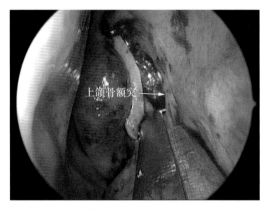

上颌骨额突

图 10-3　上颌骨额突部的造骨孔

囊黏膜小心剥离后，用显微筛骨钳取出。泪囊瘢痕或泪囊腔较小时，造骨孔上方需进一步扩大。此时用45°Kerrison咬骨钳更容易操作。上颌骨额突常向后凸起，该凸

起部分可能需去除。

甲基纤维素填充泪囊，光纤探针支撑起泪囊。在泪囊前部，用直月牙刀行垂直切口。在切口上下端向后切开泪囊，使泪囊黏膜瓣足够大到能向后翻转（图10-5）。按摩内眦韧带区，可见泪囊底部并去除引起阻塞的任何泪囊结石。如果认为泪道黏膜异常，也可取病变组织送病理活检。

用 Freer 剥离器调整鼻黏膜瓣和泪囊黏膜瓣，使其相互贴合（图10-6）。黏膜瓣边缘贴鼻腔外侧壁，这有利于黏膜瓣愈合后在泪囊和鼻腔间形成黏膜通道[12]。这和外路 DCR 黏膜瓣制作相似。然后，置入双泪小管置入式硅胶人工泪管，置入的硅胶管两末端在鼻腔内用直的显微筛窦钳取出。最后，将一根浸泡甲泼尼龙（40mg/cm³）的明胶海绵沿硅胶管放于黏膜瓣上面，这样可以增强瓣膜相互接触的稳定性（图10-7）。

术后护理

告知患者术后10天避免用鼻吹气。如出现明显感染，需全身使用抗生素。术后1周内，每日盐水清洗鼻腔 3～4 次，同时抗生素类固醇激素滴眼液滴术眼。术

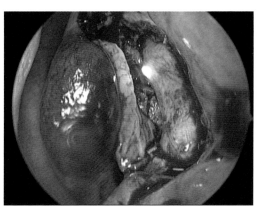

图 10-4　导光探针在上部，造骨孔完成，泪囊暴露

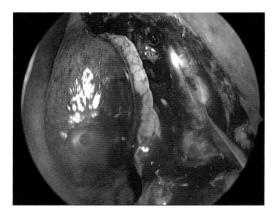

图 10-5　导光探针显示泪囊上部，泪囊切口

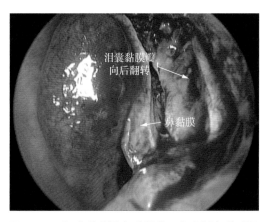

图 10-6　泪囊黏膜瓣向后翻转，和内侧鼻黏膜瓣相连接

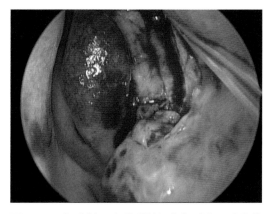

图 10-7　泪囊瓣及鼻黏膜瓣切缘相对合，硅胶管经泪点、泪小管和泪囊进入鼻腔

后 1 周和 1 个月行泪道冲洗。术后 1 个月拔除硅胶管。术后 1 周清洗鼻孔时如感觉有必要可行鼻内窥镜检查，术后 1 个月行内窥镜检查以确认手术部位是否完全愈合（图 10-8）。最后一次随访应是术后第 3 个月，查看泪道通畅及鼻部解剖恢复情况（图 10-9）。

并发症

　　术中或术后早期出血是经鼻 DCR 的主要并发症之一。预防是关键，包括停用全身抗凝药和进行充分的术前准备，以保证鼻黏膜的最大可视化。术中小的出血通过吸引器抽吸即可。中等出血可用神经外科止血海绵填塞，同时用吸引器吸引海绵内血液，进而保持术区干燥。如果出现大量不可控制的出血，视野模糊，术者应考虑中止手术，而不是盲目地继续手术。术后早期明显出血少见，如出现，需鼻腔填塞 24~36 小时。指导患者在术后 10 天内避免使用含阿司匹林成分的药物，同时避免剧烈运动或 Valsalva 捏鼻鼓气动作。

　　邻近组织损害是经鼻内窥镜手术的另一个并发症。每一步操作均确认好手术标志将减少周围结构损害。眶部损伤包括眶脂肪、内直肌及下斜肌的损伤[13]。该并发症还包括出血，个别情况下，眶内侧深部筋膜下血肿需清除。只要术中严格按解剖标志进行操作，可以避免对颅底的伤害。泪囊内导光探针和泪小管水平是上界的标志。然而，尽管采用这项措施，脑脊液漏仍可能发生，此时手术应该停止，患者卧床休息并给予适当的抗生素预防感染。在某些情况下，可能需行腰椎分流以缓解脑脊液漏。

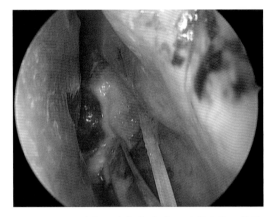

图 10-8　用分离器头部将含类固醇激素的明胶海绵沿泪道硅胶管置于黏膜瓣上面

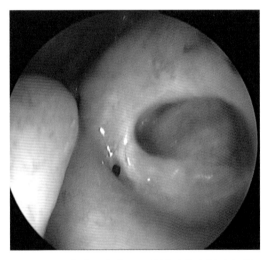

图 10-9　术后 3 个月，1 分钟时染色试验阳性，黏膜恢复正常形态，黏膜瓣切缘对合处愈合

　　鼻腔内组织粘连是术后的另一个问题[14]。最常见的是鼻孔紧缩患者中鼻甲前端和鼻腔外侧壁粘连。术后数月，待粘连稳定后，用剪刀剪开粘连。然而，过度的切开和损伤鼻黏膜可导致更广泛的粘连。对这些复杂病例，更广泛的修复联合抗成纤维细胞药物，如丝裂霉素的应用可能是唯一的解决办法[9]。

　　术后早期，造骨孔内口肉芽组织形成可阻塞泪道并引起溢泪。在内窥镜下，用直显微筛窦钳去除增生的肉芽组织，解除内口阻塞。术中如损害泪囊黏膜内层，这种并发症更容易发生。

结论

越来越多的证明显示，治疗鼻泪管阻塞，经鼻DCR可以像外路DCR一样成功[11]。术中黏膜瓣的制作是其成功的关键。像外路DCR一样，无肉芽增生的黏膜愈合有利于通向鼻腔的黏膜通道的形成。经鼻DCR和外路DCR相比，优点众多。它是一种微创手术，术者经验丰富时所需手术时间较外路DCR更短[15]。因此，对适当的患者，经鼻DCR已成为治疗鼻泪管阻塞的一种适当的选择。

参考文献

1. Toti A. Nuovo metodo conservatore di cura radicale delle suppurazioni croncihe del sacco lacrimale (dacriocistorinostomia). Clin Mod Firenze. 1904;10:385–7.

2. Caldwell GW. Two new operations for the radical cure of obstruction of the nasal duct with preservation of the canaliculi and an incidental description of a new lacrimal probe. NY Med J. 1893;57:581.

3. Heermann H. Uber endonasale Chirugie unter Verwendung des binocularen Mikroskopes. Arch OHR Nae Kehlk Heilk. 1958;171:295–7.

4. El Khoury J, Rouvier P. Endonasal dacryocystorhinostomy (95 cases). Acta Otorhinolaryngol Belg. 1992; 46(4):401–4.

5. McDonogh M, Meiring H. Endoscopic transnasal dacryocystorhinostomy. J Laryngol Otol. 1989;103: 585–7.

6. Massaro BM, Gonnering RS, Harris GJ. Endolaser laser dacryocystorhinostomy. A new approach to nasolacrimal duct obstruction. Arch Ophthalmol. 1990;108:1172–6.

7. Hartikainen J, Grenman R, Puukka P, Seppa H. Prospective randomized comparison of external dacryocystorhinostomy and endonasal laser dacryocystorhinostomy. Ophthalmology. 1998; 105:1106–13.

8. Tsirbas A, Wormald PJ. Endonasal dacryocystorhinostomy with mucosal fl aps. Am J Ophthalmol. 2003; 135:76–83.

9. Woog JJ, Kennedy RH, Custer PL, Kaltreider SA, Meyer DR, Camara JG. Endonasal dacryocystorhinostomy: a report by the American Academy of Ophthalmology. Ophthalmology. 2001;108: 2369–77.

10. Lee TS, Woog JJ. Endonasal dacryocystorhinostomy in the primary treatment of acute dacryocystitis with abscess formation. Ophthal Plast Reconstr Surg. 2001;17:180–3.

11. Wormald PJ, Tsirbas A. Investigation and endoscopic treatment for functional and anatomical obstruction of the nasolacrimal duct system. Clin Otolaryngol. 2004; 29:352–6.

12. Goldberg RA. Endonasal dacryocystorhinostomy: is it really less successful. Arch Ophthalmol. 2004;122: 108–10.

13. Dolman PJ. Comparison of external dacryocystorhinostomy with nonlaser endonasal dacryocystorhinostomy. Ophthalmology. 2003;110:78–84.

14. Fayet B, Racy C, Assouline M. Complications of standardized endonasal dacryocystorhinostomy with unciformectomy. Ophthalmology. 2004;111:837–45.

15. Malhotra R, Wright M, Oliver JM. A consideration of the time taken to do dacryocystorhinostomy surgery. Eye. 2003;17:691–6.

第11章 动力系统辅助的内窥镜泪囊鼻腔吻合术

Joseph Brunworth, Peter John Wormald

1989 年，McDonogh 和 Meiring 首次报道了内窥镜 DCR [1]。该报道指出，上颌骨额突与泪骨交界处（泪颌缝）是寻找泪囊的重要解剖标志。同时在切开泪囊前，要尽可能多地去除上颌骨额突。不要试图使整个泪囊都暴露，或使鼻黏膜和泪囊黏膜完全对合服帖。仔细将泪囊缝合到鼻黏膜，能达到鼻黏膜和泪囊黏膜的对合服帖。

随后，其他作者报道了用打孔器和凿子去除骨质 [2, 3]。这些技术的成功率也在 80% 左右 [1-4]。相比之下，由眼整形专科医师实施的外路 DCR 成功率达到 90%~95% [3, 5]。回顾文献，很明显，制作尽可能大的骨窗

J. Brunworth (✉) • P. J. Wormald (✉)

Department of Otolaryngology, Head and Neck Surgery, The University of Adelaide, Adelaide, SA, Australia

The Queen Elizabeth Hospital, 28 Woodville Road, Woodville, SA 5011, Australia

e-mail: peterj.wormald@adelaide.edu.au; brunworth@gmail.com

及充分暴露泪囊是外路 DCR 成功的关键之一 [6, 7]。

要在内窥镜下完成这些操作，需熟练掌握泪囊和鼻腔的关系，以及鼻腔的解剖结构 [8]。我们有一项泪囊 CT 造影（computed axial tomography dacryocystography，CT DCG）研究，明确了泪囊边界及泪囊与中鼻甲的关系。既往的报道是泪囊位于中鼻甲前部，泪囊基底部刚好位于中鼻甲附着处的上方 [1-4]。附着处被称为中鼻甲腋 [8]。CT 显示泪囊延伸到中鼻甲腋之上 8~10mm [8]。此外，轴向扫描显示上颌骨额突向泪囊底部逐渐增厚，部分患者达 15mm。最初的尸体解剖表明：对于大多数患者，用打孔器去除中鼻甲腋上面的骨质是不可能的。凿子也是不可靠的，而且它还可能会损伤附近的皮肤。

幸运的是，对泪囊解剖的理解和精确骨切除的需求与标准鼻窦手术电动工具的发展同步。20 世纪 80 年代末，电动工具首次被用于鼻窦手术，随着技术的提高和电机驱动仪器扭转力的增强，电钻投入使用。最初，用电钻去除骨质速度快且较有

力，但一旦接触泪囊壁，黏膜将被损害，从而常引起泪囊内侧壁黏膜明显损伤。新技术的目的是保护泪囊黏膜，使泪囊切开后黏膜瓣紧贴鼻腔外侧壁形成开口向鼻腔的囊袋。为了避免黏膜损害，金刚石DCR电钻被使用于动力系统内窥镜DCR中[9]。下面介绍的技术，与外路DCR类似，完全暴露泪囊，使之在鼻腔外侧壁显露出来[9, 10]。H形切开泪囊，将保留完整的鼻黏膜及泪囊黏膜对合，从而达到一期愈合，而不是像外路DCR那样带有缝线的二期愈合[9, 10]。

手术技术[9, 10]

用10%可卡因溶液2mm、1：1000肾上腺素1ml、0.9%生理盐水4ml配成减充血溶液，一半溶液浸泡6根棉条（2cm×1cm）用于术前鼻腔填塞，另一半溶液浸泡4根棉条用于处理术中出血。患者全身麻醉后，铺消毒单前，将6根棉条分别放于中鼻甲与鼻中隔之间（1根）、中鼻甲上（1根）、中鼻甲下（1根）、前部中鼻甲（3根）。如果是局部麻醉，需棉条填塞10分钟后行局部浸润麻醉。

局部麻醉是用牙科注射器注入2%利多卡因和肾上腺1：800000混合液。如果患者全身麻醉，2ml用于中鼻甲前、上方鼻腔外侧壁以及中鼻甲前端的浸润麻醉。如果患者局部麻醉，泪囊、鼻中隔及下眼睑均需麻醉。

在收缩鼻黏膜血管后，术者需评估中鼻甲附着点前、上方的进入空间。术者经验越少，所需空间越大。如果鼻中隔明显偏向术区，应在DCR之前行鼻中隔成形术。皮肤黏膜交界后1cm行Killian切口进

入鼻中隔提起黏膜软骨瓣，可见软骨–骨交界。用吸引器分离软骨与骨，骨两侧形成骨膜瓣。切除偏曲的骨性中隔，直到有充足的空间进入中鼻甲附着处。在DCR完成后，用3-0可吸收缝线（Ethicon，Somerville，NJ，USA）将中隔折叠缝合。这样通过提高皮瓣消除潜在的空隙，防止术后鼻中隔出血。

做黏膜切口是动力系统内窥镜DCR的第一步，也是最重要的步骤之一。在中鼻甲附着处（即中鼻甲腋）上方8~10mm开始用15号刀切开鼻黏膜，切口水平向前至中鼻甲腋前8~10mm后，沿上颌骨额突垂直向下，直到下鼻甲附着处，⅔切口沿中鼻甲前缘方向（图11-1a）。

刀转向水平方向，切口向后，直到钩突附着处。如果切口位置适宜，将有助于精确地制作适当大小的骨窗及充分暴露泪囊。30°鼻内窥镜用于观察鼻腔外侧壁。鼻内窥镜放于鼻前庭较高的位置，其余所有器械均于其下经过，任何时候，鼻内窥镜和其他器械都不应交叉。

提起黏膜瓣时，要保证剥离子始终紧贴骨面（图11-1b）。额突是圆形的，其后部向后倾斜，如果不注意保持骨与剥离子之间的接触，手术面可能被破坏。分离从额突到钩突黏膜时，30°内窥镜提供良好视野。黏膜瓣分离至钩突。在额突和钩突之间可见薄泪骨。圆刀片触压上颌骨额突，直到分辨出较软泪骨。触压区位置一般在掀起的黏膜瓣的下部分、下鼻甲附着处的上方。圆刀分离泪囊后下壁方向的泪骨直到Hajek Koefler打孔器（Karl Storz，Tutlingham，Germany）可以插入。咬骨钳头置于暴露的泪囊表面，咬骨时其头部将泪囊推开，并完成泪囊前下壁方向泪骨的

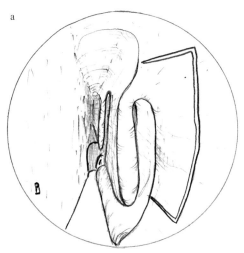
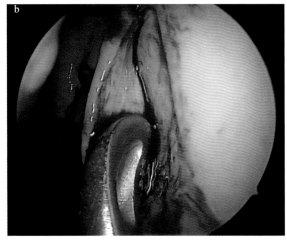

图 11-1 a—经鼻内窥镜 DCR 左侧鼻腔外侧壁黏膜切口；b—吸引器掀起鼻黏膜瓣暴露泪骨

咬除（图 11-2a）。

用咬骨钳继续向上咬骨，直到骨头太厚咬骨钳无法咬除（此时距上方切口一半距离），25°内窥镜 DCR 电钻置于操作手柄（Medtronic Xomed, Jacksonville, FL, USA），用于磨去泪囊周围剩余的骨头（图 11-2b）。

首先，提起黏膜瓣，将暴露剩余骨磨薄，磨薄后电钻移向骨-泪囊黏膜交界处。此时需注意在骨边缘下方勿将电钻远离骨边缘，以避免电钻的压力造成泪囊穿孔，

只要在切割过程中，整个电钻头可见，所产生的较小的压力对于泪囊壁来说是能承受的。去除掉泪囊后上方骨头后，鼻丘气房下面的黏膜暴露。泪囊上部和鼻丘气房相邻，此外，泪囊前面少量皮肤的暴露说明骨头彻底去除及该处为泪囊前部。一旦骨头彻底去除，泪囊将显露于鼻腔外侧壁（图 11-2c），这有利于泪囊切开后黏膜瓣紧贴鼻腔外侧壁形成开口向鼻腔的囊袋。Bowman 泪道探针进入泪囊，支撑起泪囊壁中间部位（图 11-3）。

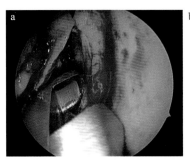
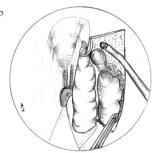
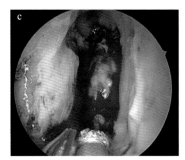

图 11-2 a—用 Hajek Koefler 打孔器咬除泪囊前下方骨头，第一次咬除后可见泪囊前下部；b—表面粗糙的金刚石电钻去除剩余的骨头直到切口上方；c—使用金刚石电钻的术中照片，此时泪囊已显露于鼻腔外侧壁

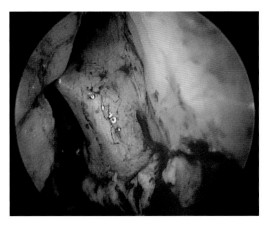

图11-3　Bowman泪道探针支撑起泪囊壁中部

切开泪囊前，需明确看见探针头部，如果探针在泪总管进入泪囊的入口处，因泪囊也会随探针动而动，此时会误以探针在泪囊里，若切开泪囊，将损害泪总管进入泪囊开口区。用DCR尖刀（Medtronic Xomed，Jacksonville，FL，USA）切开泪囊。在探针头部的下方，用尖刀刺入泪囊腔，转动尖刀切开泪囊（图11-4a）。只需切开泪囊壁，而不要将整个刀片放入泪囊腔，泪囊从顶部到底部完全切开，用微型镰状刀（Medtronic Xomed，Jacksonville，

FL，USA）在垂直切口的上下方做松解切口（releasing incision），以使泪囊前瓣可翻转到达前部的鼻黏膜切开处（图11-4b），在垂直切口的上下方，用显微手术剪做向后的松解切口，以使泪囊后瓣能向后翻转完全形成泪囊开窗。标准镰状刀垂直切开鼻丘黏膜，翻转黏膜使其和泪囊黏膜后瓣相对合。用小儿咬骨钳修剪鼻黏膜瓣边缘，使其覆盖在上方切口和泪囊黏膜之间（图11-5）。

此外，鼻黏膜需和泪囊黏膜后瓣相对合，如果下方切口和切开泪囊下部存在空隙，可制作小的鼻黏膜瓣将其填充。这样，鼻黏膜瓣与泪囊黏膜瓣在上方、下方及后方均相对合，不相对合的地方常常是前方，此处泪囊黏膜瓣常较鼻黏膜前部切口缘短数毫米。如果泪总管将Bowman泪道探针紧紧包裹，考虑为Rosenmuller瓣膜太紧。这种情况下，O'Donaghue双泪小管置入式硅胶人工泪管经上下泪小管置入并进入鼻腔。人工泪管需放置4周后拔除。通过扩张Rosenmuller瓣膜，泪液从结膜囊到鼻腔引流更通畅。如果包裹Bowman泪

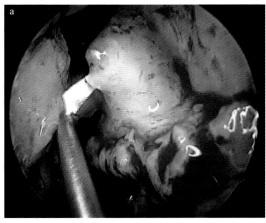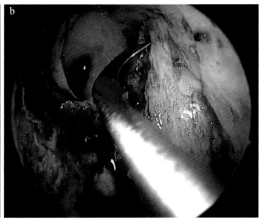

图11-4　a—用尖刀切开泪囊，注意用Bowman泪道探针支撑起泪囊壁；b—用小镰状刀在垂直切口的上下方做向前的松解切口，以使泪囊前瓣翻转

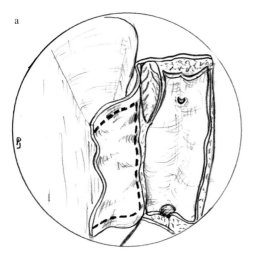
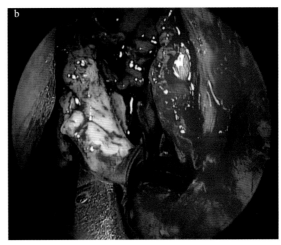

图 11-5　a—修剪鼻黏膜瓣使其和泪囊黏膜瓣（虚线）相对合，上方鼻黏膜与泪囊黏膜相对合，后上方鼻丘黏膜和泪囊黏膜相对合，后下方及下方鼻黏膜和泪囊黏膜相对合，前方残存小的空隙；b—术中使用小儿咬骨钳

道探针很松弛，硅胶人工泪管不需置入。如果需置入硅胶人工泪管，经上下泪小管置入 O'Donaghue 硅胶人工泪管后，剪一个长 0.5cm、直径 4mm 的硅胶人工泪管从鼻腔沿 O'Donaghue 硅胶人工泪管向上，套在 O'Donaghue 硅胶人工泪管外面（图 11-6a）。用钩子钩内眦部硅胶人工泪管，查看硅胶管松紧度。如果太紧，可能在上下泪点之间造成切割效应；如果不紧，在内窥镜下将 Liga 夹置于硅胶套下方。矩形明胶海绵片（Pharmacia&Upjohn，Kalamazoo，MI，USA）沿着硅胶人工泪管置于泪囊黏膜上面。剪掉过长硅胶人工泪管，掀起明胶海绵，查看皮瓣位置，再次放上明胶海绵（图 11-6b），手术完毕。

术后护理

术后全身使用抗生素 5 天（阿莫西林/克拉维酸或头孢呋辛），同时局部滴抗生素滴眼液（氯霉素），每天 4 次，每次1~2 滴，持续使用 3 周。术后 24 小时内开始生理盐水灌洗及喷雾鼻腔。这有利于清除血块，保持鼻腔通畅，也可避免黏膜在 O'Donaghue 硅胶人工泪管周围堆积，引起继发感染。术后 4 周复查，如通道通畅，拔除 O'Donaghue 硅胶人工泪管，行鼻内窥镜检查，查看泪囊造口情况。大多数患者愈合良好，如存在肉芽组织，需清除掉。荧光素钠从结膜囊引流到鼻腔说明所造通道通畅。

结果

泪道手术结果的评定应根据患者的症状改善情况，以及在结膜囊和鼻腔之间所造通道的引流通畅情况来评判。动力系统内窥镜 DCR 手术成功的定义为患者无症状，且泪囊鼻腔通道功能性通畅。荧光素钠从结膜囊流入泪囊造口被认为是通道功能性通畅。按这个标准，不论症状是否改善及造口处情况如何，只要还有症状，即

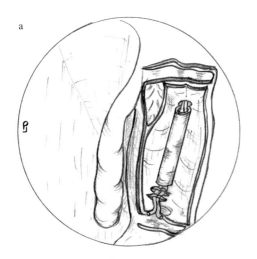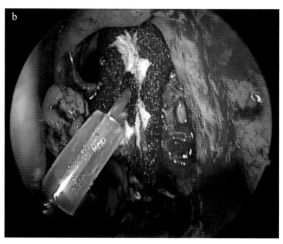

图 11-6　a—放置硅胶人工泪管，固定套管（硅胶人工泪管）。b—沿硅胶人工泪管放置明胶海绵，放置前检查瓣膜位置

被认为是手术失败。此外，即使患者完全无症状，鼻内窥镜检查未见所造的口、鼻腔也未见荧光素均被认为手术失败。这种严格的结果判断标准，在大量的关于动力系统内窥镜DCR手术结果的期刊中可见。

初次 DCR[9-11]

在一份最新的连续 128 例 DCR 手术的研究中，手术总成功率为 95%。手术失败患者中，3 例鼻腔内未见手术所造的口及荧光素染色；4 例泪囊造口通畅，鼻腔内未见荧光素钠，且仍有症状，但患者均认为术后症状有所改善。如果通过泪囊造影及泪道核素显影检查，把这些病例归类为鼻泪管解剖阻塞（ $n=87$ ），手术成功率为 98%[11]。只有 2 例泪囊造口阻塞。泪道核素显影检查见阻塞或未见显影者定义为功能性阻塞（ $n=41$ ），其成功率为 88%[11]。5 例这样的患者手术失败。泪囊造口开放的 4 例患者均感觉症状明显改善。1 例虽无症状但造口阻塞仍被判定为失败。其他

造口阻塞患者均有明显的症状并行再次手术。

再次 DCR

回顾分析 17 例动力系统内窥镜再次DCR，发现手术成功率降低到 76.5%。同时失败者多是曾有 2 次或更多次 DCR 手术病史的患者。反复手术造成泪囊瘢痕形成，使泪囊黏膜和鼻黏膜对合及完成袋形缝合术变得困难。

儿童 DCR

年龄低于 13 岁的儿童行动力系统内窥镜 DCR 被定义为儿童 DCR，平均 6.5岁（ 2~13 岁， $SD=3.3$ ），所有病例均被诊断为先天性鼻泪管阻塞，成功率为 14/16（ 89% ）。失败的两眼为同一患者，该患者双眼先天性鼻泪管阻塞，且每眼均行 3 次外路 DCR。

DCR 辅助性技术

随着手术技术的不断优化及成功率的不断提高，动力系统经鼻内窥镜 DCR 被大家所接受。动力设备及精准钻头尽可能开大骨窗并充分暴露泪囊，这使动力系统经鼻内窥镜 DCR 虽不能超越外路 DCR，但有与之相似的效果。随着设备的不断改进及技术的不断创新，DCR 必然不断向前发展。我们研究发现，泪道不置管的术后效果和常规置管的术后效果相当[12, 13]。一些研究使用联合丝裂霉素降低泪囊造口的狭窄和关闭，但在初期 DCR 时不推荐使用丝裂霉素。因为对于大量的患者而言，该药只能获得非常小的潜在的通畅改善。丝裂霉素限用于成功率低的再次 DCR[14]。经鼻内窥镜 DCR 治疗急性泪囊炎成功率高，在治疗急性泪囊炎方面经鼻内窥镜 DCR 有重要意义[15]。

结论

动力系统辅助的经鼻内窥镜 DCR 能充分暴露泪囊，在切开泪囊黏膜时充分保护黏膜，泪囊壁黏膜瓣翻转入鼻腔外侧壁形成开口向鼻腔的囊袋，成为鼻腔外侧壁的一部分。这种囊袋成形术不同于在泪囊造口的手术，泪囊完全的袋形缝合降低了泪囊关闭的风险，此外，保留了鼻黏膜，通过修剪鼻黏膜瓣使其和泪囊黏膜瓣贴合，从而实现创口一期愈合，而不是二期愈合，也减少了泪囊所做造口的关闭及纤维化的风险。这种方法在初次、再次 DCR 及儿童 DCR 中都有较好的效果。

致谢：Peter John Wormald 的财务状况披露，因为帮助美敦力公司设计仪器而获得资助。

参考文献

1. McDonogh M, Meiring J. Endoscopic transnasal dacryocystorhinostomy. J Laryngol Otol. 1989; 103:585–7.
2. Metson R. Endoscopic surgery for lacrimal obstruction. Otolaryngol Head Neck Surg. 1991; 104:473–9.
3. Hartikainen J, Jukka A, Matti V, et al. Prospective randomized comparison of endonasal endoscopic dacryocystorhinostomy and external dacryocystorhinostomy. Laryngoscope. 1998; 108:1861–6.
4. Wormald PJ, Nilssen E. Endoscopic DCR: the team approach. Hong Kong J Ophthalmol. 1998;1:71–4.
5. Javate RM, Campornanes BS, Nelson D, Dinglasan JG, Go CG, Tan EN, Tan FE. The endoscope and the radiofrequency unit in DCR surgery. Ophthal Plast Reconstr Surg. 1995;11(1):54–8.
6. Linberg J, Anderson R, Busted R, Barreras R. Study of intranasal ostium external dacryocystorhinostomy. Arch Ophthalmol. 1982;100:1758–62.
7. Welham R, Wulc A. Management of unsuccessful lacrimal surgery. Br J Ophthalmol. 1987;71:152–7.
8. Wormald PJ, Kew J, Van Hasselt CA. The intranasal anatomy of the naso-lacrimal sac in endoscopic dacryocystorhinostomy. Otolaryngol Head Neck Surg. 2000;123:307–10.
9. Wormald PJ. Powered endonasal dacryocystorhinostomy. Laryngoscope. 2002;112:69–71.
10. Tsirbas A, Wormald PJ. Endonasal dacryocystorhinostomy with mucosal fl aps. Am J Opthalmol. 2003; 135(1):76–83.
11. Wormald PJ, Tsirbas A. Investigation and treatment for functional and anatomical obstruction of the nasolacrimal duct system. Clin Otolaryngol. 2004;29:352–6.
12. Callejas CA, Tewfi k MA, Wormald PJ. Powered endoscopic dacryocystorhinostomy with selective stenting. Laryngoscope. 2010;120(7):1449–52.
13. Cannon PS, Chan W, Selva D. Incidence of canalicular closure with endonasal dacryocystorhinostomy without intubation in primary nasolacrimal duct obstruction. Ophthalmology. 2013;120(8):1688–92 [Epub ahead

of print].

14. Cheng SM, Feng YF, Xu L, Li Y, Huang JH. Effi cacy of mitomycin C in endoscopic dacryocystorhinostomy: a systematic review and meta-analysis. PLoS One. 2013;8(5):e62737.

15. Madge SN, Chan W, Malhotra R, Ghabrial R, Floreani S, Wormald PJ, Tsirbas A, Selva D. Endoscopic dacryocystorhinostomy in acute dacryocystitis: a multicenter case series. Orbit. 2011;30(1):1–6.

第12章 激光辅助的经鼻内窥镜泪囊鼻腔造口术

Sangeeta Kapur Maini, Vamsidhar Vallamkondu, Bhaskar Ram

引言

激光辅助的泪囊鼻腔造口术（激光DCR）可以分为内路激光DCR（手术完全依赖激光完成）和内路激光辅助的DCR（手术由激光和钢制器械共同完成）。

在内路激光DCR中，多种激光系统（CO_2激光，钬激光：YAG，钕激光YAG，KTP，铒激光和二极管激光）已经成功地用于鼻腔造口，然而，基于目前的资料，仍不能明确某种特定的激光的临床结果是否更具优势[1, 2]。

激光应用于辅助手术时要考虑的一个重要因素是组织对激光能量的反应，其受激光传输方法（接触与非接触）、应用程序模式（连续与脉冲）、功率或能量密度，以及组织特性的影响[3-7]。

问题是，与内路DCR相比较，内路激光DCR的优越性体现在手术成功率、手术时间、成本效益、操作程序难易等方面。研究表明，激光治疗使组织的上皮化延迟并延长慢性炎症，这会影响DCR所造口的开放和创口愈合[7, 8]。Maini等[9]进行的一项研究显示，内路激光DCR与内路DCR之间没有统计学上的显著性差异。然而与钢制器械手术相比，内路激光DCR反应性地增加了激光后的组织纤维化和瘢痕的形成，随着时间的推移，手术成功率有下降的趋势[9]。

手术技术

手术通常是采用全身麻醉，局部麻醉也可以。推荐手术团队由耳鼻喉科专家和眼科专家共同组成。

体位

患者采取仰卧位，头部抬高15°。双

S. K. Maini, MS, DNB, DLO (RCS), FRCS (ORL) (✉)
V. Vallamkondu · B. Ram
Department of Otolaryngology and Head and Neck Surgery, Aberdeen Royal Infirmary, University of Aberdeen, Foresterhill, Aberdeen AB25 2ZN, UK
e-mail: sangeetamaini@nhs.net

眼用油性眼药膏润滑眼球，对侧的眼用胶带包盖。角膜防护镜片也可应用。常规使用芬太尼静脉麻醉和七氟醚全身麻醉，血压维持在收缩压 100mmHg 的水平。

鼻部准备

进入麻醉手术室前 15 分钟，准备好 5% 的可卡因溶液，用鼻腔喷雾器喷鼻腔。患者置于手术床上，全身麻醉后，用 2% 利多卡因及 1 : 80000 的肾上腺素浸润麻醉中鼻甲及在中鼻甲前的鼻腔外侧壁。将浸泡有 1 : 1000 的肾上腺素的神经外科的脑棉填塞于中鼻道。

手术步骤

在上颌嵴前的水平做垂直切口，制作以后部为基底的黏膜瓣，切口上端位于中鼻甲腋上方 8mm 处，切口下端位于中鼻甲中部水平（图 12-1）。用吸引器或者剥离子使黏膜骨膜上抬，并折叠至后方。

骨质切除和鼻腔造口术

患者和工作人员在适当的激光保护后，内路鼻腔造口术可在 KTP 激光辅助下完成。激光设置是 5.0W，持续时间 0.5 秒，间隔 0.5 秒。激光用于切除黏膜和薄骨片。在上颌骨和中鼻甲腋之上的骨质显著增厚，头端弯曲 15°，直径 2.9mm 的鼻内 DCR 用的粗金刚钻（Medtronic，Jacksonville，FL，USA）用于去除硬骨片（图 12-2）。

一旦宽的骨片被切除至直径为 1.5cm，通过充分的暴露，很容易确定泪囊。泪点扩张器扩张泪点，Bowman 泪小管探针扩张下泪小管（图 12-3）。泪囊被向鼻腔内撑起呈帐篷状。沿着泪囊用 5W 连续模式 KTP 激光做垂直切口（图 12-4）。泪囊被打开，形成前后两个瓣。在上方和下方使用 KTP 激光水平切开泪囊黏膜瓣后瓣，泪囊中间部分气化，而形成了宽阔的鼻腔造口道。然后通过上下泪小管放置 O'Donoghue 硅胶人工泪管（图 12-5）。鼻

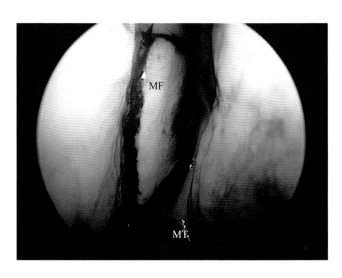

图 12-1 黏膜瓣的垂直切口和水平切口。MT—中鼻甲；MF—标记的黏膜瓣

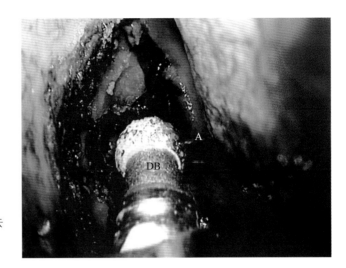

图 12-2　鼻内DCR的粗金刚钻用于去除硬骨质。DB—金刚钻；A—中鼻甲腋

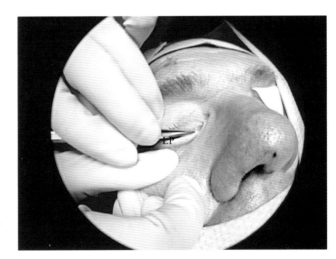

图 12-3　泪点扩张器扩张泪点。LP—泪道探针

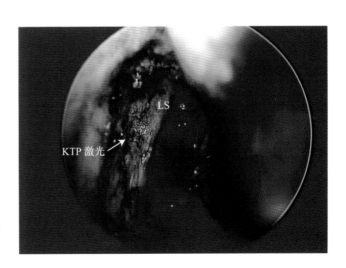

图 12-4　用KTP激光沿着泪囊垂直切开。LS—泪囊

内找到人工泪管，结紧，防止其头端结向上移位（图 12-6）。确保人工泪管环不要太紧，因为它可导致泪点撕裂。

氯霉素滴眼液润滑眼睛，鼻腔宽松地填塞浸透了类固醇激素的小块可吸收材料。叮嘱患者在术后近期不要擤鼻，鼻腔局部盐水冲洗及局部氯霉素滴眼液滴眼 2 周。

随访

在术后 3 周、3 个月、12 个月随诊观察患者。术后 3 个月时在门诊取出人工泪管，用荧光素染色试验检查造口开放情况。支架周围的任何肉芽组织均应被去除。

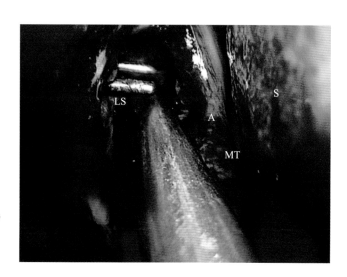

图 12-5　通过上下泪小管放置 O'Donoghue 硅胶人工泪管。LS—泪囊；MT—中鼻甲；A—中鼻甲腋；S—鼻中隔

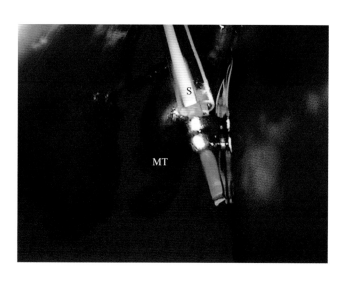

图 12-6　鼻内找到人工泪管，拉紧硅胶管。MT—中鼻甲；S—人工泪管

关键点

充分的鼻部准备。

使用 KTP 激光和金刚钻充分去除泪骨，创造宽大的鼻腔造口（1.5cm）。

支架保留 3 个月。

参考文献

1. Hong JE, Hatton MP, Leib ML, Fay AM. Endocanalicular laser dacryocystorhinostomy analysis of 118 consecutive surgeries. Ophthalmology. 2005;112:1629–33.

2. Plaza G, Beteré F, Nogueira A. Transcanalicular dacryocystorhinostomy with diode laser: long-term results. Ophthal Plast Reconstr Surg. 2007;23:179–82.

3. Janda P, Sroka R, Betz CS, et al. Comparison of laser induced effects on hyperplastic inferior nasal turbinates by means of scanning electron microscopy. Lasers Surg Med. 2002;30:31–9.

4. Zborayová K, Ryska A, Lánsky M, et al. Histomorphologic study of nasal turbinates after surgical treatment: a comparison of laser surgery and radiofrequency-induced thermotherapy effects in animals. Acta Otolaryngol. 2009;129:550–5.

5. Janda P, Sroka R, Mundweil B, et al. Comparison of thermal tissue effects induced by contact application of fiber guided laser systems. Lasers Surg Med. 2003;33:93–101.

6. Luomanen M, Rauhamaa-Mäkinen R, Meurman JH, et al. Healing of rat mouth mucosa after irradiation with CO_2, Nd:YAG, and CO_2-Nd:YAG combination lasers. Scand J Dent Res. 1994;102:223–8.

7. Sinha UK, Gallagher LA. Effects of steel scalpel, ultrasonic scalpel, CO_2 laser, and monopolar and bipolar electrosurgery on wound healing in guinea pig oral mucosa. Laryngoscope. 2003;113:228–36.

8. Hartikainen J, Antila J, Varpula M, et al. Prospective randomized comparison of endonasal endoscopic dacryocystorhinostomy and external dacryocystorhinostomy. Laryngoscope. 1998;108:1861–6.

9. Maini S, Raghava N, Youngs R. Endoscopic endonasal laser versus endonasal surgical dacryocystorhinostomy for epiphora due to nasolacrimal duct obstruction: prospective, randomized, controlled trial. J Laryngol Otol. 2007;121:1170–6.

第 13 章 经泪小管泪囊鼻腔造口术

Hans-Werner Meyer-Rüsenberg, Karl-Heinz Emmerich

解剖和病理生理学基础

泪膜是由泪腺、副泪腺、结膜杯状细胞、睑缘腺体的复杂的分泌物组成的。泪道系统作为一个解剖结构,它连接着眼睑、眼球表面和鼻腔,调控泪液的排出。泪液排出主要依靠 M 眼轮匝肌(Horner 肌)的泵功能起作用,从泪点开始将泪液泵至泪囊。确切的机制目前尚未完全确定。在泪囊附近的带有纤毛的上皮细胞、周围组织、富含静脉的螺旋状海绵体、肌纤维、连接的结缔组织主动地将泪液从泪小管经由鼻泪管输送到下鼻道内。一般认为,在

H.-W. Meyer-Rüsenberg (✉)

Das Team der Augenklinik, Katholisches

Krankenhaus gem. GmbH Hagen, Universität Witten/

Herdecke, Herdecke, Germany

e-mail: meyer-ruesenberg@kkh-hagen.de

K.-H. Emmerich

Das Team der Augenklinik, Klinik für

Augenheilkunde am Klinikum Darmstadt,

Heidelberger Landstraße 379, Darmstadt-Eberstadt,

Germany

引流的过程中,一部分泪液被泪道黏膜吸收。由于在泪液生成和排出之间存在多种反馈机制,因此,整个系统被称为泪单位(lacrimal unit)[1-3]。

泪液排出系统失调的主要症状是溢泪。这种功能紊乱的原因是泪道黏膜及鼻腔黏膜炎症导致上皮细胞、黏膜形成细胞、结缔组织纤维的组织学改变和血管的组织学改变,从而引起泪道系统功能障碍。这样可导致泪道系统的持续收缩,或者形成膜导致泪道完全阻塞。这种阻塞可以发生在泪道的任何部位,从泪点到泪小管、泪囊到鼻泪管。由于在解剖结构上进出泪囊和鼻泪管处存在转角和狭窄点,因此最容易形成阻塞。依据病原体不同,急性和慢性炎症表现出不同的症状和进程。

一个特殊的形式是在儿童先天性泪道阻塞。总的来说,这种先天性阻塞是由于发育畸形导致,例如双重泪道、瘘管、憩室等。最常见的是鼻泪管末端 Hasner 瓣闭锁的持续存在。这会导致婴儿溢泪症状,一般的治疗是在 4~9 个月进行简单的冲洗[1-6]。

影像学检查，如泪道造影、计算机断层扫描、磁共振、高分辨率超声检查、泪道核素显影检查等对诊断泪道阻塞非常重要。检查的目的是确定泪道阻塞的位置，选择合适的手术方式以消除阻塞。然而，没有一种影像学检查方法能够直接观察泪道的病理改变，如黏膜的改变，或新生物的形成、泪道结石或者异物的存在等。多年来，应用硬性内窥镜在术前、术后评估患者鼻腔黏膜情况，对于诊断和治疗泪道疾病具有重要的意义。

内窥镜检查

对直接观察泪道病理改变的需求，促进了硬性的和可活动的泪道内窥镜的发展[7]。由于泪小管的内腔狭窄，直径仅仅1mm，第一代内窥镜无法提供满意的图像质量，因此，在诊断上未能获得更有意义的进步。超细的柔韧的泪道内窥镜（直径为0.3~0.7mm）改良自胃十二指肠窥镜，发展了泪道疾病经泪小管的诊断方法[8, 9]。应用直径0.3mm、1500像素的泪道内窥镜进行检查可以传输出中等质量的图像，但是细节不能完全观察到，只能获得大致的轮廓。通过使用直径0.5~0.7mm的泪道内窥镜，可以传输出3000~6000像素的更好的图像。

技术设备

改良的Juenemann探头应用于第一代可活动的诊断性泪道内窥镜（图13-1），其连着一个灌注通道[8, 10]，外径约0.9mm。内窥镜具有70°和30°的观察角度。应用氙灯作为照明的冷光源（图13-2），并且连接电视摄像系统。相机具有余光放大作用，高速的快门速度，高达1/2000000秒。应用高质量的显示器观察图像，同时通过视频输出系统记录和备份在录像机上。优质的实际图像的质量要比从静止摄影图像画面中获得的图像好得多，这一点很重要。除了内窥镜的配置之外，如Vitroptic T（图13-1c），系统是不能改变的。未来数字化的图片可以提高其图像质量。

内窥镜的操作

在进行泪道内窥镜检查前，先进行泪点扩张（图13-3）。应用止血药物之后，内窥镜通道常规缓慢地灌注，经由上或下泪小管插入泪道内窥镜。内窥镜尽可能地向前达到狭窄部位或者到达下鼻甲。然后将内窥镜撤回，对泪道进行完整的评估。

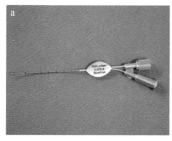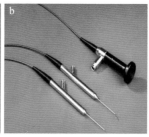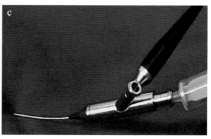

图13-1　泪道内窥镜的发展。a—改良的Juenemann探头，3000像素；b—硬性泪道内窥镜（Vitroptic），6000像素；c—弹性软窥镜（Vitroptic T），6000像素

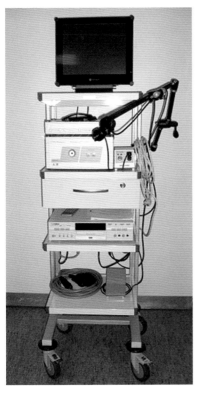

图 13-2　内窥镜系统（从上至下）：显示屏和摄像机，氙灯光源，铒：YAG激光，录像机

泪道内窥镜头前进和撤回时，需要同时进行灌注，要获得高质量的图像需要大量地练习。应用泪道内窥镜可以流畅地观察泪道正常的解剖结构，显示泪小管、泪囊、鼻泪管、下鼻甲鼻黏膜。

　　泪小管黏膜呈白色，与泪囊黏膜的淡红色截然不同。鼻泪管呈狭长形，黏膜淡红色，容易被认出。鼻腔是广泛的红色结构，表面光滑，空间宽大（图 13-4）。

　　内窥镜检查能够检查出异常的特征，如薄膜、瘢痕、急性或者慢性黏膜炎症、异物等。通过对泪道的观察操作，甚至是黏膜上的小血管都能明显地观察得到（图 13-5）。

　　根据泪道内窥镜的检查结果，可以选择合适的手术方式。在德国，一些中心已经完成超过 10000 例泪道内窥镜检查。内窥镜造成的损伤与泪道的一些手术操作类似，如泪道冲洗和置管等。一般来说，应用麻醉类滴眼液、用含有 4% 可卡因的灌注液灌注泪道、鼻腔喷雾麻醉进行内窥镜检查是可行的。大部分泪道内窥镜检查是在全身麻醉下进行的。

小儿内窥镜检查

　　对于小于 2 岁的儿童，纯粹的诊断性内窥镜检查只能用于特殊病例，因为儿童泪道直径微小，增加了损伤风险。新生儿和婴儿泪道疾病主要是由于先天性发育异常导致，而且泪道内窥镜检查无法提供确切的基本信息。只有先前治疗失败的患者，才能做内窥镜检查和治疗，从而避免行小儿DCR。

微创手术

　　对于无瘢痕的泪道手术的需求促进了

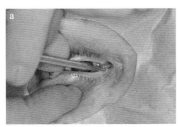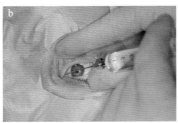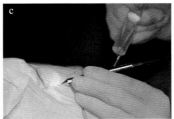

图 13-3　泪道内窥镜的操作步骤。a—扩张泪点；b—灌注；c—内窥镜检查和灌注

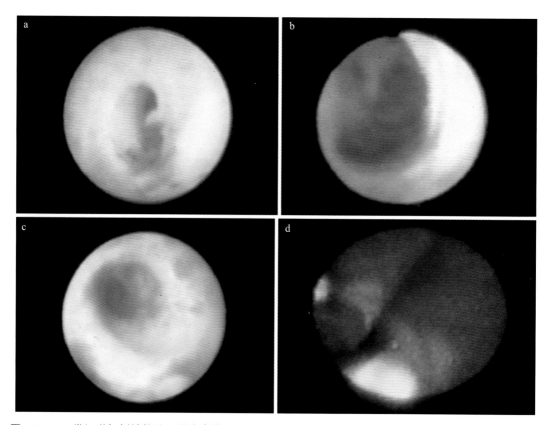

图 13-4　正常泪道解剖结构的泪道内窥镜图像。a—泪小管；b—Rosenmueller 瓣膜；c—自泪囊至鼻泪管的通道；d—鼻腔和下鼻甲

经鼻 DCR 的产生。多年以来，该手术已经进行了多次改进。显微镜的引进以及软性鼻内窥镜在这一领域做出了有价值的贡献。结合顺行的影像拍摄，泪道系统内照明，同时进行鼻内窥镜操作进行鼻腔手术，能够获得良好的效果[11]。为了降低手术创伤，这些鼻内操作技术可以利用各种激光辅助完成，如钬激光、KTP、二氧化碳激光等。

激光泪道成形术

钬：YAG 激光

第一次尝试进行激光泪小管成形术是使用钬：YAG 激光（Holmium:YAG laser）进行的[6]。为治疗泪小管阻塞，制造了一个未与内窥镜相连的连接鼻腔的激光，横断面直径为 1mm，能量水平为 100mJ，通过石英纤维进行传输。6 个月后，17 例治疗的患者中，手术成功率提高至 57%。

磷酸氧钛钾激光

KTP 激光是一种强大的固态激光，能够提供 10W 的最大激光能量。由直径 0.3mm 的半柔韧纤维进行传输，能够与内窥镜进行连接。释放的能量足够打通骨壁形成孔洞[12]。这种激光曾用于少数患者，目前不经常使用。

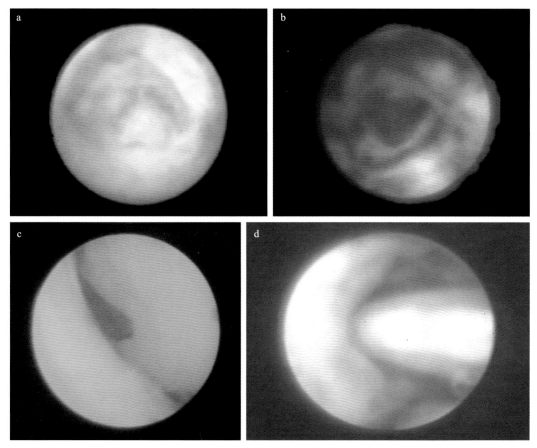

图 13-5　鼻内窥镜下呈现的病理性改变。a—慢性泪囊炎，黏膜下层的瘢痕；b—急性炎症的泪囊狭窄；c—黏液囊肿；d—取出不完全的残留硅胶管

铒：YAG 激光

　　改良的、小型化的铒：YAG激光（Erbium: YAG laser）[9、10、13]经常用于青光眼手术，自 1996 年开始用于泪道治疗（图 13-6）。375μm 蓝宝石纤维传输能量最大 50mJ，频率 1~3Hz。如下所述。

小型化的手柄	是
波长	294μm
能量	最大 100 mJ
频率	1~3 Hz
导光纤维长度	11 cm
坏死区	10~20μm

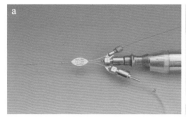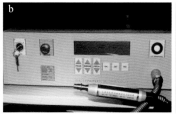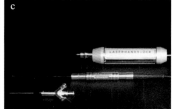

图 13-6　铒：YAG激光组件。a—微型手柄和早期探头样本；b—铒：YAG激光；c—泪小管尖端

铒：YAG 激光是一种具有消融作用的激光，最大的吸收发生在水中。黏膜细胞含有 77% 的水分，因此，消融结果很快，但是激光对泪道阻塞的影响是空泡化作用，而不是消融的直接作用。这种空泡化能够扩张几毫米，用几个脉冲就可以把泪道阻塞部位打通。能量只能穿透组织几微米，其低热效应产生 10~20μm 的坏死区域，这使得其不适合消融骨组织。通过改变诊断性探头，使用 2 ~ 3 个工作通道的手柄，可以进行治疗的操作。自 1996 年始，附加了 4cm 的短小尖端，用于治疗泪小管阻塞（图 13-6c）。

激光泪道成形技术

最初，在应用激光之前，做诊断性内窥镜检查使用的是相同的探头，Vitroptic T 内窥镜（图 13-6）。操作持续进行，直到自由的灌注呈现无阻力，并且内窥镜图像显示机械性阻塞已经开放。之后，应用硅胶管进行双泪小管式人工泪管置入，以防止术后患者黏膜粘连。硅胶管放置至少 3 个月。或者，如果是单一泪小管阻塞，可以根据 Bernard 和 Fayet 的方法使用单一泪小管硅胶管置入[9]。手术后的处理与其他双泪小管置入的患者相同。

激光泪道成形术的结果

通过溢泪的减轻程度判断激光泪道成形术（Laser Dacryoplasty，LDP）的成功率，所有病例（n=184）中，成功率为 60%~70%。术后随访 20.4 个月。所有的泪小管阻塞病例（n=44，随访超过 12 个月）手术成功率为 68%，对泪总管阻塞的病例，成功率达到 86%。这些结果优于未用内窥镜进行微创手术的病例[13、14]。

激光泪道成形术的适应证

激光泪道成形术适用于泪小管阻塞、泪囊内和（或）泪囊后病变，DCR 失败后膜性闭锁。激光泪道成形术大部分用于治疗慢性感染的泪小管和泪囊阻塞的病例。LDP 不适用于急性泪囊炎、黏液囊肿、病毒感染后广泛的粘连，以及面中部骨折后骨移位造成的阻塞。

微钻泪道成形术

激光泪道成形术发展后不久，Busse[15]（图 13-7），引入了第二种技术，即使用微钻进行经泪小管内窥镜下的操作。微钻与 Vitroptic T 内窥镜连接，有直径 0.3mm 的不锈钢探头、轴驱动的钻、50rmp 的电发动机。钻孔由脚踏开关控制。向泪道内插入 Vitroptic T 内窥镜并且达到泪道阻塞位置后，在持续灌注下，向前钻孔。整个操作过程中，钻孔都是可视化的。疏通阻塞后，通过灌注和内窥镜评估开放程度。术后的处理（置管和药物治疗）与 LDP

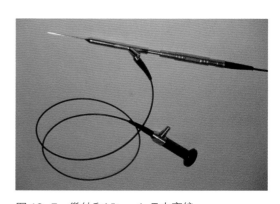

图 13-7　微钻和 Vitroptic T 内窥镜

相同。

结果

经过 12 个多月的随访，对于溢泪减轻的程度评判，微钻泪道成形术的成功率（n=168）近 78%[14, 16]。

适应证

微钻泪道成形术适用于膜性阻塞、泪道结石及其他的机械性阻塞，尤其是距离泪点远端 18~20mm 的泪囊末端的部分的钮孔样狭窄。钻孔形成是一种黏膜的刮除，因此，不适合用微钻系统进行泪小管阻塞的治疗。微钻也不能用于 DCR。

结论

经泪小管泪道内窥镜检查同时结合微创治疗在诊断和手术选择方面是个巨大的进步，它大大减少了 DCR 的手术率。

经泪小管泪道内窥镜检查能够深刻了解泪道系统疾病的病理改变。如今，可以直接观察泪道的病变，及时判断病情，并给予适当的治疗，而在过去，只能获得间接的图像。

经泪小管激光 DCR 的操作技术和结果

简介

自从泪道内窥镜发明，以及通过微钻泪道成形术和激光泪道成形术使泪道再通以来，经泪小管显微内窥镜手术治疗泪道阻塞已经在泪道手术中确立为"首选方案"[9, 17]（图 13-8）。

这些手术的成功率大约 80%。这种显微内窥镜手术如果不成功，由于没有解剖结构的变化，原则上其他的手术仍可以进行，尤其是在必要时可以进行内路或者外路 DCR。

但是在进行操作复杂且术后恢复时间较长的，DCR[18]之前，如前所示，可以通过二极管激光做经泪小管的骨切除，而进行经泪小管 DCR（图 13-9）[19, 20]。为了确保手术成功，同时避免高激光能量对组织造成不必要的损伤，这项技术表明经过球囊扩张后骨切除的孔径可以达到 5mm。

材料和方法

与微钻泪道成形术和激光泪道成形术一样，伴有球囊扩张的经泪小管激光 DCR 在全身麻醉下进行。内窥镜检查诊断确认后，二极管激光进行骨切除是在耳套下进行的（激光能量 9.1W，脉冲持续时间 20ms，脉冲频率 4ms，图 13-10），在鼻内窥镜控制的硬性内窥镜下进行（Endognost®，Polytech）。

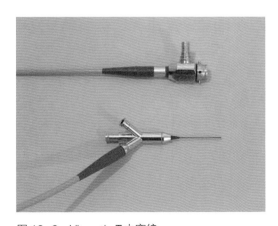

图 13-8　Vitroptic T 内窥镜

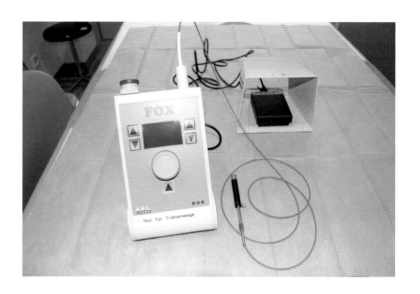

图 13-9　FOX激光

经过骨切除后，造口经过球囊管扩张至直径 5mm，持续时间 2×90 秒，压力高约 100kPa（图 13-11）。之后，置入双泪小管置入式人工泪管至鼻腔，冲洗完全通畅（图 13-12~13-14）。

术后治疗 3 周，结合药物（抗生素和可的松滴眼液）、眼部减充血剂、鼻腔减充血剂三联治疗方法进行治疗。术后 3 个月取出人工泪管。

讨论

泪道手术新发展的目标是用更少的努力达到 DCR 的效果。手术持续时间越短越好，手术恢复越快，能够避免可见的和不可见的瘢痕。所有考虑到的手术并发症的发生率越低越好。

成功地引入经泪小管显微内窥镜（泪

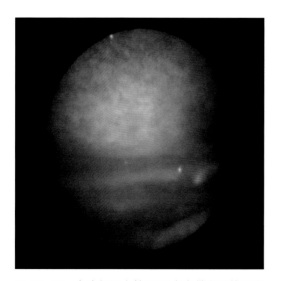

图 13-10　鼻内经泪小管DCR术中带有导航光束的激光纤维

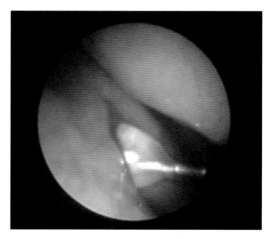

图 13-11　LacriCath 扩张的球囊的鼻内图像

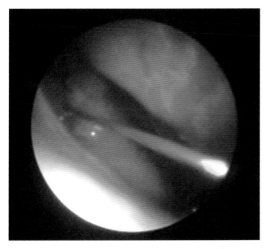

图 13-12　鼻内图像显示置管的聚丙烯纤维（Seldinger 技术）

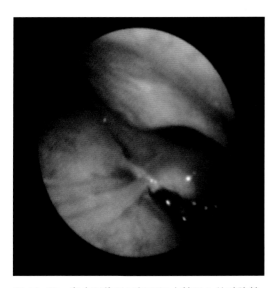

图 13-13　鼻内图像显示经双泪小管置入的硅胶管

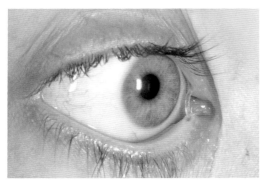

图 13-14　双泪小管置管术后

道内窥镜）和后来的相关微创手术技术是这一领域的巨大进步[21, 22]。从 1995 年以来，这种方法显示了，以前不得不应用 DCR 治疗的大部分患者，可以应用微创手术——激光泪道成形术和微钻泪道成形术——成功地得到治愈[14]。如本章所述的手术技术，基于经泪小管显微内窥镜技术，能完成经泪小管 DCR。这种手术的适应证是泪道疏通手术治疗没有成功的患者。因此，经泪小管 DCR 与 DCR 相比，手术大大减少了侵入性。

本研究的第一个成果是令人鼓舞的，在技术上及考虑到风险方面，此项技术是实用的。在大样本的患者中回顾了手术成功率，这是评价这类手术性能的良好基础。

结论

经泪小管内窥镜激光 DCR，以及用直径 5mm 球囊扩张成形泪道，是一项新的可操作性技术，该项技术在泪道手术中具有微创性，近乎完美地缩小了泪道再通手术——激光泪道成形术和微钻泪道成形术——与外路及内路 DCR 之间的差距。

参考文献

1. Meyer-Rüsenberg HW, Emmerich KH. Moderne Tränenwegschirurgie aus ophthalmologischer Sicht. Dtsch Arztebl Int. 2010;107(14):254–8.

2. Paulsen F. Anatomie und Physiologie der ableitenden Tränenwege. Ophthalmologe. 2008;105:339–45.

3. Paulsen F, Thale A, Schaudig U. Ableitende Tränenwege und trockenes Auge. Ophthalmologe. 2002;99:566–74.

4. Busse H, Hollwich F. Erkrankungen der ableitenden Tränenwege und ihre Behandlung. Buch Augenarzt.

1986;74:2–6.

5. Olver J. Colour atlas of lacrimal surgery. Butterworth: Heinemann; 2002. p. 69–77.

6. Pashby R, Hurwitz JJ. Examination of the pediatric lacrimal patient. In: Hurwitz JJ, editor. The lacrimal system. Philadelphia: Lippincott-Raven; 1995. p. 61–2.

7. Ashenhurst ME, Hurwitz JJ, Katz A. Proceedings of the European Society of Ophthalmic Plastic and Reconstructive Surgery, Vienna; 1990.

8. Steinhauer J, Meyer-Ruesenberg HW, Emmerich KH. Erste Erfahrungen mit der Tränenwegsendoskopie. Sitzungsbericht 158. Versammung des Vereins Rheinisch Westfälischer Augenärzte. Hagen S.; 1996. p. 159–62.

9. Emmerich KH, Luchtenberg M, Meyer-Ruesenberg HW, Steinhauer J. Dacryoendoskopie und Laserdacryoplastik: Technik und Ergebnisse. Klin Monbl Augenheilkd. 1997;211:375–9.

10. Meyer-Rusenberg HW, Emmerich KH, Lüchtenberg M, Steinhauer J. Endoskopische Laserdacryoplastik – Methodik und Ergebnisse nach 3 Monaten. Ophthalmologe. 1999;96:332–4.

11. Michel O, Russmann W. Indikationen und Praxis der simultanen Ophthalmo-Rhinochirurgie. Eur Arch Otorhinolaryngol Suppl. 1993;3(1):255–71.

12. Muellner K, Wolf G. Endoskopische Behandlung von Tränenwegsstenosen mit Hilfe eines KTP-Lasers erster Erfahrungsbericht. Klin Monbl Augenheilkd. 1999;215:28–32.

13. Steinhauer J, Norda A, Emmerich KH, Meyer-Ruesenberg HW. Lasercanaliculoplastik. Ophthalmo-loge. 2000;97:692–5.

14. Emmerich KH, Ungerechts R, Meyer-Ruesenberg HW. Possibilities and limits of minimal invasive lacrimal surgery. Orbit. 2000;19(2):67–71.

15. Busse H. Microsurgery in lacrimal disorders. Dev Ophthalmol. 1989;18:50–2.

16. Ungerechts R, Ungerechts G, Meyer-Rüsenberg HW, Emmerich K-H. Promitoa, Meeting of the European Society of Ophthalmic Plastic and Reconstructive Surgery, Gothenburg, Sweden, 11–13 September 2003.

17. Meyer-Rüsenberg HW, Emmerich KH, Lüchtenberg M, Steinhauer J. Endoskopische Laserdakryoplastik. Methodik und Ergebnisse nach drei Monaten. Ophthalmologe. 1999;96:332–4.

18. Emmerich KH, Busse H, Meyer-Rüsenberg HW, Hörstensmeyer CG. External dacryocystorhinostomy: indications, method, complications and results. Orbit. 1997;16:25–9.

19. Müllner K, Wolf G, Luxenberg W, Hofmann T. Laser assistierte transkanalikuläre Dakryozystorhinostomie. Ophthalmologe. 2001;98:174–7.

20. Drnovšek-Olup B, Beltram M. Transcanalicular diode laser-assisted dacryocystorhinostomy. Indian J Ophthalmol. 2010;58(3):213–7.

21. Gonnering RS, Lyon DB, Fisher JC. Endoscopic laser-assisted lacrimal surgery. Am J Ophthalmol. 1991;111:152–7.

22. Kuchar A, Novak P, Ofuoglu A, Steinkogler FJ. Die Endoskopie der ableitenden Tränenwege. Spektrum Augenheilkunde. 1995;9:187–9.

第14章 结膜泪囊鼻腔吻合术

Eric A. Steele, Roger A. Dailey

手术步骤

结膜泪囊鼻腔吻合术（CDCR）的整个过程通常使用传统的局部浸润麻醉，并在麻醉监护仪的监护下完成。局部麻醉药物的成分包含1%利多卡因和0.5%布比卡因，二者1∶1混和，并加入1∶100000的肾上腺素。肾上腺素可以收缩血管，非常利于止血，在麻醉师或麻醉护士的监控下对患者实施给氧，并静脉注射镇静剂使患者处于放松状态，可以避免血压过度升高。鼻孔充填神经外科常用的棉纱条收缩鼻黏膜，棉纱条需蘸满浓度为4%的可卡因溶液或浓度为1∶1000肾上腺素溶液

E. A. Steele, M.D. (✉)

Oculofacial Plastic Surgery Division, Casey Eye Institute, Oregon Health & Science University, Portland, OR, USA

e-mail: steeleer@ohsu.edu

R. A. Dailey, M.D., F.A.C.S.

Oculofacial Plastic Surgery Division, Oregon Health & Science University, Portland, OR, USA

e-mail: daileyr@ohsu.edu

（可同时掺入荧光素染料，目的是避免与其他的透明液混淆）。

经实施静脉注射麻醉后，局部应用丙美卡因缓慢滴眼，在内眦角区域皮下注射局部麻醉药物浸润麻醉，注意避开内眦血管，避免注入血管内。用枪状镊将棉纱条放置在鼻腔内，正好在中鼻甲附着点的前方。

在皮肤表面做长11mm的内眦皮肤切口，切口的上界位于内眦韧带水平，往下和轻度地向外延伸至大约18mm（图14-1）。用尖锐的Stevens剪将残余的皮下组织分开，在切口处放置Agricola固定撑开器。用一个Freer剥离器或Cottle剥离子分离泪前嵴，暴露上方的上颌骨。在这一步经常会遇到成角的内眦血管，需尽量避免损伤，或仔细辨别后进行烧灼。作者经常使用手握式电凝器进行止血，尽管单极电凝或双极烧灼器用起来也都非常不错。

剥离子用于剥离后面的骨膜，暴露泪前嵴。泪前嵴前的骨沟处常有一些小血管需要电凝止血。将泪囊窝的骨膜剥离并尽可能地向下到与鼻泪管相接处（图14-2），

于此处在泪囊区局部浸润注射局部麻醉药物。将一根小的浸有肾上腺素或可卡因的棉纱条放置在泪囊和泪囊窝中间的位置，去除鼻内的棉纱条，避免在下一步去除骨头的过程中损伤鼻黏膜组织。

与Goldstein牵开器相比，Agricola牵开器拥有更长的固定齿，可以更好地暴露手术视野。用4mm的高速电钻在泪前嵴前方去除骨质，造成一个卵圆骨窗，注意不要损坏鼻黏膜。鼻黏膜局部浸润麻醉，用牙磨光器通过骨窗，在下方的骨质上分离鼻黏膜骨膜（图14-3）。

用45°Kerrison咬骨钳扩大骨窗，暴露泪前嵴和整个泪囊窝，上至内眦韧带水平以上，下至鼻泪管上部。内眦韧带需要完

整地保留，注意在这个区域要去除足够的骨质，与泪总管之间至少要保留5mm的距离。偶尔，在这个过程中，前置的筛泡也需一起去除。

用11号刀片沿着泪囊垂直方向整个地切开泪囊，形成泪囊的前瓣和后瓣。在鼻黏膜上做一个相应的垂直切口，形成鼻黏膜的前瓣和后瓣，同时修剪两个后瓣。

然后将注意力集中在泪阜上，如果它凸起明显，需适当地用剪刀去除一部分。用锐利的Stevens剪刀插入泪阜区域，剪刀轻柔地向前下方，进入之前已经做好的通往鼻腔的通道，注意中鼻甲前缘的角度。如果中鼻甲影响了手术，可以切断前面的尖端部分。轻轻地撑开剪刀，将带有合适长度Jones管的Bowman探针直接放在剪刀的前部，立即通过撑开的剪刀向前穿过去。将剪刀慢慢地回撤，剪刀刀尖仍然打开，用镊子将Jones管（Gunther Weiss Scientific Glass Blowing Company，Portland，Oregon）向前方推动（图14-4）。检查人工泪管的头端，必须放置在鼻中隔和鼻腔外侧壁之间，否则将重新更换不同长度的管。用小弯针带5-0缝合线缝合前部的黏膜瓣，使其位于Jones管的前方。用6-0缝线缝合眼轮匝肌，然后用6-0可吸收羊肠

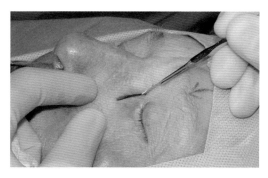

图14-1　在皮肤表面做长11mm的切口，切口上界在内眦韧带水平处的上缘，往下外延伸至大约18mm

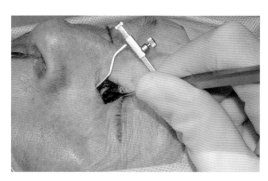

图14-2　在泪前嵴的前方暴露上颌骨的额突后，将泪囊窝的骨膜剥离并尽可能地向下到鼻泪管

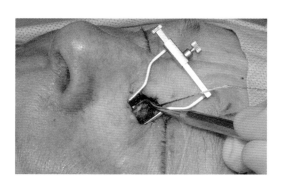

图14-3　在鼻黏膜局部浸润麻醉后，用牙磨光器通过骨窗从下方的骨质上分离鼻黏膜骨膜

线缝合皮肤。6-0 可吸收缝合线对于内眦部组织是安全的，缝线缠绕管的颈部，在术后早期可以阻止管的移动。最初放置一个 4mm 的套环阻止管向内移动，在术后随访的时候如果发现套环刺激眼表，或影响患者美观，可以及时取出。

术后护理

随着时间的延长，由于泪液中盐的沉积或黏液的结痂，Jones 管容易阻塞，需要进行一些维护来保持它的最佳功能。患者每天都需要人工泪液滴眼，同时捏住鼻子将人工泪液吸入 Jones 管中，这样可以冲洗管腔内部，阻止组织碎片沉积。相同地，如果患者鼻内有结痂，可以用盐水冲洗鼻腔。

一般安排患者半年或一年要对 Jones 管进行一次例行的清洁，如果管阻塞，根据需要及时进行清洁。这项工作在诊室完成，是可以被患者接受的。局部麻醉药灌注后，用镊子夹住 Jones 管的颈部并移出。将一个 Weiss 金制扩张器（Gunther Weiss Scientific Glass Blowing Company，Portland，Oregon，图 14-5）立即放置在通道内，避免在清洁 Jones 管的时候通道挛缩。

管可以用流动水清洗或者用酒精擦拭。用 Bowman 探针将小块酒精棉球塞入管腔内清洁管腔内部，也可以用超声波进行清洗。然后用 Bowman 探针将管重新装回。先将 Weiss 金制扩张器移出，将 Bowman 探针穿入鼻腔内，然后用镊子夹住并使用适当的力量向前将 Jones 管推到合适的位置上。用头灯或鼻内窥镜检查鼻腔内的位置是否合适。

当患者吹鼻子或者打喷嚏的时候管有可能脱出，所以叮嘱患者在做这些对抗性动作的时候，要闭上他们的眼睛，或者必要的时候可以将手指压迫在内眦部防止管脱出。如果管完全脱出，患者应尽快就医，脱出的管需尽快找到并及时复位。

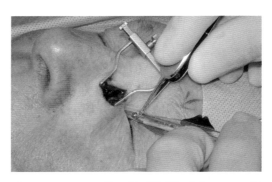

图 14-4　Jones 管已经"装载"在 Bowman 探针上，已经牵引好 Jones 管，探针穿入通道，放置在剪刀撑开之间。将 Jones 管穿过并放置在剪刀撑开的通道内。将剪刀缓慢地撤出，剪刀尖仍然是轻微地打开的，用镊子夹住 Jones 管向前方推进

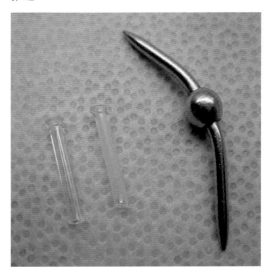

图 14-5　Weiss 金制扩张器。当取出 Jones 管进行清洗的时候放置在结膜泪囊鼻腔吻合通道内，这可以使管非常容易复位。当 Jones 管被挤压明显的时候，可以用小号的扩张器使通道慢慢扩张。图左是标准型号的扩张器，图中间是磨砂样的 Jones 管

在 24 小时之内，用 Weiss 金制扩张器扩张通道，使 Jones 管复位是可行的。如果扩张器不能顺利通过，可以尝试在诊室内局部麻醉后重新建立通道，或者在手术室内重建一个新的通道，为了让患者舒适，可在监护麻醉（monitored anesthesia care，MAC）下进行。使用磨砂样 Jones 管可以有效减少管腔移位的可能性，并且和非磨砂样 Jones 管一样安全有效。

Jones 管的问题

不是所有的患者都可以耐受 Jones 管，偶尔有患者不得不将其取出。最常见的问题与管的双向性有关。一些患者厌烦他们吹鼻子的时候气体从眼睛喷出，甚至于在他们的眼镜上看到飞溅的眼泪。对于同时患有阻塞性睡眠呼吸暂停综合征使用持续正压通气（CPAP）装置的患者，其效果是不确定的。尝试着调整面罩的模式或 CPAP 的设置，但是有时这并不能得到满意的解决方案。遮住鼻子和管的面罩有时是有益的（管每侧的气压都是相同的）。

有时，患者会在内眦部分出现慢性结膜炎，甚至于在管腔周围形成肉芽肿。这些通常是由于管腔外硬壳状物质的堆积导致的，在常规清洗管腔的过程中可以从管上刮除，以消除患者的症状。通常每天滴用 2 次抗生素及类固醇滴眼液，结膜炎需要约 2 周的病程才能恢复。

总之，对于上泪道阻塞患者的治疗，行经外路 CDCR 并放置 Jones 管依旧是很好的选择。

参考文献（未引用）

1. Dailey RA, Marx DP. Conjunctivodacryocystorhinostomy. In: Albert DM, Lucarelli MJ, editors. Clinical atlas of procedures in ophthalmic and oculofacial surgery. New York: Oxford University Press; 2012. p. 1048–60.
2. Steele EA, Dailey RA. Conjunctivodacryocystorhinostomy with the frosted Jones pyrex tube. Ophthal Plast Reconstr Surg. 2009;25(1):42–3.
3. Dailey RA, Tower RN. Frosted pyrex Jones tube. Ophthal Plast Reconstr Surg. 2005;21:185–7.
4. Wobig JL, Dailey RA. Surgery of the tear sac. In: Oculofacial plastic surgery. New York: Thieme; 2004. p. 167–82.
5. Jones LT. Conjunctivodacryocystorhinostomy. Am J Ophthalmol. 1965;59:773–83.

第15章 内窥镜结膜泪囊鼻腔造口术

Geoffrey J. Gladstone, Brian G. Brazzo

术前评估

对溢泪患者的评估包括对溢泪原因的检查，以及确定泪道阻塞的位置。溢泪有许多原因，包括干眼综合征、眼睑内翻、眼睑外翻、眼睑挛缩、倒睫、双行睫以及其他刺激眼睛的因素。如果没有其他明显的引起溢泪的原因，需要考虑到特发性高分泌，这是一个排除性的诊断。

裂隙灯检查结膜时，观察是否有睑球粘连、炎症或者感染的体征。手术医师还需要检查眼睑和睫毛的异位情况，仔细检查是否有眼睑内翻、眼睑外翻、倒睫、双行睫以及眼睑的缺口。

G. J. Gladstone

William Beaumont School of Medicine,

Oakland University, Royal Oak, MI, USA

B. G. Brazzo (✉)

Department of Ophthalmology, Weill Medical

College of Cornell University, New York, NY, USA

New York Eye and Ear Infi rmary,

New York, NY, USA

e-mail: Bbrazzo@aol.com

冲洗和探查泪道是评估和判断泪道阻塞部位的非常重要的手段。目前很少进行传统的Jones I和Jones II试验。泪道的冲洗和探查常使用一个标准规格的23号或25号泪道冲洗管对上下泪小管进行探查。对于手术医师来说，标记好沿着近端泪小管向前整个途径中所遇到的任何狭窄和阻塞的部位是非常重要的。固定泪小管内的冲洗管后，尝试用水或盐水进行冲洗。记录液体流入鼻咽部的通畅情况及从泪小管反流到眼睛的量。泪小管严重的阻塞和狭窄是行经鼻内窥镜结膜泪囊鼻腔造口术（CDCR）的手术指征。

手术医师考虑是否行经鼻内窥镜CDCR的时候，还需慎重评估患者的泪阜及内眦角情况。必须有合适的位置放置Jones管的近端。如果患者曾经做过内侧睑缘缝合术，或在内眦部位曾行其他的手术或外伤，应先行手术矫正来恢复眼睑和结膜正常的解剖位置。

使用经鼻内窥镜评估鼻中隔及鼻外侧壁之间的空间。注意记录是否存在鼻内病变或解剖结构的异常。鼻内的肿瘤或病变会使流出通道受阻，因此，需要适当的治疗。鼻中隔偏曲或鼻腔狭窄均会导致经鼻内窥镜手术困难，甚至无法进行。另外，管的末端必须放置在鼻中隔和鼻腔外侧壁之间的空间内。如果空间不够，为了使管能有效地引流泪液，需在行经鼻内窥镜CDCR之前先行鼻中隔成形术。

改良的 Jones 管: Gladstone-Putterman 管

最初的Jones管内外容易移位，并且在打喷嚏、咳嗽、擤鼻之后容易喷出。为了解决这个问题，在Jones管上额外多加了一个凸缘。距离外侧凸缘远端4mm处加了一个内侧凸缘。这样的改良类似一个箭头，将管牢牢锁在该有的位置上（图15-1）。这种改良的管被称为Gladstone-Putterman管，为大家所熟知，它的置入方式和原有的Jones管相同。

经鼻内窥镜 CDCR 的适应证

泪小管重度狭窄患者是经鼻内窥镜CDCR最常见的适应证。这种重度狭窄和阻塞一般继发于外伤、既往的手术，全身的化疗药物，如多西他赛注射液或者5-氟尿嘧啶及长期慢性局部使用滴眼液引起的轻度或严重过敏性结膜炎，由此导致的泪小管阻塞为第二大适应证。

单一泪小管或双侧泪小管阻塞及严重的泪总管狭窄均可引起溢泪。

无论哪一种泪小管狭窄明确诊断，均可以置入硅胶管进行治疗。通常行单泪小管置入术。如果治疗失败不能消除症状，需考虑经鼻内窥镜CDCR。当出现泪小管狭窄时，DCR对于缓解症状是无效的。在这种情况下，眼泪并不流入泪囊，可以考虑行改良的Jones管置入术，使其完全从泪道旁路流出。

在患有Bell's麻痹或其他类型的面部肌无力及中风面瘫后，会发生泪道泵功能的障碍。这种情况通常发生在听神经瘤及鳞状上皮细胞癌切除术后。泪道冲洗和探查可以是完全正常的，流入鼻咽部的冲洗液也正常。然而，做染料消失试验，结果是异常的，大量的染料仍然存留在扩张的泪膜内。在这种情况下，外科医师经常检查到严重的睑外翻和眼睑闭合不全，并且

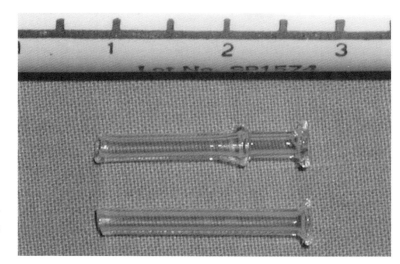

图 15-1 Gladstone-Putterman 管（上）与 Jones 管（下）对比

在术前评估时需行角膜染色。在进行手术之前，排除这些引起溢泪的原因是非常重要的。

正常的眼睑，每次眨眼时下眼睑和泪点都会向内侧移动。上眼睑睁开并固定，嘱患者眨眼时，通过裂隙灯检查很容易发现。下睑运动功能缺失很有可能是陈旧性面部麻痹没有完全治愈所留的后遗症。

最后一个经鼻内窥镜CDCR的手术适应证为特发性高分泌。这是一个排除性的诊断，也就是说在泪道系统是正常的，并且没有明确的引起泪腺分泌过多的其他因素时可以诊断。Shirmer Ⅰ试验会比正常值高很多。在安排手术之前可以参考外眼疾病专家的意见。在这类病例中，使用改良的Jones管可以提供额外的更大的流出空间，容纳增加分泌的泪液。

鼻内窥镜技术的优点

与传统的经外路CDCR相比，经鼻内窥镜CDCR有一些优点，包括没有皮肤切口、没有水肿和瘀血，并且在内眦部组织只进行了轻微的手术操作。当Jones管管腔插入鼻腔内，可以看到改良的Jones管和邻近的鼻结构。由于只是对外部组织轻微的操作，皮肤和内眦角瘀血和水肿很少出现。

因为鼻内窥镜技术不需要在内眦角皮肤上做切口，手术不涉及深层皮下组织。手术对组织的创伤小，有助于更快地愈合，并且可以更好地使改良的Jones管保留在原有位置上。传统的外路技术在愈合过程中，管移位的机会较多。这种变化可以导致管末端的位置异常或者改变了管的角度，而这个角度应始终保持在大致45°。

如果这个角度改变了，泪液引流将减少。

将改良的Jones管放好后立即使用鼻内窥镜观察鼻腔内管的末端。这个过程需要精确评估并且发现潜在的问题。如果管太短，不能从鼻腔外侧壁之间突出足够长，在愈合过程中有被鼻黏膜覆盖的风险。当然，管太长可能会接触鼻中隔，引起疼痛，或被向外推出，不能很好地引流泪液。这些问题很容易通过在术中更换其他型号的管来纠正。因此，手术医师必须在术中发现问题，在这个问题易于纠正的时候处理。

管鼻侧端和中鼻甲之间的关系也是需要通过鼻内窥镜进行评估的。为了便于接近钩突，在手术的过程中，通常早期就使中鼻甲造成不全骨折。术后，中鼻甲通常会移至术前的位置，接触或阻塞改良Jones管的末端。如果术者认为中鼻甲的移位可能会导致管阻塞，在术中需行部分中鼻甲切除术。

手术技巧

术前 20~30 分钟，要求患者擤鼻子，然后向拟行手术眼的同侧鼻孔内喷洒 2 次 0.05% 羟甲唑啉喷雾剂，5 分钟后重复一次。行经鼻内窥镜CDCR时，需进行监护下的静脉镇静及局部麻醉或全身麻醉，这取决于患者和术者的选择。麻醉诱导后，鼻腔内塞入浸有 4% 可卡因的大小为 46cm × 1.3cm 的纱布。如果可卡因的作用不足，术者使用羟甲唑啉和 2% 利多卡因及肾上腺素混合物。手术医师在 5 分钟后取出填塞物。

在 0° 的硬性鼻内窥镜直视下，将同等剂量的 2% 利多卡因，1∶100000 的肾上腺素和 0.075% 丁哌卡因及 1∶200000 肾上腺素混合物局部注射至中鼻甲前部、钩突，以及钩突前部和上方区域的黏膜下层。用长 3.8cm 的 25G 注射针大致注射 3ml。用麻醉药浸润的纱布重新填塞中鼻甲和鼻腔外侧壁之间的腔隙 5 分钟。填塞的方法对于及时止血是非常重要的。对面部进行术前准备和铺巾。无菌的手术视野并非十分必要。

在鼻内窥镜直视下，观察中鼻甲和它与鼻腔外侧壁之间的位置（图 15-2）。如果中鼻甲挡住了对钩突的观察视野，或者术者认为中鼻甲会阻碍术后骨切除的部位，可以用一个钝圆的骨膜剥离子轻柔地造成鼻骨不全骨折。这个器械还可以用来在鼻腔外侧壁和钩突骨质的边缘做切口。钩突被认为是鼻腔外侧壁的第一个突起，在中鼻甲的下方。

泪囊窝上的黏膜层用单极电凝以电凝的模式进行划界烧灼（图 15-3）。烧灼的区域起始于中鼻甲附着处前部，向前、下及上方分别延伸 10mm。完成烧灼后，用

一个骨膜剥离器将烧焦的黏膜从下方的骨质上刮除，然后用 Blakesley 镊子夹走这些组织。

黏膜切除可以有效地阻止下一步手术过程中的出血。用一个中等大小的 Kerrison 咬骨钳沿着去除黏膜的区域去除骨质。去除钩突后将咬骨钳放置在暴露的骨质边缘区域。逐步去除骨质，向上、向前延伸。通常需要 4~5 次咬切获得足够的空间。这时需要辨认泪囊结构。

下面创建 Jones 管外部的通道。手术过程中不需要切除结膜和泪阜。事实上，术者对这些组织进行的任何手术操作都可能导致改良的 Jones 管在愈合阶段向内移位。

将一个无菌的 12G 带鞘静脉导管在中点折弯大约 30°。也可以用更小号的 14 号导管，但是用小的导管，Jones 管置入更困难。如上述的那样折弯导管的目的是使管腔的末端在鼻腔中处于相对靠前的位置。将导管从泪阜的中间部位植入（图 15-4）。当导管向内下方置入时，保持导管的轴紧挨眼睛，尝试着向下 45°的方向。导管的

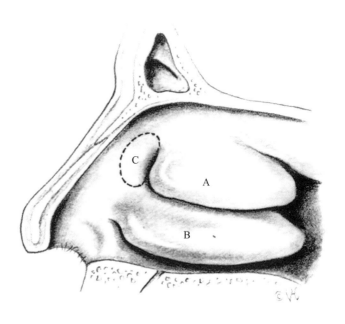

图 15-2 正常鼻解剖。A—中鼻甲；B—下鼻甲；C—泪囊窝上覆盖的骨和黏膜

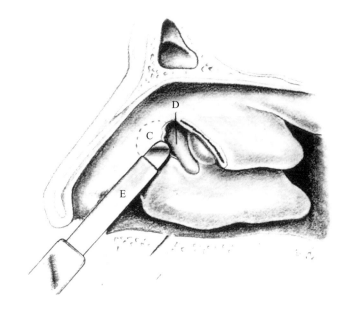

图 15-3 应用保护性单极电凝（E）处理鼻黏膜（C）和泪囊窝的骨质（D）

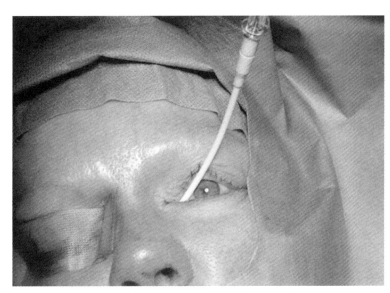

图 15-4 将一根无菌的 12G 带鞘静脉导管在中点折弯大约 30°，向前穿过泪阜的中间成 45°。用鼻内窥镜可以在鼻腔内观察到导管

尖端穿过鼻黏膜后，在鼻内窥镜下导管的头部可以被观察到。如果导管的头部没有到达预定的位置，需要取出并重新置入，直到通过骨窗到达合适的位置。移走金属针，只把外面包绕的塑料套留在原位。

将一根长度为 23cm 的 20 号导丝穿过塑料套。导丝稳定后移走塑料套，只留下导丝在原位置上（图 15-5）。导丝对于穿过泪阜和结膜的玻璃管来说起引导的作用。一根直径为 4mm、长度为 19mm 的管在导丝的引导下到达预定位置（图 15-6）。当管的凸缘到达内眦角位置的时候，术者会感觉到更大的阻力。术者将两个大拇指放在管的近端，用于将它稳固地推入适当的位置。内侧的凸缘将管牢牢地固定在原位。

可通过鼻内窥镜来判断管的长度和位置。管的理想位置是在鼻中隔和鼻腔外侧

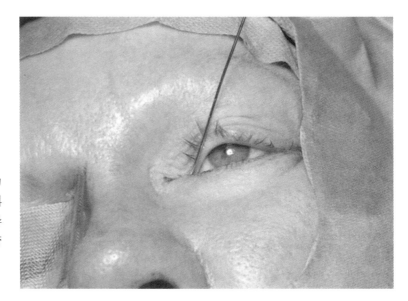

图 15-5　将一根长度为 23cm 的 20G 导丝穿过塑料套，取出塑料套，只留下导丝在原位置。导丝为玻璃管的放置起引导作用

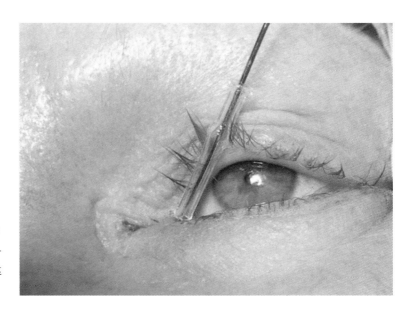

图 15-6　使一根 4mm × 19mm 的 Gladstone-Putterman 管在导丝的牵引下到达预定位置

壁的中央。如果位置不合适，用牙镊钳住管的近端，移出管腔，将导丝留在原位。在导丝的引导下置入一根不同长度的管并放置在预先设计的位置上。一旦找到合适长度的管，可取除导丝。用 6-0 的带双针的丝线或者可吸收缝线包绕末端管两圈。通过结膜和皮肤，将两根针从管的内侧面穿出。将针穿过一小段无菌的橡胶带，并

在橡胶带上打上方结。1周后将橡胶带和缝线拆除。

手术注意事项

放置改良的Jones管后，检查管的末端，评估它和中鼻甲之间的距离。如果管的末端被中鼻甲堵塞，增加了管外移位或

泪液引流不畅的可能。行鼻甲部分切除术可减少这种并发症的发生。在进行这个操作的时候，直接再向鼻甲注射局部麻醉药物，用小的止血钳垂直夹住管末端处的鼻甲下缘并将之去除。弯钳的曲面翻转，沿着鼻甲的上缘使用器械。理想情况下，可以观察到鼻甲咬切区域的头部。术者要注意在插入或闭合钳子时不要移动或压碎Jones管。在鼻内窥镜下用鼻甲剪沿着咬切区域切除组织，Blakesley钳用来扭转和分离鼻甲组织。

术前评估包括鼻内区域情况的评估。如果发现了严重的鼻中隔偏曲，进行经鼻内窥镜手术是非常困难的，因为没有足够的空间，定位和器械移动都非常困难，想将Jones管放在合适的位置则更加困难。

在这种情况下，在行经鼻内窥镜CDCR之前，转诊给其他的医师先行鼻中隔成形术。鼻中隔成形术也可以在同一天进行，术后立即行经鼻内窥镜CDCR。然而，鼻中隔成形术后，至少恢复1个月的时间再行经鼻内窥镜CDCR，鼻中隔愈合会更好。

术后护理

术后至少几个月的时间内，患者需要在打喷嚏、擤鼻、咳嗽的时候用手指按住管。这个预防措施可以降低管外移的风险。一旦内眦部Jones管及凸缘周围的组织发生挛缩，Jones管变得更加稳定，外移的风险就很小。

每当进行上述操作的时候，需要提醒患者闭紧双眼。术后1周之内禁止擤鼻，因为可能会导致鼻出血。术后1周后按需要用生理盐水冲洗鼻腔，保持鼻内清洁。

术后评估和并发症的处理

一项非常重要的术后评估就是患者主观感觉他们的溢泪情况减少了多少。这项主观评估是决定患者对手术满意度考虑的重要方面。此外，还有对管功能的客观评价。

将泪道的引流功能分为从Ⅰ级到Ⅳ级。让患者的头部向后倾斜，在内眦部区域滴儿滴水。Ⅰ级，引流通道水可以自然排出；Ⅱ级，引流通道水的排出需要鼻腔过度地用力吸气；Ⅲ级，引流通道水的排出是受阻的，泪水在吸气的状态仍然不能排出，但是管可以用套管冲洗；Ⅳ级，引流通道水的排出受阻，没有冲洗液可以通过管腔。

对于Ⅰ级或Ⅱ级引流通道，患者一般感觉是症状有很大改善的，并且基本是满意的。对于Ⅲ级和Ⅳ级引流通道的问题需要检查和纠正，否则会持续溢泪。Jones管引流泪液的功能障碍可归结为多方面的因素，包括管向前或向后移位、向内或向外移位，内部或外部的管腔阻塞。

管的近端向前移位，不在原来的位置上让眼泪流入管腔。此管必须及时取出，重新放置在一个靠后的位置上。必须使用12号导管进入泪阜部组织比原来更靠后的位置。取出改良的Jones管是很困难的，因为内眦部组织是致密的，牢牢地将管固定在原位上。用2-0丝线绕住管的颈部，使管便于取出，而没有破碎的风险。如果用大号镊子向上拉凸缘，管被破坏的可能性更大。有时，用Westcott剪剪除粘连的组织也是非常必要的。向后放置的管可能会刺激眼睛或者它的近端被增生的结膜逐渐阻塞。取出管并向前放置可以显著地改善溢泪症状。

当术中切除部分泪阜组织，更容易发生管往内侧移位，但有时没有泪阜部分的手术操作时也会发生。通常，通过覆盖的组织，管可以被镊子触碰到。Westcott剪用来切除管近端的结膜和瘢痕组织。术者可以尝试着用2-0丝线环绕管近端的凸缘。这根丝线可以用来将管向后拉，并从周围组织中取出。在置入另一根管之前需要内眦部组织愈合，否则非常容易发生内移位。

管的外移位也会导致管的近端被移到一个眼泪不能流入的位置。管可能会刺激眼球和眼睑。单纯地对管近端行手法压迫可能会迫使它恢复原位，让远端的凸缘紧紧地锁在原位。如果单纯的手法压迫仍不能复位，需经鼻内窥镜检查管的远端。管可能太长，邻近鼻中隔。在这种情况下，管必须取出，并且重新放置一根短几毫米的新管。相反，管太短，在鼻内不能看见，需要重新放置一根更长的管。如果管腔与中鼻甲相邻并且被阻塞，需行鼻甲部分切除术。

正常放置的管，其近端经常被多余的结膜阻塞。结膜内注射类固醇药物可以改善症状。如果没有改善，术者可以在局部麻醉下行手术，切除多余的结膜。

管末端的阻塞可能是鼻腔外侧壁、鼻中隔、中鼻甲导致的。对于这些问题的治疗以前曾经讨论过。

有时，管可能看起来处于良好的位置并且功能很好，却刺激内眦部组织。局部的类固醇类药物也许可以解决这个问题。如果不能解决，可以考虑注射类固醇类药物。

第16章 微创结膜泪囊鼻腔造口术

Altug Cetinkaya, Martín H. Devoto

治疗鼻泪管阻塞的泪囊鼻腔吻合术（DCR）长期以来已经被证实是一个高成功率的手术，但是当近端泪道系统完全阻塞时它并不是一个好的选择。完全的上泪道系统阻塞的病因是多种多样的，除了特发性和先天性的病因外，还包括泪道手术失败、外伤、感染、炎症、肿瘤、局部滴眼液的使用、放疗、化疗和Stevens-Johnson综合征[1-5]。近端的长度泪小管的长度小于 8mm 的被认为泪小管的阻塞不能被再通[6, 7]，在这些病例中，结膜泪囊鼻腔吻合术（CDCR）伴Jones管的置入是公认的主要治疗方法。1904 年，CDCR 首次由Von Hoffman 描述，以后由 Kraupa 和 Goar改良[8]。为了保持管的长期通畅，专家

A. Cetinkaya, M.D., F.E.B.O.

Dunyagoz Ankara Hastanesi, Ankara, Turkey

M. H. Devoto, M.D. (✉)

Department of Orbitofacial Surgery,

Consultores Oftalmológicos,

Montevideo 1410, Buenos Aires, Argentina

e-mail: martindevoto@gmail.com

做过许多改良，但并不成功，直到Lester Jones建议在制作的通道中插入一个旁路义管以防止其闭合。这项技术是用一根薄的Pyrex管绕开正常泪道引流来治疗完全性的双泪小管阻塞[9]。该技术包括制作皮肤切口、做有瓣膜的泪囊开口和一个大的、与传统DCR相似的骨窗，以及将玻璃管穿过造口处插在结膜囊和鼻腔之间[2, 10-12]。一些研究者主张制作一个较大的骨窗以确保通过软组织将管固定[7, 9, 12]。Lee 等通过制作一个较小的骨窗开口也显示了成功的结果[13]。据报道，CDCR 的总体成功率为85%~98.5% [2-4]。

传统的CDCR 手术成功率高，然而，它耗时、手术操作难度大且需要长期随访[14, 15]。此外，传统的手术增加了术中周围组织的损伤和出血、皮肤的瘢痕、恢复时间延长以及术后并发症的风险。

尽管 CDCR 成功率高，然而一些报道显示，高达 30% 的患者对手术不满意，并且抱怨在斜躺体位时持续溢泪过多，手术瘢痕影响外观，比预期有更多的并发症[5, 16]。为了减少手术时间和改善手术

技巧，研究者采用了无皮肤切口的鼻内入路，然而，这种手术仍需要制作一个常规的骨窗[17、18]。据报道，应用钬激光制作置管通道并发症低，然而激光的使用增加了整个手术的费用[19、20]。其他研究者使用二极管激光打开通道并在鼻内窥镜引导下置入管，但是这种技术长期通畅率低、管移位率高[21]。

为了追求短时、有效的CDCR，我们将微创结膜泪囊鼻腔造口术（MICDCR）应用在55例患者中，手术结果已经在2006年发表[22]。这是一个简单的技术，就是在结膜和鼻腔之间做一个直径为3mm的通道，而不需做皮肤切口、黏膜瓣和大骨窗。一旦掌握了手术步骤，过程易于操作，与外路皮肤切口手术相比耗时短，能在局部麻醉下手术。我们的研究显示，与其他研究者之前声称的经鼻内窥镜手术59分钟和外路手术74分钟相比，我们的平均手术时间仅为16分钟[17]。

手术技术

术前用4%利多卡因填塞鼻腔、0.05%羟甲唑啉喷鼻。用27号腰椎穿刺针在鼻腔黏膜处注射2%利多卡因和肾上腺素（1∶100000）3ml。无论局部麻醉还是全身麻醉，在泪阜和内眦部采用同样浓度的麻药进行局部浸润以达到止血和麻醉的目的。切除泪阜的下1/3，将14号静脉套管针从泪阜切除处的半月皱襞直接插向内下方，经泪前嵴之后的薄泪骨进入中鼻道，在鼻内窥镜下观察刚好到达中鼻甲前端（图16-1）。术者进行这个操作，而助手帮忙固定连有视频监视器的内窥镜，以使术者把注意力从中鼻道转移到鼻内。血管穿刺针非常缓慢地向前穿过软组织，直到感觉触到骨质。在这点上，血管穿刺针以最慢的速度进一步向前，以便在骨质穿破时避免对鼻中隔或中鼻甲造成损伤。在没有内窥镜进行手术操作时，血管穿刺针向前直至感觉到骨质破坏，然后再用鼻镜直接观察穿刺针，以便进一步向前。如果穿刺针没有穿过骨质，可以把它拔出几毫米，再调整角度，向后一些穿过更薄的骨质。一旦在鼻腔看到血管穿刺针的末端，穿刺针应该被拔出，只是将Teflon套管留在穿刺的通道内（图16-2）。如果有必要，

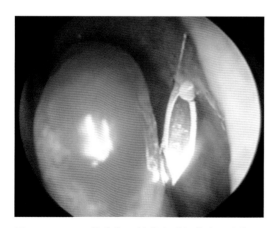

图16-1　14G静脉留置管从内眦部向内下方插入鼻腔，鼻内窥镜下可见穿刺针

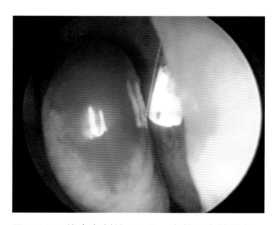

图16-2　拔出穿刺针，Teflon套管留在管道内

在这个手术中需要切除中鼻甲前端以便确保Jones管的鼻内端有充足的空间（图16-3）。此时，通道需要稍微扩大。这个技术的最新变化是使用了一个带有导线的10号穿刺针轻轻向前穿过护套，然后将套管取出。在鼻内窥镜下或直接鼻内观察时，将Jones管（Weiss Scientific Glass Blowing Company，Portland，Ore，USA）沿着导丝平滑插进通道内（图16-4）。Jones管要有合适的长度，如果必要，在拔掉导丝之前可以更换另一根不同的管。最后，将这根管用带有双针的5-0尼龙线缠过颈部，全层穿过皮肤固定在相应的位置上，术后10天拆除缝线。

这个手术可以在内窥镜下或直视下操作。我们更喜欢使用手术放大镜和光纤头灯在直视下进行MICDCR，然而，内窥镜的使用可能有助于解剖结构复杂的患者。直视下进行手术操作的主要好处在于可以使用双手操作，当出血较多弥漫整个手术区域时，这是特别有价值的。在这种情况下，术者可以一只手持吸引器，另一只手持手术器械继续进行手术，而不需要助手的帮助。然而，手术也可以在内窥镜下进行，它可以提供良好的手术视野，并有助于恰当的置管。最近的一篇关于内窥镜下MICDCR的报道称，在15例患者中，86.6%的患者取得成功，没有任何1例患者发生管脱出，60%的患者使用了直型Jones管，40%的患者使用了Gladstone-Putterman管，管的平均长度是21mm[23]。

MICDCR除了手术时间短外，还有许多好处。正如"微创"这个词所包含的，它意味着对患者造成的创伤最小。没有皮肤切口，这对年轻患者和具有瘢痕疙瘩或瘢痕形成风险的患者是更为重要的。手术操作可以使用简单价廉的器械。这个手术的另一个好处就是可以采用局部麻醉代替全身麻醉，因为该手术时间短且术中出血少。

管的长度和位置对于手术的成功是非常重要的。理想的情况是管的鼻侧端不应该接触鼻中隔（应距离鼻中隔大约2mm）。

管的长度取决于患者的解剖结构，然而，我们发现长16mm的管对于大多数患者是合适的[22]。管的凸缘的直径也很重要，因为较大的直径可以预防管的移位，但是较粗的管对周围组织，包括眼球有

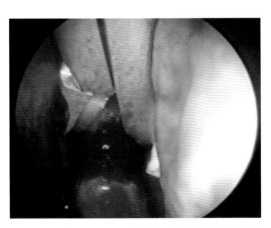

图16-3　如果必要，切除中鼻甲前端以便扩大Jones管末端所处的空间

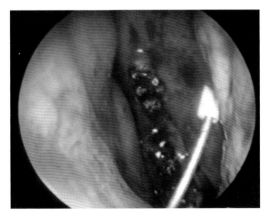

图16-4　将导丝插入并穿过Teflon套管，然后取出Teflon套管，将Jones管沿着导丝滑入通道内

更大的刺激性。标准的 Pyrex 管的直径是3.5mm，在 MICDCR 中，我们更喜欢这类管。然而，在1例管脱出的患者中，我们需要重新放置一根直径4.5mm的标准管，这能够使管的稳定性更佳。

传统的 CDCR 有高的并发症发生率。1984—2002年，有49只眼行传统 CDCR，并发症发生率为3.5%，最常见的并发症包括管脱出、位置不正、向内侧移位、活动度过大、阻塞、感染、肉芽肿形成、不适感、限制性斜视和复视[1, 5, 14, 24, 25]。手术失败通常是由于管移位或者位置不正造成的。据报道，管脱出或移位的发生率分别高达55%和33%[5, 14]。

MICDCR 的并发症较少。在我们的手术中最常见的并发症是管向鼻腔移位，55例患者中发生了7例，其中4例患者在诊室就成功完成了管的复位，另外3例患者由于置管的管道永久关闭，在局部麻醉下行手术复位。有1例复发的管脱位，患者采用直径较大（4.5mm）并伴有凸缘的管成功进行了复位。在这些病例中，磨砂 Jones 管或 Gladstone-Putterman 管也被推荐使用[26, 27]。在对10例患者随访了8个月后，Dailey 等声称磨砂 Jones 管（Weiss Scientific Glass Blowing Company，Portland，Ore，USA）可以提高管的稳定性和减少管脱出[26]。其他可定制的管，诸如 Teflon 管（Dupont，Wilmington，DE）、硅胶管、聚丙烯管和聚乙烯管，也较少出现移位或脱出。然而，毛细管吸力较差、泪液流动较慢及阻塞的可能性高限制了它们的使用[28]。一些作者声称附着高密度多孔聚乙烯外层的泪液引流管（Medpor，Porex Surgical Inc，Newman，GA，USA）可以将管脱出率降到最低[29, 30]。然而，附着高密

度聚乙烯外层管的使用增加了结膜过度生长的风险（有报道发生率为23%，而常规管仅为5.7%）[29]。如果需要更换管，由于纤维组织长入则很难被更换，并且刺激结膜。为了解决由这种材料引起的结膜刺激和溢泪，Abdulhafez 建议通过去掉高密度多孔聚乙烯涂层的近端部分改良这种管。应用这种技术，他们获得了成功，10例患者均没有不适感[31]。

Massry 和 Larian 采用一个不同的技术方法给一位伴有复发性管脱出的62岁女性患者实施了再次手术，并置入一根长度为17mm的磨砂 Jones 管，然而这根管再次脱出[32]。作者决定放置一根红色橡胶导管围绕在 Jones 管的末端，以保持其机械稳定性。随访4个月，患者没有发生任何并发症。然而随访时间较短，而且作者在文章中声称，在将来当管需要被清洁或置换时，这种技术使得管不易清除。在一个未公开的病例研究中，作者之一使用了一个相似的机械封堵方法阻止术后早期管脱出。使用自体脂肪代替同种异体材料放在黏膜和管的远端，为管提供一个舒适的位置。自体组织与黏膜能自然融合，可预防可能发生的与异体材料有关的不良反应。通过一个细小切口，从患者耳垂后面获取脂肪组织。在这个改良的手术完成之后的2年多里，患者并未出现任何问题。

根据患者的解剖结构进行管的改良，这对于手术的成功是至关重要的，然而改善管的稳定性的最好方法可能是通过改进手术步骤。以往的研究表明 CDCR 失败的主要原因是管移位或管的位置不正，并且通过减少管移位来增加手术的成功率[3, 33]。大量的器械被用来制作眼表与鼻腔之间的通道，包括套管、K线和 Cox 系统（K-wire and Cox system）[34-36]。这些器械的主要目的是做一个精确的管插入，然而，由于连续的步骤需要在导管放入之前拔除扩张的器械，可能形成多个通道并造成插入方向的错误或管错位。据报道，使用了 Cox 系统的改良双组套管针有助于克服这个问题。作者声称双组套管针能够缩短手术时间和降低管移位的风险[37]。

术后管阻塞是另一个与 Jones 管有关的并发症，它通常可以通过叮嘱患者经常清洗和定期到诊室内用探针清理来预防。在我们的病例中，我们从未遇到管阻塞，但是在不能通过保守措施预防或处理的严重阻塞的病例，管置换是必需的。管置换的技术是多种多样的。最近，Eloy 等描述了一种易于实施，在医师办公室内即可行管置换的操作，这个操作使用了 Seldinger 技术[38]。在这项技术中，使用 3-0 聚丙烯缝线穿过管后将管去除，办公环境下采用局部麻醉后将新的管插在聚丙烯缝线上重新置入。MICDCR 较少发生堵塞的原因可能是，与常规技术相比，管的位置更加垂直，并且由于组织损伤少，所导致的炎症和黏膜愈合反应较轻。

在任何类型的 CDCR 伴旁路义管置入术中，都有可能发生中鼻甲或鼻中隔的损伤。在传统的手术中，Jones 管向下偏 10°~20°，到达一个拥挤的区域进入鼻腔，在此处鼻中隔与鼻的外侧壁在解剖上非常接近。如果管接触到这些结构，可能会造成术中或术后鼻中隔或中鼻甲的变形。术中通常需要切除部分中鼻甲以便提供足够的空间。然而，这个操作或许导致鼻腔粘连和瘢痕形成，因此，有人建议保留中鼻甲[39]。然而，在我们的研究中，从来没有遇到由于部分中鼻甲切除带来的任何这样的问题。我们相信有限的中鼻甲切除术为管的鼻内端提供了一个广阔的空间，仔细操作不会损伤鼻中隔黏膜。中鼻甲切除术是安全的，它大大提高了手术的成功率，减少了为改变管的长度而再手术的发生率。

另一个术后并发症是复视，在我们的系列研究中尚未遇到，然而 Ashenhurst 等报道在 225 例行改良的 CDCR 患者中有 8 例患者出现复视[40]。他们的手术方式与我们之前描述的 MICDCR 非常相似。在他们的文章中，患者的复视在术后持续数月，甚至长达 6 年。这种并发症和结膜瘢痕有关，有 2 例患者通过皮质激素的局部应用症状消退，但仍有 6 例患者需要手术切除瘢痕组织，仅有 2 例取得成功。

其他少见的并发症包括化脓性肉芽肿形成、结膜阻塞管腔和管内大量的分泌物等。这些分泌物需要做管的清洗，并且经常在各种 CDCR 中看到。

术前就应该告知患者，术后护理是非常重要的。最后，患者的依从性会影响手术的成败和并发症的发生。术后 2 周，患者务必小心，绝不可以擤鼻。要定期进行管清洗。告知患者术后怎么用鼻吸水或用生理盐水来清理黏液和清洗管。气流上蹿或许是患者不满意的原因。最近的一份报道声称详细告知患者术后护理的重要性，患者应该用鼻吸气让泪液顺着管向下流，若患者不这样做，反而故意通过管向上吹气，可能会出现眶周气肿和溢泪[41]。

总之，MICDCR 是对传统 CDCR 的成功改良，它有很多的优点，包括管置入简单、手术时间短以及术后恢复快。这项技术通过使用简单的器械就很容易被掌握，术后患者满意度高，并发症少。

参考文献

1. Lim C, Martin P, Benger R, Kourt G, Ghabrial R. Lacrimal canalicular bypass surgery with the Lester Jones tube. Am J Ophthalmol. 2004;137:101–8.

2. Welham RA, Guthoff R. The Lester Jones tube: a 15-year follow-up. Graefes Arch Clin Exp Ophthalmol. 1985;223:106–8.

3. Rose GE, Welham RA. Jones' lacrimal canalicular bypass tubes: twenty-fi ve years' experience. Eye (Lond). 1991;5:13–9.

4. Zilelioglu G, Gunduz K. Conjunctivodacryocystorhinostomy with Jones tube. A 10-year study. Doc Ophthalmol. 1996;92:97–105.

5. Liarakos VS, Boboridis KG, Mavrikakis E, Mavrikakis I. Management of canalicular obstructions. Curr Opin Ophthalmol. 2009;20:395–400.

6. Jones LT. The cure of epiphora due to canalicular disorders, trauma and surgical failures on the lacrimal passages. Trans Am Acad Ophthalmol Otolaryngol. 1962;66:506–24.

7. Henderson PN. A modifi ed trephining technique for the insertion of Jones tube. Arch Ophthalmol. 1985; 103:1582–5.

8. Goar EL. Congenital absence of the lacrimal puncta and canaliculi. Trans Am Ophthalmol Soc. 1931; 29:91–9.

9. Jones LT. Conjunctivodacryocystorhinostomy. Am J Ophthalmol. 1965;59:773–83.

10. Doucet TW, Hurwitz JJ. Canaliculodacryocystorhinostomy in the management of unsuccessful lacrimal surgery. Arch Ophthalmol. 1982;100:619–21.

11. Doucet TW, Hurwitz JJ. Canaliculodacryocystorhinostomy in the treatment of canalicular obstruction. Arch Ophthalmol. 1982;100:306–9.

12. Jones LT. Conjunctivodacryocystorhinostomy. J All India Ophthalmol Soc. 1967;15:86–93.

13. Lee JS, Jung G, Lee JE, et al. The treatment of lacrimal apparatus obstruction with the use of an inner canthal Jones tube insertion via a transcaruncular route. Ophthalmic Surg Lasers. 2001;32:48–54.

14. Steinspair KD, Glatt HJ, Putterman AM. A 16-year study of conjunctival dacryocystorhinostomy. Am J Ophthalmol. 1990;109:387–93.

15. Lamping K, Levine MR. Jones tubes: how good are they? Arch Ophthalmol. 1983;101:260–1.

16. Rosen N, Ashkenazi I, Rosner N. Patient dissatisfaction after functionally successful conjun-ctivodacryocystorhinostomy with Jones tube. Am J Ophthalmol. 1994;117:636–42.

17. Trotter WL, Meyer DR. Endoscopic conjunctivodacryocystorhinostomy with Jones tube placement. Ophthalmology. 2000;107:1206–9.

18. Boboridis K, Olver JM. Endoscopic endonasal assistance with Jones lacrimal bypass tubes. Ophthalmic Surg Lasers. 2000;31:43–8.

19. Boboridis KG, Downes RN. Endoscopic placement of Jones lacrimal tubes with the assistance of holmium YAG laser. Orbit. 2005;24:67–71.

20. Kaynak-Hekimhan P, Yilmaz ÖF. Holmium: YAG laser lacrimal bypass surgery. Tech Ophthalmol. 2006;4:39–44.

21. Fernandez MAA, Fernandez FJA, Fernandez AM, Lara MC. Conjunctivodacryocystorhinostomy with the assistance of diode laser. Endoscopic placement of Jones lacrymal tubes. Acta Otorrinolaringol Esp. 2008;59:11–5.

22. Devoto MH, Bernardini FP, de Conciliis C. Minimally invasive conjunctivodacryocystorhinostomy with Jones tube. Ophthal Plast Reconstr Surg. 2006;22:253–5.

23. Ali MJ, Honavar SG, Naik M. Endoscopically guided minimally invasive bypass tube intubation without DCR : Evaluation of drainage and objective outcomes assessment. Minim Invasive Ther Allied Technol. 2013;22:104–9.

24. Sekhar GC, Dortzbach RK, Gonnering RS, Lemke BN. Problems associated with conjunctivodacryocystorhinostomy. Am J Ophthalmol. 1991;112:502–6.

25. Bartley GB, Gustafson RO. Complications of malpositioned Jones tubes. Am J Ophthalmol. 1990;109:66–9.

26. Dailey RA, Tower RN. Frosted Jones Pyrex tubes. Ophthal Plast Reconstr Surg. 2005;21:185–7.

27. Gladstone GJ, Putterman AM. A modifi ed glass tube for conjunctivodacryocystorhinostomy. Arch Ophthalmol. 1985;103:1229–30.

28. Athanasiov PA, Madge S, Kakizaki H, Selva D. A review of bypass tubes for proximal lacrimal drainage obstruction. Surv Ophthalmol. 2011;56:252–66.

29. Fan X, Bi X, Fu Y, Zhou H. The use of Medpor coated tear drainage tube in conjunctivodacryocystorhinostomy. Eye (Lond). 2008;22:1148–53.

30. Pushker N, Khurana S, Shrey D, Bajaj MS, Chawla B, Chandra M. Conjunctivodacryocystorhinostomy using a high-density porous polyethylene-coated tear drain tube. Int Ophthalmol. 2013;33:329–33.

31. Abdulhafez M, Elgazayerli E, Mansour T, Khalaf MA. A new modification in the porous polyethylenecoated Lester Jones tube. Orbit. 2009;28:25–8.

32. Massry GG, Larian B. A novel technique of Jones Tube fi xation for refractory tube extrusion. Ophthal Plast Reconstr Surg. 2012;28:e150–1.

33. Schwarz RM, Lee S, Goldberg RA, et al. Modified conjunctivodacryocystorhinostomy for upper lacrimal system obstruction. Arch Facial Plast Surg. 2007;9:96–100.

34. Komínek P, Cervenka S. Conjunctivodacryocystorhinostomy tube placement with a urologic catheter. Ophthal Plast Reconstr Surg. 2005;21:235–6.

35. Lin MT, Tsai CC, Lee SS, Lai CS, Lin SD. A new method using epidural catheters in the reconstruction of lacrimal drainage. Scand J Plast Reconstr Surg Hand Surg. 2005;39:85–9.

36. Cox Jr CW. A technique for conjunctivodacryocystorhinostomy. Am J Ophthalmol. 1971;72:931–3.

37. Afshar MF, Parkin BT. A new instrument for Lester Jones Tube placement in conjunctivodacryocystorhinostomy. Orbit. 2009;28:337–8.

38. Eloy JA, Choudhry OJ, Shukla PA, Langer PD. In-Office Jones tube exchange using the Seldinger technique. Am J Otolaryngol. 2013;34:350–2.

39. Gustaffson RO, Bartley GB. A plea for preservation of the middle turbinate during dacryocystorhinostomy. Ophthal Plast Reconstr Surg. 1999;15:75–6.

40. Ashenhurst MA, Hill VE, Keyhani K. Restrictive strabismus following Jones tube insertion: a case series of 8 patients. Can J Ophthalmol. 2007;42:613–6.

41. Kreis AJ, Mehat MS, Madge SN. Periorbital emphysema: an unusual complication of lacrimal canalicular bypass surgery with the Lester-Jones tube. Clin Experiment Ophthalmol. 2013;42(2):201–2. doi: 10.1111/ceo.12127 .

第17章 泪道球囊扩张成形术

Mohammad Javed Ali

引言

泪道球囊扩张成形术（balloon dacryo-plasty）是一种泪道微创手术。它使用一种经特殊设计的球囊，来扩张泪道的不同部位，具有广泛的适应证。1989年Becker和Berry[1]首次应用了球囊导管。同一时期，Munk[2]等报道1例成年溢泪患者泪道球囊成形手术，术中使用了血管成形手术中用的球囊导管扩张，并利用透视引导进行手术。本章将要阐述的内容包括：球囊导管的种类、手术所需设备，以及幼儿和成人的手术适应证、术前准备、手术基本操作步骤、术后处理和手术效果。

球囊和仪器

泪道球囊扩张成形术建立在完善的鼻内窥仪器的基础上（图17-1a）。基本的

M. J. Ali, M.S., F.R.C.S., F.R.C.G.P. (✉)
Dacryology Service, L. V. Prasad Eye Institute,
Banjara Hills, Hyderabad 34, India
e-mail: drjaved007@gmail.com

球囊扩张仪器（Atrion Corporation，Allen，Texas，USA，图17-1b）包括以下几种。

（1）2、3、5、9mm球囊导管。

（2）加压注射器。

（3）泪道探针。

（4）泪点扩张器。

（5）Dandy神经拉钩。

（6）泪道置管系统和取管工具。

球囊导管经特殊设计，一端是可充压的球囊（图17-1c），另一端是带有luer接头的充压装置（图17-1d）。2mm球囊导管指的是充压状态下球囊的外直径为2mm，这种球囊的长度为13mm。同样，3mm球囊导管充压后的外直径是3mm，但长度为15mm。5mm球囊导管（图17-2a）和9mm球囊导管（图17-2b）的外直径分别是5mm和9mm，长度都是8mm。9mm球囊导管韧性更强，且导管和球囊成120°。2mm和3mm的导管上有10mm和15mm的黑色刻度线，这两个重要的标记指示导管进入泪道的深度（图17-2c）。

充压装置配有一个显示大气压的仪表（图17-2d）。仪表的近端可通过一根带

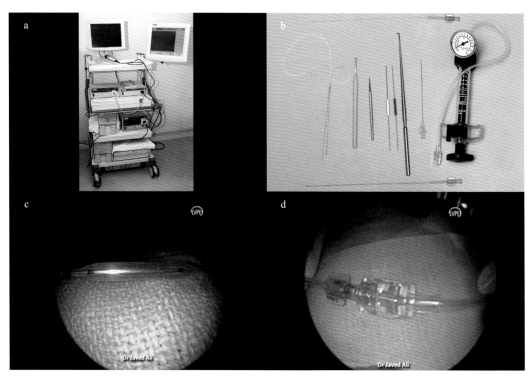

图 17-1　a—鼻内窥镜系统；b—泪道球囊成形术的仪器设备；c—充压的 2mm 球囊导管末端；d—2mm 球囊导管的管芯经 luer 接头与充压装置连接

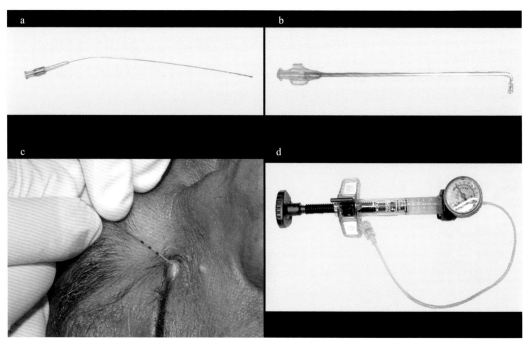

图 17-2　a—5mm 球囊导管略有弯曲，而 2mm 球囊导管和 3mm 球囊导管是直的；b—9mm 球囊导管，注意，坚韧的管体与球囊末端成 90°；c— 2mm 球囊导管和 3mm 球囊导管上的两个重要的刻度线，指示导管进入泪道的深度为 10mm 和 15mm；d— 充压装置，一端是压力表，另一端是固定器和旋钮

有 luer 接头的软管连接球囊的导管，可调控压力；远端是固定器和旋钮。固定器指向左即处于非固定状态，指向右即固定状态。仪表被固定后，顺时针旋转旋钮，使仪器内压力增加，球囊膨胀；相反，逆时针旋转，降低气压，球囊收缩。术前和术中鼻内窥镜检查是治疗过程中必不可少的（图 17-3a）。

儿童泪道球囊扩张成形术

冲洗和探查是先天性鼻泪管阻塞（图 17-3b）最基本的检查内容。虽然探通的成功率很高，但随着儿童年龄的增长，成功率会下降[3, 4]。对于鼻泪管完全阻塞或严重狭窄的儿童来说，年龄越大，越不易发生感染[5, 6]。儿童人工泪管置入术一般在患儿年龄较大时进行，或适用于泪道探通失败的情况，这些手术对于患儿存在的不足包括：泪道内的人工泪管脱落、硅胶人工泪管取出后需行二次手术、需要带管 2~3 个月，这些不足是需要考虑到的[7]。

泪道球囊扩张成形术正趋于流行，因为它能让泪道狭窄段真正扩张开，比起初次人工泪管置入术，手术时机选择更早，手术成功率更高。30 月龄以内的儿童可选择使用 2mm 球囊导管，30 月龄以上的儿童可选择使用 3mm 球囊导管。先天性鼻泪管阻塞[1, 6, 8, 9] 行泪道球囊扩张成形术的手术适应证如下。

（1）泪道探通术失败。

（2）泪道置管手术失败。

（3）较大年龄的儿童（＞12 个月）。

（4）Down 综合征或任何综合征伴有先天性鼻泪管阻塞。

手术操作步骤

术前准备包括用 0.05% 的羟甲唑啉溶液冲洗下泪小管，可以选择术前半小时在冲洗液中滴入 2 滴羟甲唑啉，或者在术前将浸有药液的棉球放置于下鼻道 5 分钟。接下来扩张泪点，进行常规泪道探查，探针自下泪小管探入泪道，确保检查到所有的阻塞部位。Ⅰ 型探针（Quest Medical Inc，Allen，Texas，USA）和 Bowman 探针类似，针尖附近有一个小孔，可以冲掉探针前的碎片，使继续进行的探查冲洗通畅（图 17-3c）。下鼻甲内侧偶尔会因为侧壁的影响，需要一并探查。

取出球囊套管后，用黏弹剂或 1% 羧甲基纤维素滴剂润滑，就像泪道探查一样轻柔地探入泪道，进入下段鼻泪管，直到 15mm 刻度线接近泪点水平（图 17-3d），或鼻内窥镜直视下，球囊探出 Hasner 瓣。此时，充压装置内注入生理盐水或有荧光剂着色的盐水（图 17-4a），充压装置固定备用（图 17-4b）。盐水注入后管内空气被完全排出。球囊导管管芯与充压装置经 luer 接头连接（图 17-4c），手术助手按顺时针缓慢旋转旋钮（图 17-4d），手术医师借助鼻内窥镜可看到球囊扩张。

球囊逐渐加压到 8 个大气压，持续 90 秒（图 17-5a）。鼻腔内持续观察充压的球囊（图 17-5b）。然后，逆时针旋转充压装置旋钮，球囊收缩。当球囊缩小后，球囊位置不变，再次加压至 8 个大气压，持续 60 秒。球囊再次收缩（图 17-5c），回退导管至 10mm 刻度线接近泪点水平，或者在 Hasner 瓣口看到球囊顶端（图 17-5c）。于该部位完成两次充压和收缩的

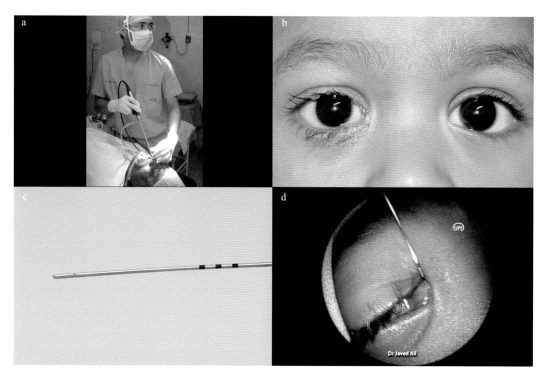

图 17-3　a—泪道球囊扩张成形术之前行鼻内窥镜检查；b—右眼患先天性鼻泪管阻塞的儿童，注意，泪河高度升高，同时分泌物黏附在睫毛上；c—标有黑色刻度线的I型探针，注意，探针针头一侧有一个小孔；d— 操作中的球囊导管，注意，刻度线表示此时球囊的位置正处于鼻泪管中

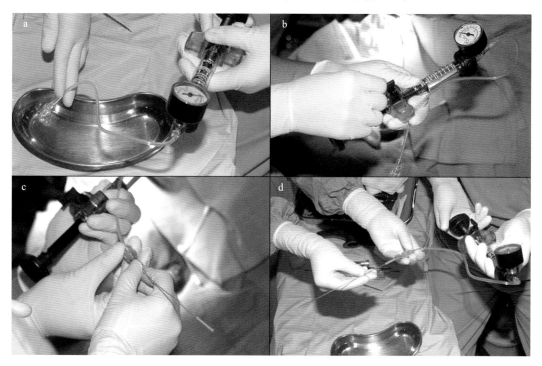

图 17-4　a—生理盐水充盈充压装置；b—固定充压装置；c—球囊导管的管芯经 luer 接头连接充压装置；d—最后完成导管和充压装置的组装

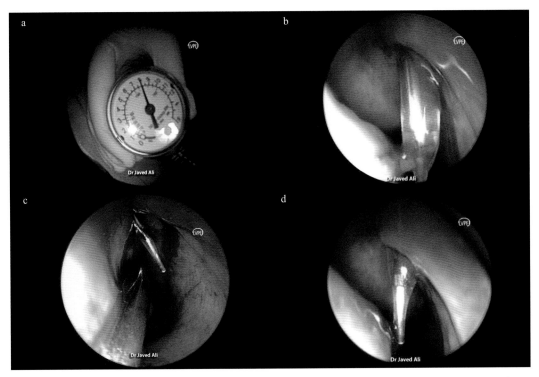

图 17-5　a—充压装置的仪表显示压力达到 8 个大气压；b—内窥镜视野显示鼻泪管下口扩张，注意，此为充压的球囊；c—内窥镜视野显示收缩状态的球囊导管；d—内窥镜视野显示刚扩张开始的鼻泪管

周期。轻柔地将导管自泪道完全撤出，随后将导管和充压装置之间的连接也断开。用生理盐水或有荧光剂着色的盐水冲洗泪道（图 17-6a）。冲洗液流动顺畅，并有大量液体流入鼻腔表示手术成功。解除固定器后，排空充压装置内的盐水（图 17-6b）。

术后作者习惯从静脉给予 4mg 地塞米松，联合局部滴用类固醇-抗生素混合药（妥布霉素-氟米龙），2 周内逐步减少给药剂量。术后 6 周和 3 个月检查患者的泪道情况，根据泪河高度、症状缓解度、随机染色消失试验评判手术效果。大多发表的文献按手术效果分类：若儿童无溢泪症状，且泪道正常，则手术效果为优；若儿童留有轻微的症状，且染色消失试验轻微延迟，则手术效果为良；若留有中度症

状，或染料延迟清除，则手术为一般；若无任何改善，则手术失败[1-11]。

结果

泪道球囊扩张成形术是目前为止治疗先天性鼻泪管阻塞非常有效的手术方式[8-11]。Tien DR [8]对 39 例泪道病例进行了研究，研究表明泪道球囊扩张成形术是简单、无创的，可作为置入人工泪管后仍然需要冲洗泪道患者的一个选择。Tao S 等[9]对 73 例先天性鼻泪管阻塞患儿做了泪道球囊扩张成形术的病例进行了研究，患儿的平均年龄为 35.6 个月。其中 39 例（53%）是泪道探通失败或者行置管手术以后无效的病例。手术总体成功率为 76.7 %，但患儿初次治疗失败再行二次扩张手术的治疗组

相对于进行初次治疗的对照组来说，没有统计学意义（*P*= 0.8165），在治疗效果方面没有显著的差别。因此，研究数据证明了泪道球囊扩张成形术是成功的，特别是针对泪道探通和置管手术失败且年龄较大的患儿。Leuder等[10]对76位大于18岁的进行泪道球囊扩张成形术的患者的手术效果进行了研究。虽然泪道球囊扩张成形术与泪道探通相比，对于治疗完全性阻塞并没有优势，但是82%鼻泪管下口狭窄的患者（*n*=28）手术治疗是有效的。Leuder等[11]对32例先天性鼻泪管阻塞的患儿行泪道球囊扩张成形术的远期效果做了研究，患儿先前均做泪道探通治疗失败。结果发现，手术治疗效果优的占28%，手术治疗效果良的占47%。Yuskel等[12]研究了球囊扩张术对较大儿童的手术效果，儿童的平均年龄为43.9个月，平均随访检查25个月以上，文章中报道的成功率接近90%。泪道球囊扩张成形术可替代人工泪管置入术和DCR，这个观点稳定持续地获得了印证，特别是对于年龄较大、泪道探通失败的儿童。作者实施了针对探通失败、年龄较大的儿童进行早干预的一项研究。泪道球囊扩张成形术和人工泪管置入术实现联合，且初期结果显示较好，但远期疗效尚不明确。

成人泪道球囊扩张成形术

微创手术治疗成人鼻泪管不全阻塞和完全阻塞再次引发我们的兴趣。我们将针对鼻泪管不全阻塞和鼻泪管完全阻塞这两个主题展开讨论。

鼻泪管不全阻塞

治疗鼻泪管不全阻塞通常采用DCR。随着球囊的发明，一些研究已经开始考虑研究采用3mm球囊导管进行泪道球囊扩张成形术的术后效果。除了手术步骤类似于上面我们提到的儿童泪道成形术，探通泪道需要更谨慎、更细致地探通多处阻塞部位或鼻泪管的弥漫性狭窄。随后进行内窥镜引导下初次置管手术，手术医师经常使用Crawford管（图17-6c）或Ⅰ型人工泪管（Quest Medical Inc，Allen，Texas，USA，图17-6d），12周后再取管。

Perry JD等[13]报道成人鼻泪管不全阻塞进行泪道球囊扩张成形术和置管手术，成功率达73%。Kuchar A等[14]报道症状得到改善的成年患者大约占90%，溢泪症状完全治愈的占56%。作者在尚未发表的研究中，包括了对21例（12人）鼻泪管不全阻塞病例的研究，显示解剖学上成功扩张的为81%，功能上得到治愈的为76%，3个月后取出人工泪管。本研究的后部分显示了泪道内窥镜引导下泪道球囊扩张成形术的其他优点。

鼻泪管完全阻塞

治疗鼻泪管完全阻塞，选择内窥镜下球囊管辅助的泪囊鼻腔造口术（endoscopic balloon-assisted dacryocystorhinostomy，EBA-DCR），手术采用了5mm球囊导管和更常用的9mm球囊导管，并进行经典的外路DCR和经鼻内窥镜DCR。我们需要研究明白两者的区别。5mm球囊导管是经泪小管通路置入泪道的，而9mm球囊导

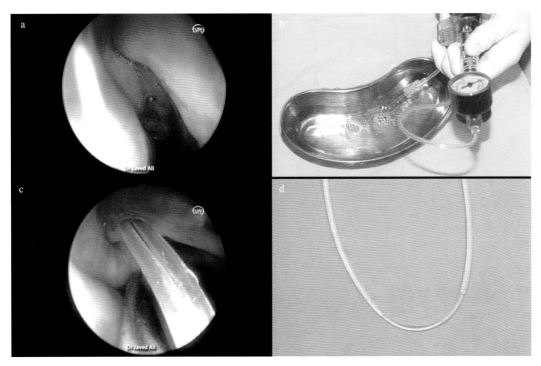

图 17-6　a—鼻内窥镜视野显示含有荧光剂着色的盐水在下鼻道流动顺畅；b—操作结束后，排空充压装置内的盐水；c—鼻内窥镜视野显示扩张的鼻泪管，同时可见硅胶人工泪管从鼻泪管出来，此时可清晰地看到鼻泪管黏膜；d—I 型人工泪管，较细的中间部分与较粗的两端部分连接

管只能经鼻放置。5mm 球囊导管仅用于二次 DCR；9mm 球囊导管在初次和二次 DCR 中都可运用。仅有非常少的文献中提到采用 3mm 球囊导管治疗成人鼻泪管完全阻塞[14-16]。Song[15] 和 Janssen 等[16] 发现，初次手术失败率为 41%~44%；然而 Kuchar 等[14] 发现手术 1 年失败率为 10.7%。临床上使用 3mm 球囊导管对于治疗成人鼻泪管完全阻塞的作用是很有限的，一般也不会被考虑使用，而更多的患者选择实施鼻内窥镜下 9mm 球囊导管辅助的初次泪囊鼻腔造口术。

内窥镜引导下的 9mm 球囊导管辅助的初次 DCR

　　采用内窥镜引导下的 9mm 球囊导辅助的初次 DCR（图 17-2b），很好地替代了外路 DCR 和经鼻内窥镜 DCR。Silbert DI[17] 已证实，该手术的优点包括以下几点。

　　（1）手术创伤少。

　　（2）出血少。

　　（3）手术更快，耗时更少。

　　（4）无须电子内窥镜设备。

　　（5）术后复发率低。

　　（6）康复早。

　　（7）成功率高。

手术步骤

　　良好的病例筛选对于任何手术的成功都是至关重要的，对于内窥镜引导下的 9mm 球囊导管辅助的 DCR 也是如此。任何泪囊的疑似肿物，严重鼻中隔偏曲和泪小管阻塞是明确手术禁忌证，前者是绝对禁忌证，后两者是相对禁忌证。麻醉可以选择全身麻醉或是监护下给予镇静药的局部麻醉。患者麻醉完毕后，在中鼻道泪囊窝前下方的鼻黏膜下层给予注射 2% 的利多卡因联合肾上腺素 2~3ml。用枪状镊将浸湿了 0.25% 羟甲唑啉的棉球填塞鼻腔，放至中鼻甲下方和注射部位前方，在内窥镜下操作更好。

给患者铺好手术巾后，轻柔地取出鼻腔填塞物，轻轻地扩大泪点，逐渐扩大至能使韧度大的 3 号或 4 号 Bowman 探针（图 17-7a）穿过到达泪囊。调控探针头朝向泪囊窝的后下方，因为探针很细，所以很容易探通。一旦骨质被探穿，需要评估中鼻甲的位置，必要时需要将中鼻甲向内侧移位。然后探针向内上方走行，首先是扎蜂窝样的，随后"切鱼样的"操作，开放泪囊。blakesly 镊伸进这个小的开放口，然后再退回鼻腔扩大开放口，轻轻咬切掉周围黏膜组织。连接加压注射器的 9mm 球囊导管的球囊端在前探进鼻腔。在 Bowman 探针的引导下，导管进入新的造口处，8 个气压下持续 90 秒。然后球囊仍处于充盈状态向后拉进鼻腔（图 17-7b）。球囊收缩以后再次进入造孔处，再扩张 60 秒，再以充盈状态退回来。此时孔已非常大，随后将骨质和黏膜碎块清除。当孔足够大了，使用 Crawford 人工泪管或特殊设计的大号人工泪管进行置管手术，用明胶海绵填鼻。

术中仅静脉给予 8mg 的地塞米松。术后给予全身抗生素联合类固醇药局部滴眼，鼻腔黏膜减充血剂和用盐水冲洗鼻腔。要求患者在术后第 1 天、术后 1 周和术后 3 周随诊，持续带管 12 周。手术效果评判指标包括泪河高度、症状缓解度、随机染色消失试验。研究者没有给予常规的泪道冲洗，除非患者表示仍有溢泪症状。

结果

9mm 球囊导管辅助的初次 DCR 效果从长远来看是相当令人鼓舞的。Silbert DI[17] 在一个多达 97 例患者的系列病例中报道了手术成功率为 92%。8 例失败的手术中有 3 例再次进行手术，使用 5mm 球囊导管都成功了[17]。评判手术的长期效果，需要更长时间的随访和更多患者的病例。

球囊导管辅助的再次 DCR

对失败的 DCR 的二次修复性手术是极具挑战性的。文献记载，外路 DCR 和内窥镜 DCR 的初次手术失败率分别为 5%~10% 或更低、10%~20% 或更低[18, 19]。手术失败最常见的原因是软组织阻塞吻合口或者吻合口瘢痕性闭锁。DCR 吻合口的狭窄和闭锁可采用球囊导管扩张治疗。好的方面是，开口大多是被软组织阻塞，骨窗通常做得足够大。研究者在外路手术和内窥镜 DCR 失败的病例中，均用到了 5mm 和 9mm 球囊导管。5mm 球囊导管（图 17-2a）通常应用在手术失败后的早期阶段，此阶段通常只是管道狭窄原因造成的。Bowman 探针可探查泪总管之前的泪道，探明泪道情况并清除任何软组织阻塞。然后在内窥镜的引导下，自上泪小管插入 5mm 球囊导管。狭窄的吻合口按标准的扩张步骤被扩张开（图 17-7c），扩张顺序前文已讨论过。管腔扩张后，轻柔地去除周围增生的软组织，使用 0.04% 丝裂霉素，然后置入

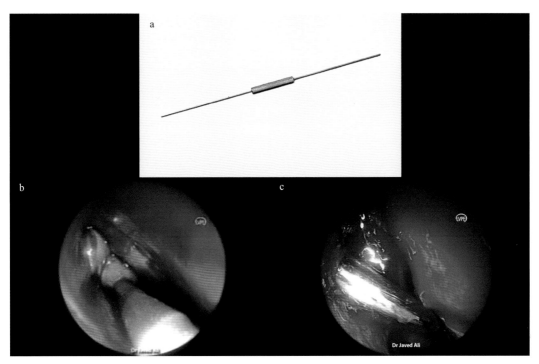

图 17-7　a—增强 Bowman 探针；b—内窥镜视野下显示 9mm 球囊导管正在扩张吻合口；c—5mm 球囊导管的二次 DCR，充压的球囊正在扩张狭窄的 DCR 吻合口。

Crawford 管。9mm 球囊导管在初次 DCR 中也同样多被使用到。虽然目前尚无手术远期效果的研究，但作者在还未发表的系列研究中认为手术的初步结果是可靠的。需要强调的是，证实所有导致 DCR 失败的病因学因素并尽可能地着手解决，才能最终获得令人满意的效果。

结论

　　球囊扩张成形术、球囊导管辅助的初次 DCR 和球囊导管辅助的再次 DCR，因其更加广泛的适应证，在泪道微创手术里被越来越多地应用。这些技术的关键在于泪道手术中医师所用的仪器设备。仔细的患者筛选和熟练的鼻内窥镜操作对手术的成功很重要。拥有一套完备的临床设备，同时具有不断追求创新的习惯，有助于我们

去面对泪道疾病带来的风险和收益的双重挑战。

参考文献

1. Becker BB, Berry FD. Balloon catheter dilatation in lacrimal surgery. Ophthalmic Surg. 1989;20:193–8.

2. Munk PL, Lin DT, Morris DC. Epiphora: treatment by means of dacryoplasty with balloon dilatation of the nasolacrimal drainage apparatus. Radiology. 1990; 177:687–90.

3. Honavar SG, Prakash VE, Rao GN. Outcomes of probing for congenital nasolacrimal duct obstruction in older children. Am J Ophthalmol. 2000;130:42–8.

4. Mannor GE, Rose GE, Frimpong-Ansah K, Ezra E. Factors affecting the success of nasolacrimal duct probing for congenital nasolacrimal duct obstruction. Am J Ophthalmol. 1999;127:616–7.

5. Kashkouli MB, Beigi B, Paravaresh MM, Kassaee A, Tabatabaee Z. Late and very late initial probing for congenital nasolacrimal duct obstruction: what is the

cause of failure? Br J Ophthalmol. 2003;87:1151–3.

6. Kushner BJ. Congenital nasolacrimal duct obstruction. Arch Ophthalmol. 1982;100:597–600.

7. Ratliff CD, Meyer DR. Silicone intubation without intranasal fi xation for the treatment of congenital nasolacrimal duct obstruction. Am J Ophthalmol. 1996;121:304–9.

8. Tien DR, Young D. Balloon dilatation of nasolacrimal duct. J AAPOS. 2005;9:465–7.

9. Tao S, Meyer DR, Simon JW, Zobal-Ratner J. Success of balloon catheter dilatation as a primary or secondary procedure for CNLDO. Ophthalmology. 2002; 109:2108–11.

10. Leuder GT. Balloon catheter dilatation for treatment of older children with nasolacrimal duct obstruction. Arch Ophthalmol. 2002;120:1685–8.

11. Leuder GT. Balloon catheter dilatation for treatment of persistant lacrimal duct obstruction. Am J Ophthalmol. 2002;133:337–40.

12. Yuksel D, Ceylan K, Erden O, Kilic R, Duman S. Balloon dilatation for congenital nasolacrimal duct obstruction. Eur J Ophthalmol. 2005;15:179–85.

13. Perry JD, Maus M, Nowinski TS, Penne RB. Balloon catheter dilatation for treatment of adults with partial nasolacrimal duct obstruction: a preliminary report. Am J Ophthalmol. 1998;126:811–6.

14. Kuchar A, Steinkogler FJ. Antegrade balloon dilatation of nasolacrimal duct obstruction in adults. Br J Ophthalmol. 2001;85:200–4.

15. Song HY, Ahn HS, Park CK, Kwon SH, Kim CS, Choi KC. Complete obstruction of the nasolacrimal system. Part I Treatment with balloon dilatation. Radiology. 1993;186:367–71.

16. Janssen AG, Mansour K, Bos JJ. Obstructed nasolacrimal duct system in epiphora: long term results of dacryoplasty by means of balloon dilatation. Radiology. 1997;205:791–6.

17. Silbert DI, Matta NS. Outcomes of 9 mm balloon-assisted endoscopic dacryocystorhinostomy: retrospective review of 97 cases. Orbit. 2010;29: 25–8.

18. Hartikainen J, Antila J, Varpula M, Puukka P, Seppa H, Grenman R. Prospective randomized comparison of endonasal endoscopic dacryocystorhinostomy and external dacryocystorhinostomy. Laryngoscope. 1998;108:1861–6.

19. Hartikainen J, Grenman R, Puukka P, Seppa H. Prospective randomized comparison of endonasal endoscopic dacryocystorhinostomy and external dacryocystorhinostomy. Ophthalmology. 1998;105: 1106–13.

第18章 再次泪囊鼻腔吻合术

Suk-Woo Yang, Ji-Sun Paik

泪囊鼻腔吻合术（DCR）是在泪囊到鼻腔之间建立泪液引流通道，从而永久性恢复之前阻塞的泪液排出通道的手术。再次DCR的适应证是初次外路或经鼻内窥镜DCR失败并符合初次DCR标准的患者。DCR通常是一项成功的手术，在大多数研究中失败率小于10％。两种最常见的失败原因是泪总管阻塞和不适当的骨窗尺寸或定位[1, 2]。骨窗在一些情况下通过肉芽组织闭合，而在其他情况下，这归因于新的骨形成。之前DCR失败与多种情况有关。在术前发现的几种鼻腔病变，包括鼻黏膜纤维化、中鼻甲和吻合口之间的粘连、鼻腔粘连、中鼻甲肥厚、肉芽肿、严重的鼻中隔偏曲和鼻息肉。在围术期的发现中，阻塞的主要原因是由于不适当的骨窗尺寸

S.–W. Yang, M.D., Ph.D. (✉) • J.–S. Paik, M.D., Ph.D.
Department of Ophthalmology and Visual Science,
College of Medicine, Seoul St. Mary's Hospital,
The Catholic University of Korea, Seoul,
Republic of Korea
e–mail: yswoph@catholic.ac.kr; rollipopp@daum.net

和（或）定位所引起，而少数的原因是在吻合口的纤维化，泪小管或泪总管阻塞，以及没有骨窗[3-7]。Paik等最近报道，内窥镜下修复初次失败的原发性外路DCR和经鼻内窥镜DCR的两组病例之间比较时，发现鼻腔病理性改变，包括中鼻甲肥厚和严重的鼻中隔偏曲，在以前的外路DCR组更常见，而骨孔较小或骨孔被局限与以前的鼻内窥镜治疗组相关[3]。因此，先前所实施的DCR的方法不同，其手术结果存在一些差异（表18-1）。

经鼻内窥镜DCR是非常精确的修复性手术，其便于矫正可能已经涉及先前手术的失败的相关鼻腔因素[3, 4, 8]。泪道引流手术失败的常见原因是鼻中隔偏曲，泪骨切除不够、粘连，以及肉芽组织，这适用于外部和鼻内的方法。这些因素在再次手术时更容易识别，并且由于直接内窥镜可视化，而更准确地治疗（图18-1）。

El Guindy等在对外路DCR后复发性溢泪患者进行了再次经鼻内窥镜DCR，成功率为83.3％[8]。Tsirbas等分别比较了鼻内窥镜方法再次手术的17例患者和外路

表18-1　既往外路和经鼻内窥镜DCR后失败的原因

	既往外路DCR（%）	既往经鼻内窥镜DCR（%）	P值
术前鼻腔所见			
鼻黏膜纤维化	8（32）	15（26.3）	0.598
中鼻甲和吻合口之间的粘连	5（25）	20（35.1）	0.172
鼻腔粘连	5（25）	10（17.5）	0.791
中鼻甲肥厚	6（26）	4（7.0）	0.031*
肉芽肿	7（28）	10（17.5）	0.819
严重的鼻中隔偏曲	2（8）	2（3.5）	0.001*
鼻息肉	8（32）	1（1.8）	0.166
围术期所见			
骨窗大小和位置不适当	2（8）	17（29.8）	0.031*
吻合口纤维化	15（60）	25（43.9）	0.178
泪总管阻塞	5（25）	7（12.3）	0.153
膜性阻塞	5（25）	23（40.4）	0.199

来源：Clin Experiment Ophthalnol. 2013 Mar; 41（2）:116-21.

*卡方检验：P<0.05被认为具有统计学意义。

方法再次手术的13例患者，报道的成功率分别为76.5%和84.6%[9]。他们的结论是，鼻内窥镜方法在再次手术的病例中具有与外路方法相当的成功率。文献报道，经鼻内窥镜DCR行再次手术的成功率为75%~90.9%[8-10]。

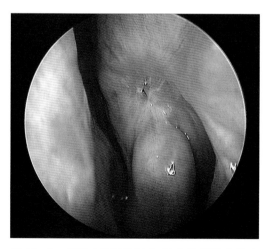

图18-1　经鼻内窥镜初次DCR失败后阻塞的吻合口的照片：厚的纤维黏膜遮盖了鼻腔吻合口

对于需再次手术的病例，鼻内DCR具有几个优点：没有额外的瘢痕形成；通过眼轮匝肌保持泪泵机制；减少内眦结构的损伤；出血较少；住院时间短；由于之前泪骨已去除而造成的技术便利；有在手术的同时治疗其他病症的可能性，包括鼻中隔偏曲、粘连、肉芽组织、鼻窦炎、鼻息肉和骨质去除不够；鼻泪管瘘的位置和角度的直接可视化。内窥镜提供了良好的鼻内视野，使手术医师能够比较容易地从鼻腔内切开泪囊[3, 10]。

在再次手术修复的病例中可使用两种不同标准的DCR技术。这两种方法都可以在局部或全身麻醉下进行，这取决于医师的偏好[9, 11-13]。

外路再次DCR的手术技巧

进行标准皮肤切口和软组织切开以

暴露泪囊。将 Bowman 泪道探针置于上下泪小管中，并且通过鼻腔吻合口的现有瘢痕和黏膜进行切口，制作一个大的鼻黏膜瓣。在大多数情况下，发现骨窗、泪囊和（或）鼻泪管未充分打开导致一期手术失败。在制作一个至少 10~20mm 足够大的骨孔后，缝合泪囊和鼻黏膜瓣。如果泪小管有任何异常状态或泪囊较小，有瘢痕或炎症，则置入硅胶人工泪管。术后 3~6 个月取出管。

经鼻内窥镜再次 DCR 的手术技巧

　　鼻内窥镜下，在泪囊窝的投影中进行黏膜骨膜瓣的制作，需做比上颌骨的额突更靠前的瓣膜切口。这种黏膜切口用于建立正确的手术平面来制作黏膜瓣。将黏膜瓣剥离并切除，并通过钻孔或使用 Kerrison 咬骨钳除去泪囊或其残部的内侧骨壁，直到完全暴露泪囊。通过将人工泪管置入泪小管而定位泪囊，并使用镰状刀将其沿垂直方向完全打开。硅胶人工泪管通过上下泪点插入鼻腔，术后 3~6 个月取出（图 18-2）。

再次手术病例中的要点

　　以前手术失败的原因可能是由于骨窗开得不够大[6, 7, 14]。在骨形成的情况下，用鼻内窥镜定位泪囊的方法对于避免复发性溢泪是重要的。泪囊位于中鼻甲附着点的前上部区域，并且很少会有变化。骨切开应该精确地在泪囊上对应区域进行，并且泪囊应该从中间部分打开，而不是从上部或下部方向打开。术后发生粘连是手术

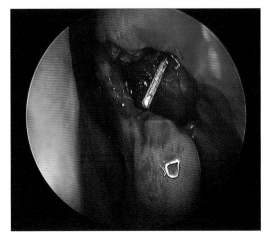

图 18-2　经鼻内窥镜再次手术的照片：厚的黏膜用镰刀或 12 号刀片重新打开，1 号 Bowman 探针通过上泪小管，被放置到新形成的鼻腔造口位点

失败的另一个原因。鼻腔病理状态，包括鼻中隔偏曲、鼻甲气化或鼻甲肥大，和过度气化的筛窦是加重粘连的因素。当这些鼻腔病变导致一期手术失败时，出现的粘连可以在内窥镜下再次手术时被容易地确认，并同时进行修复。再次手术的病例中，另一个要点是人工泪管的使用，这是相对有争议的。尽管在一些研究中已经报道，将人工泪管长时间放置可能导致肉芽肿形成，但一些作者仍然提出长期使用，特别是在再次手术的病例中。在再次手术的病例，特别是经鼻内窥镜再次手术的文献回顾中，大多数作者在术后 3~6 个月使用硅胶管人工泪管。

　　如前所述，外部或经鼻内窥镜 DCR 失败的原因包括：鼻中隔偏曲、泪骨切除不完全，以及在鼻腔吻合口处的粘连、肉芽组织、膜和瘢痕形成。最常见的失败原因是吻合口处泪囊和软组织的过度瘢痕化。初次手术的成功率往往明显高于二次手术和多次手术。因此，人们已经尝试了多种

辅助技术来提高再次 DCR 的成功率。在目前的文献中最流行的辅助方法是局部丝裂霉素 C（MMC）的应用[15-17]或注射皮质激素（例如，倍他米松[18]）。丝裂霉素 C 是局部使用时抑制成纤维细胞增殖和瘢痕形成的烷化剂。据报道，局部使用丝裂霉素 C 的结果是多变的，并且仍然有争议。在 3 份关于再次手术病例的报道中，用 0.4mg/ml 或 0.5mg/ml 丝裂霉素 C 浸泡的小块棉片局部使用于吻合口处 5 分钟或 10 分钟。Penttilä 等报道称，术中辅助性使用丝裂霉素 C 似乎是安全的，并且可能会提高经鼻内窥镜再次 DCR 的成功率[17]。Ragab 等报道丝裂霉素 C 没有增加经鼻内窥镜再次 DCR 修复的成功率，虽然它的使用是安全的，可能对不能严格随访的患者有价值[16]。已知皮质激素具有抗炎、免疫抑制和抗过敏作用，迄今为止已被证明在眼科的其他领域是有用的。Zeldovich 和 Ghabrial 在 DCR 修复中使用倍他米松，在手术完成前使用弯曲的 25G 针将其以 5.7mg/ml 注射到吻合口周围的软组织中[18]。在 84% 的病例中实现解剖通畅，89% 的入选患者症状改善。这些作者还报道，当在手术中使用倍他米松注射时，在局部麻醉作用的辅助下，经鼻内窥镜再次 DCR 具有很高的成功率（89%）。

经泪小管入路的鼻腔造口通常比外路和鼻内方法更小，这与初次和再次经泪小管 DCR 的低成功率相关。然而，其允许将激光能量直接作用到被阻塞的部位。鼻内和经泪小管行再次手术与外路手术方法相比，有两个主要优点：避免在已经瘢痕化的手术区域中行皮肤切口和手术创伤较小。

通常，该治疗可以于医师办公室在局部麻醉下为门诊患者进行。在 DCR 之后，在鼻腔造口位置的骨再生有限或者没有，而软瘢痕组织则可导致失败。鼻内或经泪小管行再次手术在失败的外路 DCR 修复中特别有用，其中已经创建了一个大的骨窗，不需要去除骨质。Patel 和同事使用 Nd:YAG 激光，采用这种方法做再次 DCR[19]。他们报道了成功率为 46%，因此，不推荐用于 DCR。相比之下，Woo 和同事的再次手术的成功率为 83%，第三次手术增加到 100%[20]。他们认为，他们的成功率与 Patel 等的差异可能是鼻泪管阻塞的起源差异，因为由创伤、泪小管阻塞、辐射、鼻窦肿瘤、韦氏肉芽肿病和唐氏综合征引起的病例的 DCR 手术成功率较低。Narioka 和 Ohashi 报道了使用半导体二极管激光行再次手术的病例中功能成功率为 80%（平均值，手术后 27.3 个月），手术结果良好[21]。他们认为二极管激光可以实现有效的组织解剖与目标区域外的最小损伤，这些特点降低了逆行性损伤的风险。

在再次 DCR 的几个特定病例中，我们必须考虑 CDCR 作为溢泪症状的最终备选的手术方法。CDCR 涉及从内侧联合处的结膜到鼻腔的通道的建立。在大多数情况下，将 Pyrex 玻璃管（Jones 管）置入该通道内以重建泪液引流通道。CDCR 的适应证是泪小管发育不全、泪小管阻塞、泪总管阻塞和泪液泵功能障碍（例如面神经麻痹）。因此，对于泪小管阻塞或泵功能障碍的需要再次手术病例，我们必须考虑用 CDCR 治疗[22]。

CDCR 手术技巧

鼻腔吻合口可以用外路或鼻内窥镜方

法来做成。外路方法涉及标准DCR切口，活动泪囊和除去泪囊窝的内侧壁。然后可以扩大吻合口以利于调整硅胶人工泪管的位置。在泪囊的内侧壁制作切口，并且将泪囊瓣与鼻黏膜瓣缝合，然后创建一个从泪阜到泪囊的通道。

鼻内途径涉及经鼻内窥镜DCR，预先可用16G针通过作为位置引导，也可不用。可能需要进一步的步骤来增加鼻腔内的空间，包括折断或切除中鼻甲。即使用外路方法行DCR，而鼻内窥镜的可视化可用于硅胶人工泪管的精确放置和测量[22-24]。

结论

对泪道手术有丰富经验的手术医师做手术时，鼻内窥镜和外路再次DCR具有相似的结果。为了改善手术结果，作为再次手术病例的辅助治疗，局部可以应用丝裂霉素C或倍他米松注射。在最近的报道中，即使在再次手术的病例中，激光辅助的泪小管DCR已经显示可以增加手术成功率。CDCR可能因此适用于几种特定的病例，包括近端泪小管阻塞和难治性功能性阻塞。

参考文献

1. Gupta VP, Gupta P, Gupta R. Causative factors of unsuccessful dacryocystorhinostomy and the surgical technique of revision external dacryocystorhinostomy. Ophthalmologica. 2011;225:236.

2. Konuk O, Kurtulmusglu M, Knatova Z, et al. Unsuccessful lacrimal surgery: causative factors and results of surgical management in a tertiary center. Ophthalmologica. 2010;224:361–6.

3. Paik JS, Cho WK, Yang SW. Comparison of endoscopic revision for failed primary external versus endoscopic dacryocystorhinostomy. Clin Experiment Ophthalmol. 2013;41:116–21.

4. Choussy O, Retout A, Marie JP, et al. Endoscopic revision of external dacryocystorhinostomy failure. Rhinology. 2010;48:104–7.

5. Ari S, Kürşat Cingü A, Sahin A, et al. Outcomes of revision external dacryocystorhinostomy and nasal intubation by bicanalicular silicone tubing under endonasal endoscopic guidance. Int J Ophthalmol. 2012;5:238–41.

6. Mclean CJ, Cree IA, Rose GE. Rhinostomies: an open and shut case? Br J Ophthalmol. 1999;83:1300–1.

7. Mann BS, Wormald PJ. Endoscopic assessment of the dacryocystorhinostomy ostium after endoscopic surgery. Laryngoscope. 2006;116:1172–4.

8. El-Guindy A, Dorgham A, Ghoraba M. Endoscopic revision surgery for recurrent epiphora occurring after external dacyocystorhinostomy. Ann Otol Rhinol Laryngol. 2000;109:425–30.

9. Tsirbas A, Davis G, Wormald PJ. Revision dacryocystorhinostomy: a comparison of endoscopic and external techniques. Am J Rhinol. 2005;19(3):322–5.

10. Demarco R, Strose A, Araújo M, et al. Endoscopic revision of external dacryocystorhinostomy. Otolaryngol Head Neck Surg. 2007;137:297–9.

11. Korkut AY, Teker AM, Ozsutcu M, et al. A comparison of endonasal with external nacryocystorhinostomy in revision cases. Eur Arch Otorhinolaryngol. 2011;268:378–81.

12. Woog JJ, Kennedy RH, Custer PL, et al. Endonasal dacryocystorhinostomy: a report by the American Academy of Ophthalmology. Ophthalmology. 2001; 108:2369–77.

13. Preechawai P. Results of nonendoscopic dacryocystorhinostomy. Clin Ophthalmol. 2012;6:1297–301.

14. Chan W, Selva D. Ostium shrinkage after endoscopic dacryocystorhinostomy. Ophthalmology. 2013;120: 1693–6.

15. Cheng SM, Feng YF, Xu L, et al. Effi cacy of mitomycin C in endoscopic dacryocystorhinostomy: a systemic review and meta- analysis. PLoS One. 2013;8:e62737.

16. Ragab SM, Elsherif HS, Shehata EM, et al. Mitomycin C-enhanced revision endoscopic dacryocystorhinostomy: a prospective randomized controlled trial. Otolaryngol Head Neck Surg. 2012;147:937–42.

17. Penttilä E, Smirnov G, Seppä J, et al. Mitomycin C in revision endoscopic dacryocystorhinostomy: a prospective randomized study. Am J Rhinol Allergy. 2011;25:425–8.

18. Zeldovich A, Ghabrial R. Revision endoscopic dacryocystorhinostomy with betamethasone injection under assisted local anaesthetic. Orbit. 2009;28:328–31.

19. Patel BC, Phillips B, McLeish WM, et al. Tanscanalicular laser-assisted revision of failed dacryocystorhinostomy. Ophthalmology. 1997;104:1191–7.

20. Woo KI, Moon SH, Kim YD. Transcanalicular laserassisted revision of failed dacryocystorhinostomy. Ophthalmic Surg Lasers. 1998;29:451–5.

21. Narioka J, Ohashi Y. Transcanalicular-endonasal semiconductor diode laser-assisted revision surgery for failed external dacryocystorhinostomy. Am J Ophthalmol. 2008;146:60–8.

22. Woog JJ, Sindawani R. Endoscopic dacryocystorhinostomy and conjunctivo-dacryocystorhinostomy. Otolaryngol Clin North Am. 2006;39:1001–17.

23. Athanasiov PA, Madge S, Kakizaki H, et al. A review of bypass tube for proximal lacrimal drainage obstruction. Surv Ophthalmol. 2011;56:252–66.

24. Crockett C, Lee S, Yen MT. Catheter-assisted co njunctivodacryocystorhinostomy (CDCR). Int Ophthalmol Clin. 2013;53:87–91.

第19章 泪道外伤

Balaji Perumal, Dale R.Meyer

引言

泪道外伤伴有眶周物理损伤、热损伤或化学损伤在临床上较为常见。钝挫伤可向外侧牵拉眼睑，导致泪小管断裂伤。眼睑的锐器伤或穿通伤可以导致泪小管或泪囊的损伤。Mawn 等报道 54% 的泪小管损伤是由于直接的穿通伤而发生的，46% 的损伤是继发于钝挫伤。他们认为鼻梁和上内侧眶缘起到"漏斗"的作用，使得尖锐物体更容易损伤内眦区[1]。内眦韧带损伤是泪小管断裂患者常见的伴随情况，研究显示约有 36% 的患者伴有此情况[2]。泪小管断裂的最常见原因之一是狗咬伤，这种伤通常导致深部组织撕裂，而不伴有软组织的缺失[3]。

鼻筛部骨折和内眦区深部的软组织损伤

一样，可能导致泪囊的损伤。来自面中部的钝性骨折，包括鼻–眶筛骨折、LeFort Ⅱ型和Ⅲ型骨折，可以破坏鼻泪管，导致泪道系统的阻塞[4]。这些类型的损伤最常发生在钝性损伤，例如在机动车事故之后[5]。一项研究发现，29% 的鼻眶筛骨折患者，出现继发于鼻泪管阻塞的持续性溢泪[6]。

泪点或泪小管损伤也可继发于眼睑的热损伤或化学损伤。眼睑烧伤有许多不同的机制，包括火、熔融金属和酸碱物质。一项研究指出，6% 的眼睑烧伤患者由于未治疗的泪小管瘢痕而出现溢泪[7]。

泪道系统解剖

充分了解泪道系统解剖对诊断和治疗泪道外伤是至关重要的。上下泪点是泪道引流系统的起始部位。泪小管有垂直的起始部，长约 2mm，然后转 90°，向内延伸 8~10mm 至泪囊。它们仅在睑缘的表面下方走行，并且通常被一小部分眼轮匝肌包围。在 90% 的患者中，上下泪小管汇合形

B. Perumal (✉) · D. R. Meyer
Ophthalmic Plastic Surgery, Lions Eye Institute,
Albany Medical Center, 1220 New Scotland Road,
Suite 302, Slingerlands, Albany, NY 12159, USA
e-mail: bperumal@gmail.com

成泪总管。泪总管在稍高于内眦韧带前角处向后进入泪囊。

泪囊长 12~15mm，包括内眦韧带上方 3~5mm 的基底部分。泪囊前后径 4~8mm，宽约 3mm。内眦韧带前缘附着于泪前嵴，后缘附着于泪后嵴。

鼻泪管包括约 12mm 骨内段和远端 2~5mm 的膜内段。在骨性鼻泪管内，鼻泪管的内层变得更加黏附于骨质，并且有很多纤维状物质。鼻泪管开口到鼻腔中，刚好位于下鼻甲下方[8]。

检查

建议任何疑似泪道系统损伤的患者首先应接受彻底的眼科检查。这些患者通常伴有其他眼部损伤，例如：可能要优先考虑的眼球破裂。对于有眼睑钝挫伤或锐器伤的患者，仔细检查内侧眼睑是很重要的。在该区域的任何损伤，患者出现泪道系统损伤的可能性都较高，这是因为泪小管特别接近皮肤（图 19-1）。类似地，在眼睑烧伤的患者中，如果内侧眼睑受伤，则应该认真考虑可能有泪点或泪小管损伤。

为了检查泪小管，首先要扩张泪点。然后可以将 00 号 Bowman 探针穿过泪点。如果在泪点远端发现扩张器或探针，可以确认泪小管断裂（图 19-2）。如果通过探针有困难，也必须怀疑泪小管损伤。此外，可以进行泪道冲洗，如果水流从开放的伤口流出，则高度提示外伤累及泪小管。对于邻近内眦裂伤的患者，冲洗液自伤口流出，表明有泪囊损伤。

在眼睑烧伤的患者中，作者建议检查泪点，记录任何程度的狭窄。然后，可以

扩张泪点，并且可以行泪道探查和泪小管冲洗。这将有助于确定是否存在任何程度的泪小管狭窄。

如前所述，面中部骨折的患者更易损伤泪囊和（或）鼻泪管。手术医师需要影像学检查，以确定是否可能存在泪囊或鼻泪管的任何损伤。对那些外伤后的患者马上进行鼻泪管探查以评估损伤程度可能是有益的，特别是如果患者有急性症状的情况时；但建议要谨慎，因为探查可能会造成进一步的医源性损伤。通常在患者处于麻醉状态下做检查，并且进行适当的探查和冲洗[4]。

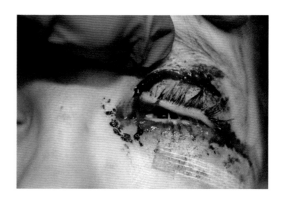

图 19-1　上泪小管断裂的病例

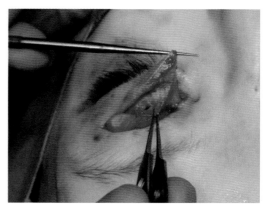

图 19-2　穿过泪点和近端泪小管之后，在泪点扩张器后可见伤口中的泪小管断裂

损伤的处理

泪小管断裂

过去，泪小管断裂的修复总是将患者带入手术室，置入双泪小管置入式人工泪管，并且修复眼睑缺损。最近更多的是在急诊室或普通诊室，在局部麻醉下，置入单泪小管置入式人工泪管来修复泪小管损伤。

在这些类型的断裂伤中，口服抗生素的应用是有争议的。手术医师可能会为伤口"受污染"的患者（如狗咬伤的患者）开广谱抗生素，虽然有一些证据表明在这种情况下是没有必要的[9]。

手术医师首先需要找到断裂的泪小管的内侧断端，以便正确地修复泪小管断裂。这通常是手术中最困难的部分。断端通常表现为带有卷边的闪光白色环。如果断裂更接近泪点，则泪小管断端更容易找到。在有更多内侧撕裂的患者，泪小管损伤则在更深的组织中，通常深到内眦韧带。Bowman 探针可以穿过泪点和未受伤的泪小管，以帮助判断断端可能在哪里。如果仍然不能找到泪小管内侧断端，则可以在同侧的完整泪小管中注射荧光素染色的生理盐水，手术医师可以尝试确定其离断伤口的位置。或者，在内眦侧组织浸没于生理盐水的时候，注入空气以判断。

为了正确修复泪小管，建议放置人工泪管，以便在愈合过程中保持泪小管通畅[10]。多年来，修复泪小管断裂的标准是使用双泪小管置入式硅胶管。这涉及使用鼻腔填充物以获得足够的麻醉，以及静脉镇静或全身麻醉。最近，单泪小管置入式人工泪管已变得流行，这些可以在局部麻

醉下置入。这些人工泪管的缺点是它们不够安全，并且可能脱落，尤其是患者为儿童时。此外，泪点的任何损伤通常限制这种人工泪管的使用，因为它可能无法正确就位。

双泪小管置管修复时，作者更喜欢使用 Ritleng 泪道置管系统（FCI Ophthalmic Inc，图 19-3）。扩张泪点后，将 Ritleng 探针插入泪小管的近端完整部分。然后使其通过内侧断端，继续插入，直到感觉到硬性抵抗（到达泪囊内侧骨壁）。然后，探针沿着眉弓表面旋转，最后通过鼻泪管进入正好在下鼻甲下方的鼻腔中。黏附于硅胶管人工泪管的聚醚醚酮（PEEK）导线通过 Ritleng 探针进入鼻腔。可以使用 Ritleng 钩从鼻腔取出导线（图 19-4），然后，用力牵拉，直到确认人工泪管位于鼻腔中。最后从泪道系统中取除探针，将人工泪管留在泪道内。如果断裂接近泪点，则当旋转探针时存在撕裂泪点的风险。在这些情况下，牵引线及人工泪管可以首先穿过泪点和近端泪小管，然后通过伤口拉出，然后可以将探针插入泪小管的内侧断端。在此处，探头可以向上旋转，并且进入鼻腔通道，而不在泪点上造成较大的内侧牵引力。对于另一侧泪小管重复该过程。从人工泪管的两侧去除 PEEK 导线，并且将人工泪管以单个方形结结扎在鼻腔中。此结是否能安全地被缝合固定在鼻孔侧壁，取决于手术医师的偏好。

单泪小管置入式人工泪管（Mini-Monoka，FCI Ophthalmics Inc）是在末端具有固定用的指状突起的短硅胶管（图 19-5）。当泪小管断裂，使用该人工泪管时，要先通过泪点和近端泪小管，指状物需要放置于泪点内，这能保证人工泪管固定到位。人

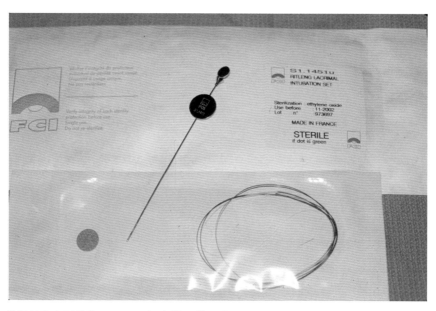

图 19-3   带探针和牵引线的 Ritleng 双泪小管置管系统

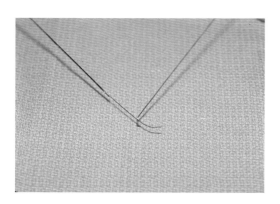

图 19-4   Ritleng 钩和导丝

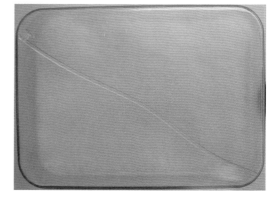

图 19-5   Mini-Monoka 单泪小管置入式人工泪管。注意指状突起置于泪点位置

工泪管可以从泪小管的断端拉出，有助于将其适当地定位。然后将其穿过泪小管内侧断端进入泪囊。它不需要推进到鼻泪管中，因此，如果有需要，可以缩短。

用于泪小管置管的另外的选择是，使用猪尾探针，特别是当手术医师难以找到内侧断端时。一些机构已经初步使用这种方法并获得了良好的效果[11]。猪尾探针尖端有小孔。探针通过未受伤的泪小管，探针手柄处于垂直位置。旋转探针直到在受伤的泪小管断端看见探针的末端。5-0 尼龙缝线穿过探针孔眼，并且将探针旋转回来，使缝线穿过泪小管。探针的另一端通过受伤泪小管的泪点并进入伤口。然后将尼龙缝线穿入小孔中，并取出探针。将尼龙缝线穿入硅胶管，并用钳子固定两者，然后拉出未夹紧的缝线以使人工泪管通过两个泪小管。然后去除多余的人工泪管，用尼龙线与之打结，以形成一个环。将人工泪管的闭合缘旋转到未受伤的泪小管中。

使用这种方法，如果没有一定的经验，探针可能会造成泪小管的医源性损伤。

无论是单泪小管置入式人工泪管，还是双泪小管置入式人工泪管，或者使用猪尾探针，伤口的软组织闭合是相似的。如果内眦韧带被撕裂，可以重新复位，并用 5-0 Vicryl 缝线缝合到泪囊后面眶内壁的骨膜上，建议在人工泪管置入之后进行该操作。如果泪点有损伤，可以用 7-0 Vicryl 缝线将其深缝合在硅胶人工泪管周围。为了将泪小管断端重新拉近，泪小管周围组织可以用单个 7-0 Vicryl 缝线水平褥式缝合。直接缝合泪小管可能是不必要的，并可能导致不必要的瘢痕[12, 13]。深层组织可以用间断埋藏的 5-0 Vicryl 缝线缝合，皮肤伤口可以用间断的 6-0 快速吸收肠缝线缝合。

泪小管中的人工泪管可以放置 6 周至 6 个月，根据手术医师的偏好差异很大[14]。若要取除双泪小管置入式人工泪管，可以在泪小管侧拉出部分人工泪管，然后切断。如果人工泪管鼻侧末端被缝合固定到鼻黏膜上，该缝线也要拆除。然后可以通过其中一个泪点取除人工泪管。如果患者是单泪小管断裂，则优先选择通过未损伤的泪点或泪小管将其拉出。如果可以在鼻腔内明确找到人工泪管，则可以从鼻腔拉出。切断人工泪管并将其留在原位，想当然地认为它能自己掉出来是不明智的，因为人工泪管可能会被卡在泪道中，并导致肉芽肿[15]。

泪囊和鼻泪管损伤

泪囊撕裂的一期修复，要根据外伤的类型和相关损伤来决定。如果撕裂伤与内眦外部损伤相连，则用直接缝合和双泪小管硅胶置管（如先前用 Ritleng 系统所述）的方法修复泪囊的伤口。撕裂的泪囊边缘可以用间断的 5-0 Vicryl 缝线重新缝合接近正常。人工泪管放置时间同样是 6 周至 6 个月。如果泪囊不能被完整修复，则必须做出一期处理还是二期再行 DCR 的决定。患者若同时有骨质的破坏，会使修复复杂化。作者认为，如果病例适合一期修复（考虑到伴随损伤的情况），并且可为 DCR 去除足够多的骨质，那么进行一期手术，置入人工泪管是合理的[4]。二期手术的缺点是可能有大量的瘢痕组织形成，并且使手术更具挑战性。

当决定处理鼻泪管损伤时，如果可行，手术医师可以考虑泪道系统的一期置管。如果患者出现溢泪症状，可以给患者做硅胶人工泪管置入术，并且可以同时修复伴随的相关的面中部骨折[4]。与泪小管及泪囊损伤的修复相同，鼻泪管损伤的修复术后，也是在 6 周至 6 个月可以去除人工泪管。在水肿消退后约 2 周内重新评估泪道系统也是合理的。对于在损伤后的前几周没有接受一期修复的患者，如果需要，通常可以随后再进行 DCR。

泪点或泪小管烧灼伤

对于泪点还可识别，泪小管还容易探测到的内侧眼睑烧灼伤患者，可进行观察，但是作者建议密切关注这些患者（第一周每 1~2 天观察一次），随后进行荧光素染色消失试验，并且可能需要重复扩张泪小管。具有明显的泪点狭窄和泪小管狭窄的患者，则需要早期就做清创术、泪点成形术或泪小管成形术及硅胶人工泪管置入术。置管可以选择双泪小管置入式人工泪管或单泪小管置入式人工泪管。在这些患者中，泪道系统极易因为继发瘢痕而完全闭塞。虽然 3 个月似乎足以让损伤充分愈合，但硅胶人工泪管通常需要留置 3~6 个月 [7]。

结论

泪道损伤是面部外伤的一个常见特征，泪道损伤包含泪小管断裂、泪囊撕裂、鼻泪管断裂、泪点和泪小管的化学损伤或者热损伤。泪道损伤的患者需要早期进行治疗，以保持泪道系统的引流通畅。至关重要的是手术医师在确定最佳的治疗方案时，必须考虑患者伴随的损伤。

参考文献

1. Jordan DR, Ziai S, Gilberg SM, Mawn LA. Pathogenesis of canalicular lacerations. Ophthal Plast Reconstr Surg. 2008;24:394–8.

2. Dortzbach RK, Angrist RA. Silicone intubation for lacerated lacrimal canaliculi. Ophthalmic Surg. 1985;16:639–42.

3. Slonim CB. Dog bite-induced canalicular lacerations: a review of 17 cases. Ophthal Plast Reconstr Surg. 1996;12:218–22.

4. Hawes MJ, Dortzbach RK. Trauma of the lacrimal drainage system. In: Linberg JV, editor. Lacrimal surgery. London: Churchill Livingstone; 1988. p. 241–62.

5. Ali MJ, Gupta H, Honavar SG, Naik MN. Acquired nasolacimal duct obstructions secondary to nasoorbito-ethmoidal fractures: patterns and outcomes. Ophthal Plast Reconstr Surg. 2012;4:242–5.

6. Becelli R, Renzi G, Mannino G, Cerulli G, Iannetti G. Posttraumatic obstruction of lacrimal pathways: a retrospective analysis of 58 consecutive nasoorbito ethmoid fractures. J Craniofac Surg. 2004;15:29–33.

7. Meyer DR, Kersten RC, Kulwin DR, Paskowski JR, Selkin RP. Management of canalicular injury associated with eyelid burns. Arch Ophthalmol. 1995;113:900–3.

8. Development, anatomy, and physiology of the lacrimal secretory and drainage system. In: Basic and clinical science course: orbit, eyelids, and lacrimal system. San Francisco: American Academy of Ophthalmology; 2011. p. 243–9.

9. Wladis EJ, Dewan MA. Periorbital trauma from pit bull terrier attacks. Orbit. 2012;31:200–2.

10. Kennedy RH, May J, Dailey J, Flanagan JC. Canalicular laceration. An 11-year epidemiologic and clinical study. Ophthal Plast Reconstr Surg. 1990;6:46–53.

11. Jordan DR, Gilberg S, Mawn LA. The round-tipped, eyed pigtail probe for canalicular intubation: a review of 228 patients. Ophthal Plast Reconstr Surg. 2008;24:176–80.

12. Baum JL. Canalicular function after "one-stitch" repair. Ophthalmology. 1997;104:2–3.

13. Kersten RC, Kulwin DR. "One-stitch" canalicular repair. A simplified approach for repair of canalicular laceration. Ophthalmology. 1996;103:785–9.

14. Naik MN, Kelapure A, Rath S, Honava SG. Management of canalicular lacerations: epidemiological aspects and experience with Mini-Monoka monocanalicular stent. Am J Ophthalmol. 2008;145:375–80.

15. Dresner SC, Codere F, Brownstein S, Jouve P. Lacrimal drainage system inflammatory masses from retained silicone tubing. Am J Ophthalmol. 1984;98:609–13.

第20章 抗代谢药物在泪道手术中的应用

Chieh-Chih Tsai, Hui-Chuan Kau

抗代谢药物在眼科手术中的应用越来越多，主要是通过影响切口愈合以提高手术效果。目前在青光眼手术、翼状胬肉手术、泪道手术、屈光手术、角结膜上皮内肿瘤和增生性玻璃体视网膜病变切除术中均有应用。眼科中普遍研究和广泛使用的抗代谢药物是丝裂霉素C和5-氟尿嘧啶。

丝裂霉素C和5-氟尿嘧啶

1957年Dushinski等[1]首次合成5-氟尿嘧啶。它是一种与胸腺嘧啶和尿嘧啶有相似化学结构的嘧啶类物质，其作用机制是抑制脱氧胸苷酸合成酶，并且掺入DNA和RNA，从而干扰DNA和RNA的合成[2]。丝裂霉素C最初是从土壤中的真菌头状链霉菌分离而来。

丝裂霉素C通常被归类为烷化剂。在厌氧条件下，丝裂霉素C中间体可以与DNA的双螺旋形成交联，同时抑制DNA和RNA合成。在眼科，丝裂霉素C通常用于抑制细胞迁移、细胞外基质生成和成纤维细胞增殖以影响伤口愈合[3]。丝裂霉素C通常是小瓶装（2mg/ml），也可以与5ml生理盐水配制成0.4mg/ml的溶液，或与10ml生理盐水配制成0.2mg/ml的溶液。现配制的溶液在冷藏条件下可以贮存供使用2周[4]。大量研究证实，与5-氟尿嘧啶相比，丝裂霉素C对成纤维细胞的抑制作用更有效和持久，且局部用药只需要约1/100的5-氟尿嘧啶剂量。Ali等在细胞培养实验中发现，丝裂霉素C抑制人类鼻黏膜成纤维细胞增殖的最小有效剂量为局部使用0.2mg/ml浓度的丝裂霉素C，时间为3分钟[5]。

C.-C. Tsai, M.D., Ph.D. (✉)

Department of Ophthalmology, Taipei Veterans General Hospital, National Yang-Ming University, Taipei 112, Taiwan

e-mail: cctsai@vghtpe.gov.tw

H.-C. Kau, M.D., M.S.

Department of Ophthalmology, Koo Foundation Sun Yat-Sen Cancer Center, National Yang-Ming University, Taipei 112, Taiwan

抗代谢药物在泪道手术中的应用

泪道的各部分均可发生阻塞，包括泪点、泪小管、泪囊及鼻泪管。瘢痕、纤维化和肉芽组织增生导致手术所造的骨孔闭锁是手术失败的主要原因。在泪道手术中局部使用抗代谢药物可以减少术后切口的纤维化或者肉芽肿形成，从而降低手术失败率。

丝裂霉素 C 在泪点狭窄中的局部应用

泪点狭窄是溢泪的一个常见原因，需要行泪点扩张或者手术治疗。泪点狭窄患者术后的常见问题是复发性或瘢痕性泪点再狭窄。局部应用丝裂霉素 C 可以减少术后新切开的泪点周围的粘连及瘢痕组织增生（图 20-1）。Lam 和 Tessler 报道，曾局部应用丝裂霉素 C 成功治愈 1 例复发性泪点狭窄患者[6]。他们应用 0.04% 丝裂霉素 C 浸泡的纤维素海绵放于开放的泪点 5 分钟，成功治愈 1 例曾两次行"一剪刀手术"失败的患者，随访 3 个月泪点仍开放良好。Ma'luf 及其同事研究了在泪点局部

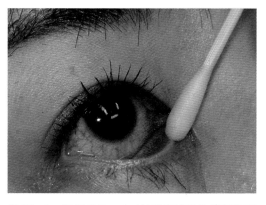

图 20-1　浸润 0.5mg/ml 丝裂霉素 C 的棉签放于切开的泪点以减少其周围的粘连及瘢痕组织

切除后局部使用丝裂霉素 C 的效果[7]。在泪点局部切除后，用浸泡了 0.5mg/ml 丝裂霉素 C 的棉签放于切开的泪点上，每分钟换一次棉签，放置 5 分钟。他们的研究结果显示：在丝裂霉素 C 的组别中，19.2%的患者有解剖上的完全阻塞或者泪点瘢痕，并且使用丝裂霉素 C 的病例组没有观察到明显的并发症。

丝裂霉素 C 在泪道探通术中的应用

鼻泪管探通对先天性鼻泪管阻塞患儿是非常有效的。但是随着年龄增长，由于长期的阻塞、慢性炎症和纤维化，探通的成功率反而下降。2002 年 Tsai 等首次证实，结合使用丝裂霉素 C 可以提高先天性鼻泪管阻塞患儿泪道探通术的成功率[8]。他们使用 0 号或者 00 号 Bowman 探针，并且放置 30 秒减少出血。先用生理盐水冲洗确认鼻泪管通畅，然后分 3 次把注射器中的 1ml 0.02% 丝裂霉素 C 推入鼻泪管。为了减少丝裂霉素 C 的全身吸收，可以在患者的鼻腔放置一根棉签，并且嘱患者不要吞咽冲洗液。Sinha 等随机比较研究显示，联合应用丝裂霉素 C（0.2mg/ml，1ml，1 次）进行探通，65%的患者自觉溢泪症状缓解，而单纯探通的只有 40 % 的患者自觉症状缓解[9]。

丝裂霉素 C 在泪道球囊扩张成形术中的应用

与 DCR 相比，泪道球囊扩张成形术的近期疗效较好，并且操作简单，但是其远期疗效欠佳，对于鼻泪管完全阻塞的患

者尤其如此。Kim 及其同事研究表明，于泪道球囊扩张成形术后 3 个不同时间（立即、1 周、1 个月）使用浓度为 0.2mg/ml 的丝裂霉素 C 进行泪道冲洗，可以有效地提高通畅率[10]。术前球囊浸泡于丝裂霉素 C 溶液中（0.2mg/ml）。此外，在泪道球囊扩张成形术后立即进行鼻泪管丝裂霉素 C 冲洗，由泪道造影术显示鼻泪管开放。通过下泪点，使用注射器吸入 1.5ml 丝裂霉素 C 溶液（0.2mg/ml），1 分钟冲洗泪道 2 次。泪道球囊扩张成形术后丝裂霉素 C 泪道冲洗有可能替代放置人工泪管，尤其对于鼻泪管完全阻塞患者，效果较好。

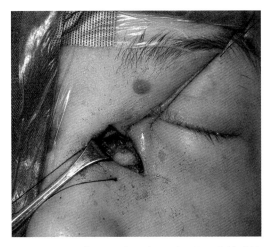

图 20-2　外路 DCR 中浸有丝裂霉素 C 的棉球放于后瓣和骨孔位置

丝裂霉素 C 在外路 DCR 中的有效性

1997 年，Kao 和 Liao 首次使用丝裂霉素 C 使 DCR 的骨孔维持较大的尺寸[11]。9 个随机对照试验的 meta 分析研究表明，基本的外路 DCR 辅助使用丝裂霉素 C 的成功率明显高于没有使用丝裂霉素 C 的（P=0.01）[12]。其中，两个随机对照试验显示，关于术后 6 个月骨孔的平均大小，使用丝裂霉素 C 组显著大于对照组[11, 13]。在大多数研究中，把浸有 0.2mg/ml 的丝裂霉素 C 的棉球放于后瓣和骨孔位置 2~30 分钟，然后用大量生理盐水冲洗（图 20-2）。系统回顾中，使用丝裂霉素 C 组有 2 例皮肤切口延迟愈合，其余无并发症发生[12]。

丝裂霉素 C 在内窥镜 DCR 中的有效性

丝裂霉素 C 已被应用于多种手术以提高成功率，如首次或者再次内窥镜 DCR、泪小管激光联合 DCR 或者激光辅助的经鼻内窥镜 DCR。然而，研究结果并不完全一致。Cheng 和其同事的 meta 分析显示，在首次或者再次内窥镜 DCR 后的鼻泪管通畅和症状缓解情况，使用丝裂霉素 C 组明显高于术中未使用丝裂霉素 C 组（P=0.041）[14]。其中，在 3 项研究中术后 3~6 个月的平均骨孔尺寸，丝裂霉素 C 组比对照组明显更大，然而在术后 12 个月的差异则不显著[15-17]。系统回顾中没有关于应用丝裂霉素 C 的并发症的报道[14]。

5- 氟尿嘧啶在外路 DCR 中和内窥镜 DCR 中的有效性

关于泪道手术中应用 5- 氟尿嘧啶的有效性的研究非常有限。Costa 等通过鼻内窥镜观察术后鼻内开口，发现在外路 DCR 中应用 5- 氟尿嘧啶者，术后的鼻内开口并无显著增大[18]。Bakri 等研究显示，在经鼻内窥镜激光辅助 DCR 中使用 5- 氟尿嘧啶并未增加手术造口通畅率[19]。

副作用

在临床中已经证实应用丝裂霉素 C 有效，但是这也增加了发生并发症的风险。在眼科翼状胬肉手术、青光眼滤过手术及角结膜上皮内肿瘤切除术，手术过程中局部应用丝裂霉素 C 有许多并发症报道，如继发性白内障、继发性青光眼、角膜溃疡、角膜缘干细胞缺乏、巩膜溶解、低眼压，眼内炎和黄斑病变等[20-22]。然而，丝裂霉素 C 在泪道手术中的应用结果显示是安全的，在泪道手术中很少有与丝裂霉素 C 相关的并发症报道。在一个病例报道中，1 例在泪道球囊扩张成形术中应用丝裂霉素 C 进行泪道冲洗的患者发生短期的点状浸润角膜炎，及时应用人工泪液后角膜炎很快痊愈[10]。由于应用丝裂霉素 C，有 2 例在外路 DCR 中患者切口延迟愈合被报道[23, 24]。在泪道手术中，为减少应用抗代谢药物的并发症，可以使用丝裂霉素 C 的最小有效浓度（0.2mg/ml），应用丝裂霉素 C 后用大量生理盐水冲洗泪道。在应用抗代谢药物时，医师应该始终谨记其可能出现的并发症。

参考文献

1. Dushinski R, Pleven E, Heidelberger C. The synthesis of 5 fl uoro pyrimidines. J Am Chem Soc. 1957;79: 4559–60.

2. Abraham LM, Selva D, Casson R, Leibovitch I. The clinical applications of fl uorouracil in ophthalmic practice. Drugs. 2007;67:237–55.

3. Abraham LM, Selva D, Casson R, Leibovitch I. Mitomycin: clinical applications in ophthalmic practice. Drugs. 2006;66:321–40.

4. Singh P, Singh A. Mitomycin-C use in ophthalmology. J Pharmacy. 2013;3:12–4.

5. Ali MJ, Mariappan I, Maddileti S, Ali MH, Naik MN. Mitomycin C in dacryocystorhinostomy: the search for the right concentration and duration-a fundamental study on human nasal mucosa fi broblasts. Ophthal Plast Reconstr Surg. 2013;29:469–74.

6. Lam S, Tessler HH. Mitomycin as adjunct therapy in correcting iatrogenic punctal stenosis. Ophthalmic Surg. 1993;24:123–4.

7. Ma'luf RN, Hamush NG, Awwad ST, Noureddin BN. Mitomycin C as adjunct therapy in correcting punctal stenosis. Ophthal Plast Reconstr Surg. 2002;18:285–8.

8. Tsai CC, Kau HC, Kao SC, Hsu WM, Liu JH. Effi cacy of probing the nasolacrimal duct with adjunctive Mitomycin-C for epiphora in adults. Ophthalmology. 2002;109:172–4.

9. Sinha MK, Bajaj MS, Pushker N, Ghose S, Chandra M. Effi cacy of probing with mitomycin-C in adults with primary acquired nasolacrimal duct obstruction. J Ocul Pharmacol Ther. 2013;29:353–5.

10. Kim KR, Song HY, Shin JH, Kim JH, Choi EK, Yang ZQ, Lee YJ. Effi cacy of mitomycin-C irrigation after balloon dacryocystoplasty. J Vasc Interv Radiol. 2007;18:757–62.

11. Kao SC, Liao CL, Tseng JH, Chen MS, Hou PK. Dacryocystorhinostomy with intraoperative mitomycin C. Ophthalmology. 1997;104:86–91.

12. Feng YF, Yu JG, Shi JL, Huang JH, Sun YL, Zhao YE. A meta-analysis of primary external dacryocystorhinostomy with and without mitomycin C. Ophthalmic Epidemiol. 2012;19:364–70.

13. Gonzalvo Ibáñez FJ, Fuertes Fernández I, Fernández Tirado FJ, Hernández Delgado G, Rabinal Arbués F, Honrubia López FM. External dacryocystorhinostomy with mitomycin C. Clinical and anatomical evaluation with helical computed tomography. Arch Soc Esp Oftalmol. 2000;75:611–7.

14. Cheng SM, Feng YF, Xu L, Li Y, Huang JH. Effi cacy of mitomycin C in endoscopic dacryocystorhinostomy: a systematic review and meta-analysis. PLoS One. 2013;8:e62737.

15. Tirakunwichcha S, Aeumjaturapat S, Sinprajakphon S. Effi cacy of mitomycin C in endonasal endoscopic dacryocystorhinostomy. Laryngoscope. 2011; 121:433–6.

16. Mudhol RR, Zingade ND, Mudhol RS, Das

A. Endoscopic Ostium assessment following endonasal dacryocystorhinostomy with mitomycin C application. Al Ameen J Med Sci. 2012;5:320–4.

17. Qin ZY, Lu ZM, Liang ZJ. Application of mitomycin C in nasal endoscopic dacryocystorhinostomy. Int J Opbthalmol. 2010;10:1569–71.

18. Costa MN, Marcondes AM, Sakano E, Kara-José N. Endoscopic study of the intranasal ostium in external dacryocystorhinostomy postoperative. Infl uence of saline solution and 5-fl uorouracil. Clinics (Sao Paulo). 2007;62:41–6.

19. Bakri K, Jones NS, Downes R, Sadiq SA. Intraoperative fl uorouracil in endonasal laser dacryocystorhinostomy. Arch Otolaryngol Head Neck Surg. 2003;129:233–5.

20. Lichtinger A, Pe'er J, Frucht-Pery J, Solomon A. Limbal stem cell defi ciency after topical mitomycin C therapy for primary acquired melanosis with atypia. Ophthalmology. 2010;117:431–7.

21. Mietz H, Roters S, Krieglstein GK. Uses and complications of mitomycin C in ophthalmology. Expert Opin Drug Saf. 2007;6:27–32.

22. Rubinfeld RS, Pfi ster RR, Stein RM, Foster CS, Martin NF, Stoleru S, Talley AR, Speaker MG. Serious complications of topical mitomycin C after pterygium surgery. Ophthalmology. 1992;99:1647–54.

23. Liao SL, Kao SC, Tseng JH, Chen MS, Hou PK. Results of intraoperative mitomycin C application in dacryocystorhinostomy. Br J Ophthalmol. 2000;84: 903–6.

24. Ahmad SS, Untoo RA. Results of intraoperative mitomycin C application in dacryocystorhinostomy. JK Science. 2002;4:27–31.

第21章 辅助性技术

Alexander L.Grigalunas, Adam J.Cohen

Griffiths 鼻腔吻合口支架管

引言

自从 1994 年 Toti 最先提出应用 Griffiths 鼻腔吻合口支架管后，手术方法得到改良并应用于 DCR 中[1]，包括缝合和不缝合鼻腔黏膜瓣、内窥镜手术切口、各种人工泪管[2]、球囊、置入物（如 Griffiths 鼻腔吻合口支架管和 Rains 人工泪管）。这些改良都是为了减少吻合口瘢痕性阻塞，从而降低 DCR 失败率。

置入 Griffiths 鼻腔吻合口支架管可以提高首次和再次手术的吻合口的长期开放性。此外，改良 Rains 人工泪管可以提高难治性患者 DCR 的成功率，如韦氏肉芽肿病、类天疱疮、结节病、鼻后孔闭锁等。

Griffiths 鼻腔吻合口支架管是一种像领结（图 21-1）的、可以自固定的特殊设计。它由生物相容性很高的人造橡胶 C-Flex（Saint-GobainPerformance Plastics, Clearwater, FL, USA）制成，其血小板黏附性和结合蛋白能力很低[3]。C-Flex 是一种具有无热传导、无细胞毒性、低渗透性、

A. L. Grigalunas, M.D. (✉)

Department of Ophthalmology, Rush University Medical Center, Harrison Street 1725, Chicago, IL 60612, USA

e-mail: alexander_grigalunas@rush.edu

A. J. Cohen, M.D.

Eyelid and Facial Plastic Surgery, Private Practice, Glenview, IL, USA

Assistant Professor, Section Director of Oculoplastic and Reconstructive Surgery, Rush University Medical Center, Chicago, IL, USA

e-mail: acohen@theartofeyes.com

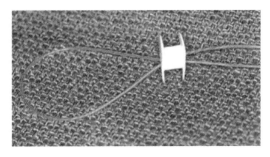

图 21-1　硅胶管置管术中的 Griffiths 鼻腔吻合口支架管

拉伸强度高和比硅树脂弹性更好的材料[4]。

Griffiths鼻腔吻合口支架管具有标准管腔直径和两个衣领样结构。直径12mm的是为成人外路DCR而设计，直径8mm的则更适用于鼻内窥镜DCR的患儿。

手术方法

放置Griffiths鼻腔吻合口支架管可以通过外路或者鼻内手术入路[5, 6]。鼻内手术时，当人工泪管插好后放入支架管中。用枪状镊将支架管放入鼻孔，前端往里直到近端衣领样结构放入泪囊窝。当外路手术时，导管直接放入鼻黏膜切开吻合处，不需要吻合黏膜瓣。放置6个月后，人工泪管及支架管可在医院处置室取出。剪开人工泪管后，抓紧支架管从鼻内取出。小儿患者可能需要在镇静下进行，但是成人只要在局部麻醉下就可以进行。

改良 Rains 人工泪管 [7]

改良Rains人工泪管是由硅胶额窦支架改造而来的。球状的顶部是用剪刀剪开的，像肋骨一样分开，但仍然保持一个球茎的形状以防止移动。管状部分被修剪到不接触鼻中隔的长度（图21-2）。一旦放置到位，球茎部分收集泪液，使泪液通过管状部分进入鼻腔。

手术方法

外路手术入路时放置改良Rains人工泪管。打开泪囊的前部，然后在泪囊后面造一个孔。只要直径4mm的孔造好之后，人工泪管就可以放置于泪囊，末端通过吻合口放置于鼻腔。关闭泪囊前端切口，以正常方式关闭手术皮肤切口。

改良Rains人工泪管可以长时间保留在原处而不出现并发症。需定期行鼻内窥镜检查以确定是否有鼻黏膜糜烂，若有糜烂，可能需要做支架管周围的清创术。

讨论

以前报道DCR初次和再次手术的成功率是90%~95%[8, 9]。多项研究表明，应用Griffiths鼻腔吻合口支架管的泪囊鼻腔吻合术，初次手术3年的开放率为100%，再次手术2.5年的开放率为98%[6]，并且没有1例形成化脓性肉芽肿。

Griffiths鼻腔吻合口支架管的使用也表明，显著鼻窦疾病和先天性鼻泪管阻塞可能与颅面畸形有关，因为这些情况下形成瘢痕性狭窄的概率相对于正常鼻黏膜高很多。

改良Rains人工泪管可能成为一种可永久性放置的硅胶管，对于那些复杂的患者可能是个希望。有研究显示，在9名复杂的患者中应用该支架，其中8名在2.5年中无明显症状[7]。

总结

在DCR中，Griffiths鼻腔吻合口支架

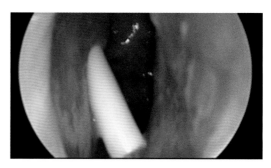

图21-2　内窥镜下位于鼻吻合口的改良Rains人工泪管。注意末端位置应远离鼻中隔。图片由医学博士Aaron Fey提供。

管和改良 Rains 人工泪管均可以非常好地维持吻合口的开放。一旦掌握了手术，插入 Griffiths 鼻腔吻合口支架管的效果更好，并且相对于缝合皮瓣减少了手术时间。Griffiths 鼻腔吻合口支架管的生物相容性和易于在诊室取出，使其应用进一步增多。此外，Griffiths 鼻腔吻合口支架管和改良 Rains 人工泪管可能对颅面畸形导致的显著鼻窦疾病和先天性鼻泪管阻塞的患者很有帮助，而且在复杂的情况下，应用 Griffiths 鼻腔吻合口支架管显示出较高的成功率。

泪小管环钻

引言

对于泪道阻塞的患者，置管前有许多手术方式，包括泪道探通、泪道球囊扩张成形术、泪道激光成形术、膜切除术和泪点成形术。1990 年 Sisler 和 Allarakhia 首次成功应用微型钻治愈泪小管阻塞[10]。

设计

Sisler 泪管钻（Sisler Lacrimal Canalicular Trephine，SLCT）是长 38mm、直径 0.80mm 的钢制微型钻。Sisler 泪管钻的一端是塑料柄，另一端是切割钻。Sisler 泪管钻中间是钝性探针，有助于避免损伤周围组织[11]。

手术方法

利多卡因局部麻醉，同时做鼻睫神经阻滞麻醉。先用探针扩张泪小管。用 Sisler 泪管钻中的探针探进泪小管，直到遇到阻塞。此时，移出探针，旋转 Sisler 泪管钻前进，直到泪囊窝。必须注意推进微钻时不要造成假道。Sisler 泪管钻可以接 5ml 注射器，回抽活塞可以吸出钻切前进时的瘢痕组织和碎片。当 Sisler 泪管钻到达泪囊窝后移出，进行泪道冲洗以确定泪小管是通畅的。泪小管中置入标准硅胶人工泪管，尽管作者更喜欢微型 Monoka 和双泪小管置入式人工泪管（FCI Ophthalmics，Marshfied Hills，MA，USA，图 21-3）。相比较那些需要在手术室中放置的传统支架管，以上两种可以在门诊进行手术。然后指导患者使用抗生素和类固醇滴眼液滴眼 2 周。2 个月后拔除支架管。

讨论

在一项使用微钻和置入人工泪管的研究中，49% 的患者溢泪症状完全消退；另一项研究中，38% 的患者溢泪症状部分缓解[10]。一项关于经鼻内窥镜 DCR 联合泪道钻和鼻泪管置管治疗鼻泪管和泪小管的阻塞[11]的研究中，在 31 只眼的手术中，有 80.6% 完全治愈、12.9% 好转。

最常见的并发症是阻塞部分泪小管的损伤[12]。损伤和假道有可能通过扩张泪小管和使用 Sisler 泪管钻来避免。此外，拔除支架后可能再发生阻塞。辅助疗法如局部小剂量的丝裂霉素 C，一直与经鼻内窥镜 DCR 及硅胶管置管术联合使用[13]，并且与微型 Monoka 人工泪管联合使用丝裂霉素 C 对减少泪道再阻塞是有益的。

其他改良泪道钻也已被成功用于各种手术方式中[14]。随着更多、更好的选择的出现，更多的数据将能更好地评估使用微型钻治疗泪小管阻塞的一期手术成功率、长期疗效以及风险。

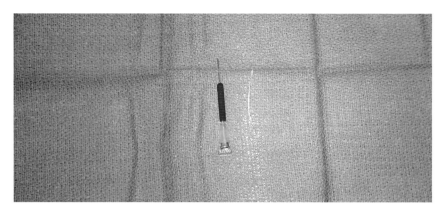

图 21-3　Sisler 泪管钻（左）和 微型 Monoka 人工泪管（右）

总结

Sisler 泪管钻可能将远端泪小管阻塞由手术室手术变为门诊手术，以减少患者的恢复时间，同时节约医疗成本。由于操作简单且对减少溢泪很有效，Sisler 泪管钻对于治疗远端泪小管和泪总管阻塞是一个很好的选择。

参考文献

1. Toti A. Nuovo metodo conservatore di cura radical delle supporazioni chronicle dell sacco lacrimale. Clin Mod Firenze. 1904;10:385–9.

2. Javate R, Pamintuan F. Endoscopic radiofrequencyassisted dacryocystorhinostomy with double stent: a personal experience. Orbit. 2005;24:15–22.

3. Saint-Goblain Performance Plastics. C-Flex thermoplastic elastomer. Pharmaceutical Products Brochure. http://www.biopharm.saint-gobain.com/en/Products/PDFs/FLS-5067D.C-FlexBrochure.pdf. Accessed 30 Oct 2013

4. Mardis HK. Evaluation of polymeric materials for endourologic diseases. Semin Int Radiol. 1987;4:36–45.

5. Woog J, Metson R, Puliafi to C. Holmium YAG endonasal laser dacryocystorhinostomy. Am J Ophthalmol. 1993;116:1–10.

6. Griffi ths JD. Nasal catheter use in dacryocystorhinostomy. Ophthal Plast Reconstr Surg. 1991;7:177–86.

7. De Castro D, Santiago Y, Cunningham M, et al. A modifi ed lacrimal sac implant for high-risk dacryocystorhinostomy. Ophthal Plast Reconstr Surg. 2013; 29:367–72.

8. Romanes GJ. Dacryocystorhinostomy; clinical report of fi fty cases. Br J Ophthalmol. 1955;39:237–40.

9. McLachlan DL, Shannon GM, Flanagan JC. Results of dacryocystorhinostomy: analysis of the reoperations. Ophthalmic Surg. 1980;11:427–30.

10. Sisler HA, Allarakhia L. New minitrephine makes lacrimal canalicular rehabilitation an offi ce procedure. Ophthal Plast Reconstr Surg. 1990;6:203–6.

11. Baek BJ, Hwang GR, Jung DH, et al. Surgical results of endoscopic dacrycystorhinostomy and lacrimal trephination in distal or common canalicular obstruction. Clin Exp Otorhinolaryngol. 2012;5:101–6.

12. Khoubian J, Kikkawa D, Gonnering R. Trephination and silicone stent intubation for the treatment of canalicular obstruction. Ophthal Plast Reconstr Surg. 2006;22:248–52.

13. Nemet A, Wilcsek G, Francis I. Endoscopic dacryocystorhinostomy with adjunctive mitomycin C for canalicular obstruction. Orbit. 2007;26:97–100.

14. Haefl iger IO, Piffaretti JM. Lacrimal drainage system endoscopic examination and surgery through the lacrimal punctum. Klin Monbl Augenheilkd. 2001;218:384–7.

专业术语中英文对照表

A

Agricola 牵开器	Agricola retractor

B

Bell's 麻痹	Bell's palsy
Bowman 泪道探针	Bowman lacrimal probe
瘢痕形成	scarring
瘢痕性阻塞	cicatricial obstruction
保护性单极电凝	guarded monopolar cautery
鼻部	nasal portion
鼻部解剖	nasal anatomy
鼻部准备	nasal preparation
鼻窦	paranasal sinuses
鼻甲骨折	turbinate infracture
鼻甲部分切除术	partial turbinectomy
鼻泪管	nasolacrimalduct
鼻泪管开口	ostium canalis nasolacrimalis
鼻泪管损伤	nasolacrimal duct injury
鼻泪管阻塞	nasolacrimal duct obstruction
鼻泪外胚层	nasolacrimal ectoderm
鼻泪系统	nasolacrimal system
鼻黏膜前瓣	anteriorflap of nasalmucosa
鼻黏膜切口	nasal mucosa incision
鼻腔	nasal cavity
鼻腔造口术	rhinostomy
鼻腔填塞	nasal cavity packing
鼻丘气房	agger nasi cell

鼻筛部骨折	nasoethmoidal fracture
鼻 – 眼裂	naso–optic fissure
鼻中隔	nasal septum
鼻中隔偏曲	nasalseptal deviation
丙泊酚	propofol
并发症	complication
并发症发生率	complication rate
病毒	virus
病例选择	patient selection
病史	medical history
病因	etiological causes
病因学	etiology
波形	waveform
不全性阻塞	incomplete obstruction
布比卡因	Bupivacaine

C

材料和方法	material and methods
测试解释	tests interpretation
成功率	success rate
成人	adult
成像技术	imaging technique
充压	inflation
充压装置	inflation device
出血	haemorrhage
垂直切口	vertical incision
磁共振成像	magnetic resonance imaging

D

带鞘静脉导管	shielded intravenous catheter
导丝	guidewire
单侧的	unilateral
单泪小管置入式人工泪管	monocanalicular stent
单泪小管置入式人工泪管置入术	monocanalicular stent placement
单泪小管置管术	monocanalicular intubation
导管	catheter
导丝的引导	guide wire introduction
地塞米松	dexamethasone
第一次（首次）Jones 染料试验	primary Jones dye test
第二次 Jones 染料试验	secondary Jones dye test
蝶骨	sphenoid bone
电极	electrode

电灼术	electrocautery
多烯紫杉醇	docetaxel

E

额骨鼻突	frontonasal process
额筛缝	frontoethmoidal suture
腭骨	palatine bone
儿童	children
铒：YAG 激光	Erbium:YAG laser

F

FCI 双节棍自固定式双泪小管鼻泪管置管术	FCI nunchaku self-retaining bicanalicular nasal intubation
发病率	incidence
方向	orientation
放射	radiation
放射性核素泪道显影	radionuclide dacryoscintigraphy
分泌系统	secretory system
氟尿嘧啶	fluorouracil
辅助的	adjuvant
副作用	side effect

G

Gladstone-Putterman 管	Gladstone-Putterman tube
Griffiths 鼻腔吻合口支架管	Griffiths nasal catheter (GNC)
改良 Rains 人工泪管	modified rains stent (MRS)
骨对合缝	sutura notha
骨纵缝	sutura longitudinalis
骨切开术	osteotomy
骨学	osteology
骨质切除	bone removal
管的长度和定位	tube length and positioning
管腔直径	lumen diameter
管阻塞	tube obstruction
硅胶人工泪管	silicone tube
硅胶管置入术	silicone intubation

H

Hajek Koefler 打孔器	Hajek Koefler punch
Hasner 瓣膜	valve of Hasner
Herrick 塞子	Herrick plugs
喉罩通气	laryngeal mask airway (LMA)
化脓性肉芽肿	pyogenic granuloma

泪泵功能和功能障碍	tear pump function and dysfunction
泪道结石	dacryolith，lacrimal concretion，lacrimal stone
泪道瘘管	lacrimal fistula
泪道内窥镜检查	dacryoendoscopy
泪道球囊扩张成形术	balloon dacryocystoplasty
泪道热红外成像	lacrimal thermography
泪道闪烁显影	dacryoscintigraphy
泪道冲洗	lacrimal syringing
泪道探查（探通）	lacrimal probing
泪道系统	lacrimal system
泪道狭窄	dacryostenosis
泪道原始导管	lacrimal anlage ducts
泪道造影	dacryocystography
泪道 CT 造影	computed axial tomography dacryocystography (CT DCG)
泪道阻塞	lacrimal drainage obstruction, lacrimal duct obstruction
泪点	punctum
泪点闭锁	punctal atresia
泪点扩张	puncta dilation
泪点扩张器	punctal dilator
泪点缺如	punctal agenesis
泪点塞子	punctualplug
泪点撕裂	slit puncta
泪点位置	punctum position
泪点外翻	punctal eversion
泪点狭窄	punctal stenosis
泪骨	lacrimal bone
泪骨不全切除	lacrimal bone incomplete removal
泪骨和上颌骨缝（泪颌缝）	lacrimal bone and maxilla synostosis
泪管的宽度和长度	canal width and length
泪河测量法	dacryomeniscometry
泪结节	lacrimal tubercle
泪膜破裂时间	tear breakup time
泪囊	lacrimal sac
泪囊瓣	lacrimal sac flap
泪囊暴露	lacrimalsac exposure
泪囊鼻腔造口（吻合）术	dacryocystorhinostomy，DCR
泪囊触诊	lacrimal sac palpation
泪囊定位	lacrimalsac localization
泪囊脓肿	lacrimal sac abscess
泪囊气瘤	lacrimal sac pneumatocele
泪囊前脓肿	prelacrimal sac abscess

泪囊损伤	lacrimal sac injury
泪囊切开	lacrimalsac incision
泪囊窝	lacrimal sac fossa
泪囊息肉	lacrimal sacpolyp
泪囊炎	dacryocystitis
泪前嵴	anterior lacrimal crest
泪后嵴	posterior lacrimal crest
泪腺和副泪腺	lacrimal gland and accessory glands
泪小管	canaliculus
泪小管闭锁	canalicular atresia
泪小管断裂	canalicular laceration
泪小管环钻	canalicular trephine
泪小管豁开	canalicular cheese-wiring
泪小管撕裂	slitcanaliculus
泪小管损伤	canalicular injury
泪小管狭窄	canalicular stenosis
泪小管炎	canaliculitis
泪液分泌过多	lacrimal hypersecretion
泪液分泌过少	lacrimal hyposecretion
利多卡因	lignocaine
临床解释	clinical interpretation
临床评估	clinical evaluation
临床诊断	clinical diagnosis
淋巴组织增生性疾病	lymphoproliferative diseases
磷酸钛氧钾激光	potassium titanyl phosphate laser
鳞状改变	imbrication
流泪	tearing

M

Mini-Monoka 单泪小管置入式人工泪管	Mini-Monoka monocanalicular stent
磨砂 Jones 管	frosted Jones tube
麻醉	anesthesia
麻醉监护	monitored anesthesia care (MAC)
玫瑰红染色	rose bengal staining
面裂	facial clefts

N

内侧壁	medial wall
内窥镜的	endoscopic
内窥镜泪囊鼻腔造口（吻合）术	endoscopic dacryocystorhinostomy
内窥镜球囊辅助的泪囊鼻腔造口术	endoscopic balloon assisted dacryocystorhinostomy, EBA-DCR，endoscopic balloon DCR

内窥镜设备	endoscopic set
内窥镜下修复	endoscopic revision
内眦韧带（MCT）定位	medial canthal tendon(MCT) positioning
内眦韧带损伤	medial canthal tendon injury
黏蛋白水平	mucin level
黏膜前瓣	anteriormucosalflap
黏膜后瓣	posteriormucosalflap
黏膜切除	mucosa removal
黏膜切口	mucosal incision

O

O'Donaghue 泪道置管术	O'Donaghue lacrimal intubation

P

胚胎学	embryology
皮肤切口	skin incision
皮肤消毒和铺无菌巾	skin cleansing and sterile draping
评估	evaluation

Q

牵拉试验	snap test
前组筛窦切除术	anterior ethmoidectomy
羟甲唑啉	oxymetazoline
全身麻醉	general anaesthesia

R

Ritleng 钩和导丝	Ritleng hook with thread guide
Ritleng 双泪小管置管系统	Ritleng bicanalicular intubation system
Rosenmuller 瓣膜	valve of Rosenmuller
染料消失试验	dye disappearance test
人工泪管	stent，tube
人工泪管的复位	stent retrieval
人工泪管的使用	stent use
人工泪管脱出	stent prolapse
软骨内骨化	endochondral ossification
软组织闭合	soft tissue closure
瑞芬太尼	remifentanil

S

Schirmer 试验	Schirmer test
Sisler 泪小管钻	Sisler lacrimal canalicular trephine (SLCT)
筛板	cribriform plate

筛顶板   fovea ethmoidalis
筛窦   ethmoid sinuses
筛骨   ethmoid bone
筛泡   ethmoidal air cells
伤口感染   wound infection
伤口坏死与瘘管形成   wound necrosis and fistula formation
上段鼻泪系统   upper nasolacrimal system
上颌窦   maxillary sinus
上颌骨   maxillary bone
烧灼伤   burns
射频辅助的泪囊鼻腔造口术   radiofrequency dacryocystorhinostomy
肾上腺素   epinephrine
适应证   indications
手术技术   surgical technique
手术评估   surgical evaluation
手术设备   surgical equipment
手术适应证   indications for surgery
手术原则   surgical principle
术后并发症   postoperative complication
术后复视   postoperative diplopia
术后护理   postoperative care
术后评估   postoperative evaluation
术后粘连   postoperative adhesion
术前鼻腔填塞   preoperative nasal packing
术前评估   preoperative evaluation
术前血管收缩   preoperative vasoconstriction
术前准备   preoperative preparation
双泪小管置入式人工泪管   bicanalicular stent
双泪小管置入式人工泪管置入术   bicanalicular stent placement
双泪小管置管术   bicanalicular intubation
丝裂霉素 C   mitomycin-C，MMC
随访   follow-up
随访文件   follow-up documentation

T

Teflon 护套   Teflon sheath
探查   probing
套管取出   sleeve removal
特发性高分泌   Idiopathic hypersecretion
体格检查   physical examination
兔眼   lagophthalmos

V

Vicryl 缝线	Vicryl suture

W

外部检查	external examination
外部修复	external revision
外侧壁	lateral wall
外路泪囊鼻腔吻合术	external dacryocystorhinostomy
外伤	trauma
外伤性	traumatic
外源性因素	exogenous factor
微钻成形术	microdrill dacryoplasty
位置和范围	location and extent

X

吸引剥离器	suction Freer
下鼻甲	inferior turbinate
下鼻甲肥大	inferior turbinate hypertrophy
下段鼻泪系统	lower nasolacrimal system
先天性鼻内囊肿	congenital intranasal cyst
先天性泪囊囊肿	congenital dacryocystocele
先天性泪囊羊水囊肿	congenital amniotocele
先天性泪囊炎	congenital dacryocystitis
显微手术剪	microscissors
小儿的	pediatric
性别和种族差异	gender and racial difference
血管丛	vascular plexus
血管导管插入	angiocath insertion
血供和神经支配	blood and nerve supply
血管收缩和止血	vasoconstriction and haemostasis
寻常疣	verruca vulgaris

Y

压差	pressure differential
炎症性	inflammatory
盐水填充	saline filling
眼睑功能失衡	lids malfunction
眼睑松弛	eyelid laxity
眼睑松弛综合征	floppyeyelid syndrome
眼科检查	ophthalmic examination
眼眶	orbit
眼眶缘	orbital rim

眼轮匝肌	orbicularis muscle
眼轮匝肌闭合	orbicularis closure
药物治疗	medication
医源性阻塞	iatrogenic obstruction
仪器设备	instrument
异常管道形成	abnormal canalization
溢泪	epiphora
引流失败	drainage failure
引流通道	draining passage
硬性内窥镜	rigid endoscope
有症状的	symptomatic
原发获得性鼻泪管阻塞	primary acquired nasolacrimal duct obstruction(PANDO)
原因	causes
远端移位	distal migration

Z

增强 Bowman 探针	reinforced Bowman's probe
增生性瘢痕	hypertrophic scar
增殖性肿瘤	neoplastic tumor
真菌	fungi
诊断性超声检查	diagnostic ultrasonography
镇静	sedation
症状	symptom
置管术	intubation
中鼻甲损伤	middle turbinate damage
猪尾巴探针	pigtail probe
注意事项	precautions